JN290154

感染症入門
レクチャーノーツ

大野博司　洛和会音羽病院

医学書院

〔著者略歴〕

大野博司（おおの・ひろし）

香川県生まれ，茨城県育ち

2001 年	千葉大学医学部卒業
2001〜2003 年	麻生飯塚病院研修医
2003〜2004 年	舞鶴市民病院内科
2004 年	米国ブリガム・アンド・ウィメンズホスピタル感染症科短期研修
2004〜2005 年	洛和会音羽病院総合診療科
2005 年〜	洛和会音羽病院 ICU/CCU，感染症科，総合診療科，腎臓内科，トラベルクリニック

"2006.7　いつもの ICU 奥にて"

勤務先住所・連絡先：

洛和会音羽病院

〒607-8062　京都市山科区名神京都東インター横

Tel：075-593-4111　Fax：075-501-5747

著書：

『診察エッセンシャルズ』（共著，日経メディカル開発）

感染症入門レクチャーノーツ

発　行　2006 年 9 月 1 日　第 1 版第 1 刷©

2018 年 2 月15日　第 1 版第 7 刷

著　者　大野　博司

発行者　株式会社　医学書院

代表取締役　金原　優

〒 113-8719　東京都文京区本郷 1-28-23

電話 03-3817-5600（社内案内）

印刷・製本　横山印刷

ISBN 978-4-260-00258-5

今まで多くのことを教えてくれた私の患者さんたちに，
そして病院の ICU，ER，一般病棟で関わる大切な
同志である医師，ナース，コメディカルのみなさんに本書を捧ぐ

この本の使い方－序にかえて

本書のコンセプトは，2002 年当時，夏冬の年 2 回自主開催していた研修医向けの感染症入門セミナー（126 頁）〔現在の“IDATEN 感染症サマー/ウインターセミナー”の原型〕の「予習教材」として作ったことがきっかけです。当初は「感染症入門微生物ガイド」，「感染症入門抗菌薬マップ」，そしてそれらのサブテキストの役割を果たしていた本編「感染症入門レクチャーノーツ」の 3 分冊構成としていました。

今回，医学書院からこれらをまとめたものを出版してはどうかというお話をもらい，あらためて最新の文献を盛り込み内容も加筆修正のうえで，新しい視点で 3 つの資料を“ひとつの本”として書き上げることとなりました。

読者対象として，以下のような方々を想定しています。

- 感染症なんてちんぷんかんぷん。すべて丸暗記で片付けるものという誤解を持たれている学生・医師
- 臨床感染症診療が好きだが，基礎の部分をもう少し固めたいなあという臨床医
- 感染症も好きだし微生物・抗菌薬の知識もあるが，さらにひととおりまとめたい臨床医
- 医師とともに日夜，感染症診療に携っていて，“臨床感染症”についての理解を深めたい看護師・検査技師・薬剤師といったコメディカルスタッフ

最初はイメージがわきにくいかもしれませんが，臨床感染症に立ち向かうためには，**系統だった戦略**が必要です。そのためには，患者のバックグラウンドから**その感染臓器でターゲットとなる微生物にはなにがあるのか**，またはどの微生物はターゲットとならないのかをまず知らなければいけません。そして，自分の“手持ちの道具”には**どのような抗菌薬があり，それぞれどういった微生物を“得意・不得意”としているのか，そして“どの感染臓器での感染症が得意・不得意なのか”**を知っておく必要があります。

医学部基礎科目としての微生物学では，講義で学んだ物事を臨床にどう生かすかということを教えられることも，またそれを積極的に学ぶべき術もなくして，多くの方にとって臨床とは別個のものとして取り扱われていたと思

います。筆者の場合もそうでしたから。

そのため，本棚の奥に微生物学の教科書はいつしか眠ってしまっていて，それをあらためて取り出して読むということもまずないかと思います。

また抗菌薬についても，その作用機序などは薬理学の講義で学んだはずですが，いったん医師になってしまうと，いざそれらがどの微生物を“やっつける”ものかなど，系統だって覚える機会もなくしてしまい，しまいには，製薬会社の MR からの「今の旬な抗菌薬は××です」といった言葉を頼りに処方していないでしょうか。

本書は，臨床現場で毎日多くの感染症患者の診療に携わっている立場で，

“臨床において，微生物学で重要な部分はなにか，抗菌薬の薬理学で重要な部分はなにか，そしてそれらをどのように有機的に結びつけて目の前の患者さんの治療に生かすか”

に重点をおいて書いたものです。そのため，基礎の教科書とは違う構成となっています。

また，「臨床で重要な微生物を 6 つに分類(**微生物ガイド**)」し，「その 6 つの分類の，それぞれどこにどういった抗菌薬が効くか(**抗菌薬マップ**)」については筆者独自の分類・考え方として整理しました。臨床感染症学で必要とされる知識はとても膨大なものですが，このような形でとらえることで，まずはおおざっぱに重要知識をまとめることができるように思っています。

この整理法を支持してくれた，これまで一緒に学んできた計 20 数回に及ぶセミナー参加者の皆さんの声が原動力となり，本書はこうして 1 冊の本としてお届けできるようになりました。

では早速はじめましょう！

抗菌薬マップ Antibiotics Visual Map をどのように使うか

本書の中で，抗菌薬のスペクトラムを理解しやすいように“抗菌薬マップ”という形を作っています。

このマップは，微生物を①グラム陽性球菌(Gram positive cocci : GPC)，②グラム陽性桿菌(Gram positive bacilli : GPB)，③グラム陰性球菌(Gram negative cocci : GNC)，④グラム陰性桿菌(Gram negative bacilli : GNB)，⑤嫌気性菌 Anaerobes(⑤a-横隔膜より上，⑤b-横隔膜より下)，⑥その他 Others に分け，各抗菌薬がそれぞれどのグループに効くかを示しています。

【例】

＜①GPC＞ **Streptococci**	＜②GPB＞ **Listeria**
＜③GNC＞ **N. meningitidis**	＜④GNB＞

＜⑤Anaerobes＞

Diaphragm	
	Upper
	Lower

＜⑥Others＞ Syphilis　Borrelia　Leptospira

- 網かけになっている GPC，GPB，GNC，Anaerobes（横隔膜より上），Others に抗菌活性がある。
- GPC ではレンサ球菌に抗菌活性がある。
- GPB ではリステリアに抗菌活性がある。
- GNC では髄膜炎菌に抗菌活性がある。
- GNB には抗菌活性がない。
- Anaerobes では横隔膜より上の微生物に抗菌活性がある。
- Others では梅毒，ボレリア，レプトスピラに抗菌活性がある。

抗菌薬の投与量＜Usual Dosing & Dosing Adjustments＞については，アメリカ FDA で承認された投与量として，成人の使用量および用量調整を記載しています。

なお，筆者は基本的に国内で承認されている抗菌薬の投与量，投与回数は少ないと考えています。各医療機関によって投与量・投与間隔にはさまざまな制約があるとは思いますが，“標準的な使用量”としては，このくらい必要であるという意識をもってみていただければと思います。

目次

Column 一覧

1章　感染症診断・治療の考え方

さあ，これから感染症の診断・治療を内科，いやいや，臨床医学の全体の中からながめていきましょう。

一般的な疾患の考え方

臨床の現場でのものの考え方は，臨床実習・初期研修の中でわかってくると，次のような流れになっていることに気が付きます。

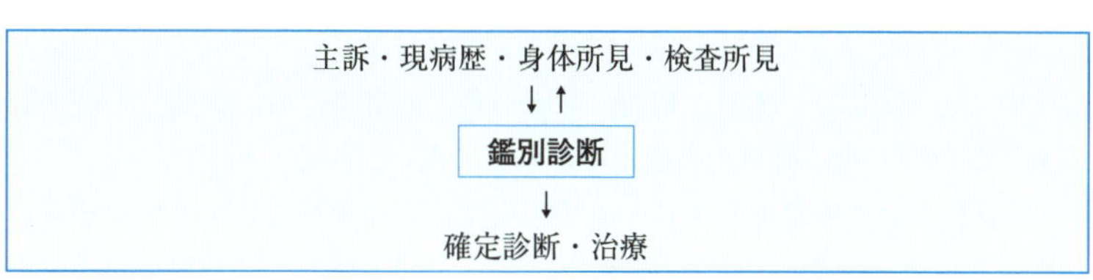

□つまり，まず患者の主訴があって，そこからの鑑別診断があって，また現病歴，身体所見…，と診察による情報が増えていくことで鑑別診断を訂正したり，取捨選択して，検査し，確定診断に導くというプロセスを経ることになります。(意識していなくても頭の中ではこうなっているはず！でありたいものです)。それで診断を確定させて，現時点で推奨されている治療へと向かう…。

従来の「なんとなく感染症かなぁ」というときのアプローチ

□さて，臨床現場での感染症について，振り返って考えると今までどうだったでしょうか？ “発熱があるから感染症で…，CRP が 5 だから感染症でとりあえず抗菌薬いって…”，それから，“解熱したからよかった。CRP も 2 だし。やっぱりカルバペネム系は素晴らしい”。“時代はブロードバンドだから，抗菌薬もブロードにいかないと。白血球 14,000 ならまずは 3 世代セフェムからかな”。

□その一方で，“解熱しないし良くならないからとりあえずニューキノロンにしちゃえ！”と。あげくの果てには，“全身状態がいいのですが，CRPがまだ3あるので抗菌薬をあと10日続けます…”という，発熱なら発熱だけ，検査ではCRPだけ，白血球だけしかみていないことはないでしょうか？

感染症もほかの疾患と考え方は同じ

感染症も，臨床の現場で取り扱う限り，やはり上記のプロセスを通して，臨床医として考えていく必要があります。

□つまり，主訴・現病歴(その多数は発熱でしょう)から，まず患者の熱の原因が，“感染症からくるもの？vs. 非感染症疾患からくるもの？”と考えるべきです。

□それから，感染症だとすると“どこかに微生物の入り口があるはず！”と考え，“微生物よ，どこにいる？”と思いをめぐらしながら，現病歴の確認をして身体所見で探しにかかる必要があります。

□それこそ簡単に，“発熱，胸痛，呼吸困難，右肺にラ音，鉄錆色の痰→肺炎”と病歴，身体所見から確定できるものから，

□“不明熱，全身倦怠感で受診…最初の病歴，身体所見では何もつかまらなかったけど，検査所見で肝機能障害あり，もう一度病歴，身体所見を確認したら，右季肋部叩打痛，肝腫大が若干あり…と，腹部エコーで肝膿瘍”と，病歴，身体所見，検査所見をフルに駆使して診断がつくものまで多彩です。

Top-to-Bottom Approach

感染源のチェックには，頭のてっぺんから足先までもれなく探していく習慣を研修医のときからつけるべきです。筆者の愛読書『Saint-Frances Guide to Inpatient Medicine』(巻末：参考文献)では，“Top to bottom approach”と称する探し方が示されています。アレンジして紹介すると**表1-1**のようになります。ここでは15の感染症を探すことになります。

表1-1　頭から足先までの感染症を想定し，それに伴う症状を探す(Top to bottom approach)

(1) 中枢神経感染症(髄膜炎，脳炎，脳膿瘍)
　→頭痛，項部強直，光過敏，記憶障害，痙攣，神経学的所見，筋力低下，知覚

低下

(2)副鼻腔炎

→7日間以上持続する感冒，5日目以降に増悪する感冒(いったん軽快した後に再増悪する感冒)，感冒にしては普段よりも症状が重篤，下を向くと増悪する頭痛，副鼻腔上の顔面圧痛，上顎洞の圧痛，上顎歯痛

(3)中耳炎・外耳炎

→耳痛，聴力低下，鼓膜の発赤・腫脹，鼓膜内滲出液(外耳の発赤・耳漏では外耳炎)

(4)咽頭炎

→咽頭痛，嚥下痛，滲出性扁桃炎，頸部リンパ節腫脹

(5)肺炎

→咳，呼吸困難，痰，吸気時の胸痛増悪，聴診でラ音

(6)心内膜炎

→胸痛，動悸，呼吸困難，浮腫，心雑音，皮疹(爪下線状出血斑，結膜出血斑など)

(7)腸管内感染症

→嘔気・嘔吐，腹部圧痛，水様性下痢・粘血便

(8)腹腔内感染症

→腹部圧痛，便秘・下痢，嘔気・嘔吐，腹膜刺激症状(筋性防御，反跳痛)
〔胆道系感染症では，Murphy の3徴(発熱，黄疸，右季肋部痛)，Reynolds の5徴(Murphy に加え，ショック，意識障害)〕

(9)尿路感染症・腎盂腎炎

→尿意切迫，頻尿，排尿時痛，恥骨上部圧痛，CVA tenderness(肋骨脊椎角叩打痛)

(10)骨盤炎症性疾患(Pelvic Inflammatory Disease : PID)

→異常・悪臭帯下，排尿障害(頻尿，排尿時痛，尿意切迫)，下腹部痛
(＊若い女性で PID の多くが尿路感染症を合併する)

(11)前立腺炎

→下腹部痛，直腸診にて前立腺圧痛

(12)肛門周囲膿瘍

→排便時疼痛，圧痛，腫脹

(13)皮膚感染症(四肢・背部も含めた体幹・頭部もしっかり検索)

→発赤，疼痛，腫脹

(14)関節炎

→疼痛，熱感，腫脹，関節可動域制限

(15)末梢・中心ライン感染

→発赤，腫脹，熱感，疼痛。中心ラインが入っている患者の発熱で，ほかに原因が見つからない場合には常にライン感染(Line sepsis)の可能性を考えることが大事。

□“もし○○の感染症があったら，どんな症状・身体所見・検査所見がでるだろうか？” と想定しながら鑑別する方法であって，ふだん感染症以外の疾患を考える場合となんら変わらないわけです。何かみえてきましたか？

□この場合，頭部：4個，胸部：2個，腹部：6個，体幹・四肢：3個という具合にシステマティックに感染臓器を探していけばよいわけで，合計 15

個の感染症を探すことになります。

感染症では治療の前にもう2ステップある！

感染症のフォーカスが分かって診断がついたら，さあ治療！といきたいところですが，ここでまだ，感染症をきちんと考えるために必要なステップが2つ残っています。

■1つめのステップは，感染症のフォーカスが分かったときに，**“ターゲットとなる微生物は何か？”**と考えることです。これは治療するうえで重要になります。

□なぜなら治療の手段となる手持ちの抗菌薬にはそれぞれスペクトラムがあって，“やっつけられる微生物”，“やっつけられない微生物”があるからです。まずは，参考書の「処方例」を見る前にぜひ自分自身で，“どんな微生物がこの患者の肺炎の起因菌となるんだろう？”，“この腎盂腎炎の患者の起因菌はなんだろう？”と，ぜひ自問自答してほしいのです。

□幸いなことに，市中感染(反対語：院内感染，入院後48時間以降の感染症)においては，頭のてっぺんから足先までの表1-1の15の感染症について，その原因となる微生物のトップ3ないし5つまではだいたい決まっています(5頁)。これらの重要微生物をいかにしてリストアップできるかが，各自の感染症理解をさらに深めることにつながっていきます。

□さらにつっこんで話すと，この起因菌は患者の状態が，

■**①immunocompetent(免疫状態に問題がない)**

■**②immunocompromised(免疫抑制状態)**

であるかどうかで，どこまで起因菌を考えるべきかが変わってきます。

□もう1つのステップとしては，特に治療がうまくいかなかった場合や，起因菌として特殊なものを考えねばならない場合に重要になってくることとして，

■**①今までどの抗菌薬を，どれくらいの量で，どれくらいの期間使っていたか，**

■**②患者の基礎疾患はなにか，**

この2点も考慮することです。

□①の考察により，今まで使用してきた抗菌薬を確かめることによって，この抗菌薬がカバーしていた菌が何なのか，カバーできなかった菌は何なのかが分かるようになります(つまり，今までの使用抗菌薬をブレークスルーする微生物による感染症を考えるきっかけになります)。これには抗菌薬の抗菌スペクトルを理解することが大切なわけです。

□また，②の患者の基礎疾患を理解することによって，ある特定の患者層が高リスクとなる感染症がおのずとリストアップされることになります。

□例えば，ホームレス・アルコール大酒家の亜急性発症の気道感染症(発熱，呼吸困難，喀痰)では，健常者の気道感染症を考える場合以上に，“結核”の可能性を考慮する必要があるでしょう。

以上をまとめて，

患者が発熱＋身体症状で受診
↓
“感染症からくるもの？vs. 非感染症疾患からくるもの？”
↓どうも感染症らしい！
感染症のフォーカス・その部位の起因菌は？
↓感染部位・起因菌トップ３決定
↓(今まで使われた抗菌薬が効かない菌？，特有の基
↓　礎疾患をもっている患者ならではの菌？)
手持ちの道具(抗菌薬単独？それとも抗菌薬＋ドレナージ・デブリドマン？)

こうした流れを意識して考えていきましょう。

Check！　市中感染症起因菌トップ３

□前項で，市中感染症では，起因菌の相場がだいたい決まっている，と述べました。患者のバックグラウンド，病歴が最も重要であることは間違いありませんが，まず，ここは本書の記載において土台となる知識である**15個の感染症での起因菌**をまとめて紹介します。各微生物の特徴は「第２章臨床微生物学篇」(13頁)を参照して下さい。

□臨床感染症の診断・治療を考える場合，戦略的には菌をそのまま暗記するよりも，“グラム陽性球菌(GPC)なら○○，グラム陰性桿菌(GNB)なら××”というように**分割してリストアップすること**が大切です。

(1)中枢神経—特に細菌性髄膜炎

GPC-*Streptococcus pneumoniae*

GNC-*Neisseria meningitidis*

GNB-*Haemophilus influenzae*　など

(2)副鼻腔炎

GPC-*Streptococcus pneumoniae*

Staphylococcus aureus

GNB-*Haemophilus influenzae*

GNC-*Moraxella catarrhalis*　など

(3) 中耳炎・外耳炎

中耳炎：

GPC-*Streptococcus pneumoniae*

GNB-*Haemophilus influenzae*

GNC-*Moraxella catarrhalis*　など

外耳炎：

GPC-*Staphylococcus aureus*

GNB-*Pseudomonas aeruginosa*

Fungi-*Candida* spp., *Aspergillus*　など

(4) 咽頭炎

GPC-GAS(*Streptococcus pyogenes*)

(5) 肺炎

GPC-*Streptococcus pneumoniae*

GNB-*Haemophilus influenzae, Legionella pneumophila*

GNC-*Moraxella catarrhalis*　など

その他-*Chlamydia pneumoniae, Mycoplasma pneumoniae*　など

(6) 心内膜炎

GPC-*Staphylococcus aureus,* Viridans streptococci，Enterococci　など

(7) 腸管内感染症

GNB-*Vibrio parahaemolyticus, V. cholerae,* Enterotoxigenic *E.coli* (ETEC)，*Campylobacter jejuni, Salmonella enteritidis, Yersinia enterocolitica, Shigella sonnei,* Enterohemorrhagic *E.coli*(EHEC：O-157)　など

(8) 腹腔内感染症

GPC-Enterococci

GNB-“Enterobacteriaceae”：*Escherichia coli, Proteus, Klebsiella, Enterobacter*　など

Anaerobes-*Bacteroides fragilis*　など

(9) 尿路感染症・腎盂腎炎

GPC-Enterococci, *Staphylococcus saprophyticus*

GNB-“Enterobacteriaceae”：*Escherichia coli, Proteus, Klebsiella*　など

(10) 骨盤内炎症性疾患(Pelvic Inflammatory Disease：PID)

GPC-GBS(*Streptococcus agalactiae*)

GPB-*Gardnerella vaginalis*

GNC-*Neisseria gonorrheae*

GNB-“Enterobacteriaceae”：*Escherichia coli, Proteus, Klebsiella*　など

Anaerobes-*Peptostreptococcus, Bacteroides fragilis*
その他-*Chlamydia trachomatis*　など

(11) 前立腺炎

GPC-Enterococci
GNB-"Enterobacteriaceae" : *Escherichia coli, Proteus, Klebsiella*　など
＊STDとしての前立腺炎の場合
GNC-*Neisseria gonorrheae*
その他-*Chlamydia trachomatis*

(12) 肛門周囲膿瘍

GPC-Enterococci
GNB-"Enterobacteriaceae" : *Escherichia coli, Proteus, Klebsiella, Enterobacter*　など
Anaerobes-Bacteroides fragilis　など

(13) 皮膚感染症

GPC-*Staphylococcus aureus,* Streptococci (GAS, GBS, GCS etc.)
＊血流障害を伴う皮膚感染症の場合
GPC-*Staphylococcus aureus,* Streptococci (GAS, GBS, GCS etc.), Enterococci
GNB-"Enterobacteriaceae" : *Escherichia coli, Proteus, Klebsiella, Enterobacter*　など
Anaerobes- *Bacteroides fragilis*　など

(14) 関節炎

＊化膿性関節炎：
GPC-*Staphylococcus aureus, Streptococcus pyogenes, Streptococcus pneumoniae*
＊淋菌性関節炎：
GNC-*Neisseria gonorrheae*

(15) 末梢・中心ライン感染

GPC-*Staphylococcus aureus, Staphylococcus epidermidis,* Enterococci
GNB-*Pseudomonas aeruginosa,* "Enterobacteriaceae" : *Escherichia coli, Klebsiella*　など
Fungi-*Candida albicans, non-albicans*　など

(GPC：グラム陽性球菌，GPB：グラム陽性桿菌，GNC：グラム陰性球菌，GNB：グラム陰性桿菌，Anaerobes：嫌気性菌)

感染症治療のスタート

□感染症の治療を行っていく段階まで話が進みました。感染症のフォーカスが分かって，起因菌がリストアップされたら，あとは，手持ちの道具(治療手段)をどのように選んで治療を行っていくのかということになります。

表 1-2　治療のための“手持ちの道具”

・対症療法(解熱鎮痛薬，輸液，症状緩和薬など) ・抗菌薬 ・ドレナージ・デブリドマン

(ドレナージ：膿瘍に瘻孔を作り排膿，デブリドマン：感染組織・壊死組織の除去)

大分けして，**表 1-2** の 3 つがあります。**最も重要なことは，常に，**
“この感染症を治療する場合に外科的ドレナージ・デブリドマンが必要ではないか？”
と自問自答してほしいのです。後述しますが，治療がうまくいかない場合に考えることとして，むやみやたらに抗菌薬のスペクトラムを上げていく前に，まずこのことを頭の片隅に浮かべてください。治療無効時の対応については，後段(127 頁)で詳述します。

□例えば，ヒト咬傷による蜂窩織炎，皮下膿瘍の治療の場合を考えてみましょう。

□この場合，発熱が改善しないならば，抗菌薬うんぬんではなくて，膿瘍をドレナージ，壊死組織のデブリドマン，またはヒト咬傷による異物が創感染部にないだろうか？と考えて**異物除去**が治療にとって必要になってきます。つまり(外科的)ドレナージ・デブリドマンこそがこの病態を改善するために必要である，ということなのです。

□同じことは，例えば，胆道系感染症の急性閉塞性化膿性胆管炎(Acute obstructive suppurative cholangitis：AOSC)でショック状態の患者さんでもいえることですが，胆管が胆石などで閉塞しているため，改善させるためには抗菌薬・輸液のみでは決してだめで，閉塞をドレナージする必要があるわけです。

□ですので，抗菌薬を変更していく前に，**“この感染症を治療する場合にドレナージ・デブリドマンが必要ではないか？”**
と考えて下さい。当たり前のようでいて，考慮されていないケースも本当に多いようです。

□次に，抗菌薬の選択について。感染部位が分かり起因菌をリストアップできたら，そのリストアップされた微生物をくまなくカバーするように抗菌薬を選びます。これを経験的治療(empirical therapy．エンピリック・セラピー)といいます。

□例えば，市中肺炎の場合，起因菌として，①肺炎球菌，②インフルエンザ桿菌，③モラキセラ属，④マイコプラズマ，⑤肺炎クラミジア，⑥レジオネラを当初カバーする必要があります。そのため，これらをくまなくカバーする抗菌薬として

■**2世代セフェム(セフォチアム)＋マクロライド系(エリスロマイシン)**

■となります。また1剤で治療する場合，アドバンスト・マクロライドの**クラリスロマイシンやニューキノロンのレボフロキサシン**を使うことも可能でしょう。

□ですが，全身状態が安定した時点で注射から経口投与へのスイッチ，喀痰培養，血液培養で起因菌がはっきりした時点でブロードスペクトラムのものから狭域抗菌薬へのスイッチが大切となります。そのためにも，抗菌薬投与前の培養を揃えておく必要があります。

感染症治療のための基本的検査3点セット

具体的には，必ず**表1-3**の基本的な検査を行います。

表1-3　特に入院患者での感染症診療のための基本的な検査

・一般採血検査(血算，生化学)
・血液培養2セット(中心静脈ラインがないときは末梢から2セット。あるときはラインから1セット，末梢から1セット。可能ならばラインから1セット，末梢から2セット。感染性心内膜炎を疑う場合は3セット)
・尿一般検査，尿培養
・胸部X線(前後，側面)
・想定した感染部位から適切に採取した検体のグラム染色と培養

■**血液培養，尿一般・培養，胸部X線**を合わせて，“感染症治療のための基本的検査3点セット”といいます。特に感染源が想定できず不明の場合は重要です。

■なぜなら，感染の侵入経路がどこから起こるかを考えれば，**表1-4**となるからです。

表 1-4　想定される感染経路

・皮膚
・空気(気道)
・消化管(飲食に伴う)
・尿路

□また，細菌が血流に入ると“菌血症”となり，血流中を細菌が流れるわけです。そのため，血液培養が必要になってくるのです。

□このとき重要なのは，**異なる部位から“2セット”の血液培養です。1セットでは意味がありません。**2セットとる習慣をつけましょう。

血液培養をとるタイミング

□前項で菌血症を疑う場合に血液培養を採取するというお話をしました。

□では，血培の適応となる菌血症の可能性がある場合とはどのような場合でしょうか？

□病院内での約束指示で，“38℃以上，解熱剤＋血培2セット”をよく目にします。

□しかし，高熱の場合に菌血症を疑うことも大切ですが，発熱している場合以外でも血液培養をぜひ採取すべき状況がいくつかあります。

□以下の場合，菌血症である可能性が高いため，積極的に血液培養を採取する必要があります。

①発熱，悪寒戦慄(shaking chill)があるとき
②原因不明の意識障害
③原因不明の循環不全
④原因不明の呼吸不全
⑤原因不明の代謝性アシドーシス(特に乳酸アシドーシス)
⑥原因不明の低血糖
⑦急激にコントロール不良になった原因不明の高血糖
⑧原因不明の低体温
⑨白血球異常高値・異常低値
⑩原因不明の運動麻痺など脳血管障害
⑪原因不明の急性腎不全
⑫抗菌薬の開始・変更時(変更直前に採取)
⑬中心静脈カテーテル・Swan-Ganz カテーテル・大動脈バルーンポンピング(IABP)・人工心肺(PCPS)など血流感染のリスクが常にあるハードウェアが挿入されている患者での原因不明の発熱

フォローアップはどうしよう？

□医学生レベルならば，治療が始まって，“はい，よかったですね”。で終わりますが，臨床で日々働く医師の立場ではそうはいきません。治療がうまくいっているのか，失敗しているのかを常に考えながら患者の毎日の状態をフォローアップしていく必要があります。

□そこで，筆者のもう1つの愛読書『レジデントのための感染症診療マニュアル』(巻末：参考文献)でもふれられているように，ぜひ**フォローアップのためのパラメータ**を常に意識して患者の状態を把握して欲しいのです。

フォローアップのためのパラメータ

□パラメータといってもCRP，白血球数だけではありません。臨床で患者と向き合う中で，いろいろなことを知ることができます。
そうした情報を，大きく，

1. 全身状態のパラメータ
2. 感染フォーカスの局所パラメータ

の2つに分けて考える必要があります。

□1，2ともに「症状」，「身体所見」，「検査所見」の3分野でそれぞれパラメータを作りましょう。肺炎の場合を例にすると，**表1-5**のようになります。

表1-5　フォローアップのためのパラメータ(肺炎の場合)

1. 全身状態のパラメータ
症状：倦怠感，食欲低下，易疲労性 身体所見：体温上昇などバイタルサイン 検査所見：赤沈，CRP，末梢血液中白血球数および分画，血液培養
2. 感染症の局所パラメータ
症状：呼吸困難，胸痛，咳，喀痰 身体所見：呼吸数，呼吸音(ラ音) 検査所見：呼吸数，呼吸音，胸部X線，CT/MRI，パルスオキシメータ，動脈血液ガス分析，喀痰グラム染色

□ここで気が付かれたかもしれませんが，**局所パラメータが実は，感染症のフォーカスを診断するための症状，身体所見，検査所見と同じ**ということ

が非常に重要です。

□結局，フォーカスと考えていた症状，身体所見，検査所見が正常化することが，感染症治癒に向かっている指標となるわけです。非常に合理的で頭の中がすかっとしませんか？最初に青木先生の本を読んで，自分自身何かが違ってみえた記憶があります。

本項の考え方が，本書全体の基本となります。では次頁から，微生物についてみていきましょう。

Column

白衣のポケットの中身・・・「臨床感染症」の本

筆者が自信をもってお勧めする，臨床感染症に必要な日本語の本の“御三家”といえば，

1．青木眞：レジデントのための感染症診療マニュアル(2000年)，2．藤本卓司：感染症レジデントマニュアル(2004年)，3．岩田健太郎：感染症外来の事件簿(2006年)です。どの本も本当に素晴らしいです。

また臨床感染症に関わる医師として，一般内科医としての力ももっていなければいけないと思っています。内科全般をコンパクトにまとめている本は少ないのですがその中でも，

4．Saint S, Frances C, et al : Saint-Frances Guide to Inpatient Medicine 2nd ed. Lippincott Williams & Wilkins, 2004.

はお勧めします。いわゆる“セイント”です。内科疾患全般について，診断・治療をここまでコンパクトに書いてある本はないと思います。

また，臨床感染症の英語の本では，臨床感染症のバイブル2冊を「手元に置く」ことをお勧めします。あくまで調べるためであって，通読するまでは・・・という本です。

5．Mandel GL, Bennett JE, Dolin R : Mandell, Douglas, and Bennett's Principles and Practice of Infectious Diseases. 6th ed. Churchill Livingstone, 2005.

6．Betts RF, Chapman SW, Penn RL : A Practical Approach to Infectious Disease. 5th ed. Lippincott Williams & Wilkins, 2002.

毎日の感染症臨床の中で，その場その場で問題を解決し，多くは抗菌薬処方となるのですが，そのためのポケットマニュアルとして，これまた”洋書の御三家”としては，

7．Gilbert DN, Moellering, Jr. RC, Eliopoulos GM, Sande MA : The Sanford Guide to Antimicrobial Therapy 36th ed. Antimicrobial Therapy, 2006.

8．Cunha BA : Antibiotic Essentials 2005. Physicians' Press, 2005.

9．Bartlett JG, Auwaeter PG, Pham PA : The ABX GUIDE : Diagnosis & Treatment of Infectious Diseases. 1st ed. Thomson PDR, 2005.

のどれかをポケットに入れています。

2章　臨床微生物学

臨床のための微生物学総論

臨床的に微生物をおさえることの重要性は，

臨床感染症をマスターする！	
↑	↑
土台としての微生物学	土台としての抗菌薬・薬理学

というような位置付けになります。つまり，臨床の感染症を理解するための土台としての微生物学なのです。臨床で問題となる感染症の起因菌である微生物自体の性質を知らないと敵が分からず，どのように治療として抗菌薬を選べばよいかが分からなくなってしまいます。ですので，ここでは臨床で大切となる微生物学を勉強していきましょう。

臨床上重要な微生物の分類

といっても1つひとつの菌を肩肘張って覚える必要はまったくありません。基礎医学での微生物学のテキストには，山ほどの菌名がところ狭しと書かれていますが，まず**臨床的に重要な菌を6つに分ける**ことから始めましょう。たった6つです。

1. **グラム陽性球菌**(Gram-positive cocci : GPC)
2. **グラム陽性桿菌**(Gram-positive bacilli or rod : GPB/GPR)
3. **グラム陰性球菌**(Gram-negative cocci : GNC)
4. **グラム陰性桿菌**(Gram-negative bacilli or rod : GNB/GNR)
5. **嫌気性菌**(Anaerobes)
6. **その他(マイコプラズマ・クラミジアなど)**(Others)

となります。

グラム陽性球菌(GPC)とグラム陰性桿菌(GNB)

この中でも，日常の市中感染症に絞った場合，臨床的にはまず2つが重要となります。

□それは，グラム陽性球菌(GPC)，グラム陰性桿菌(GNB/GNR)です。たった2つです。グラム陽性桿菌は基本的にはグラム陽性球菌の治療で一緒にやっつけられますし，グラム陰性球菌も基本的にはグラム陰性桿菌の治療で一緒にやっつけられます。

□ですので，「2. GPB，3. GNC」は付随的なものくらいに考えるとよいでしょう。

□ではおおざっぱにGPC，GNBの特徴を考えてみましょう。

GPCルール

レンサ球菌の一部，腸球菌を除くと，一般にグラム陽性球菌は皮膚，口腔内および，鼻腔・咽頭の気道に存在する。

□外側ではヒトの皮膚表面全体であり，内側では上気道・下気道といわれる頭部から胸部にかけて体の上のほうがグラム陽性球菌の居場所です。

□ちょっとしたことで皮膚・軟部組織感染症や，上気道(副鼻腔炎，中耳炎，咽頭炎)から下気道感染症(慢性気管支炎急性増悪，肺炎)を起こす起因菌のメインがGPCであることも，このあたりに常在しているからなのです。さらにGPCの侵襲性が強いと頭の中に入ったり(細菌性髄膜炎)，血管内に入って心臓の弁に付着したり(感染性心内膜炎)と，いろいろと重症な感染症を起こしたりもします。

GNBルール

市中感染で問題となるGNBは腸管内〔横隔膜より下(胃より先)が大部分。横隔膜より上は一部〕に常在する。

□GNBは臨床的に重要なものとして30種類程度あり，臨床的な理解としては大きく4系統に分けて考えるとよいのですが(これはGNBの各論で詳しくふれましょう)，おおざっぱには，高頻度でありかつ市中感染で問題となるGNBに限っていうと腸管内の常在菌(大腸菌を中心とした，いわゆる腸内細菌科Enterobacteriaceae)が問題となります。

□GPCとGNBの分布に大きな違いがあることに気が付きましたか？　図でイメージすると，GPCは頭を筆頭に逆三角形の分布，GNBは腸管を中心

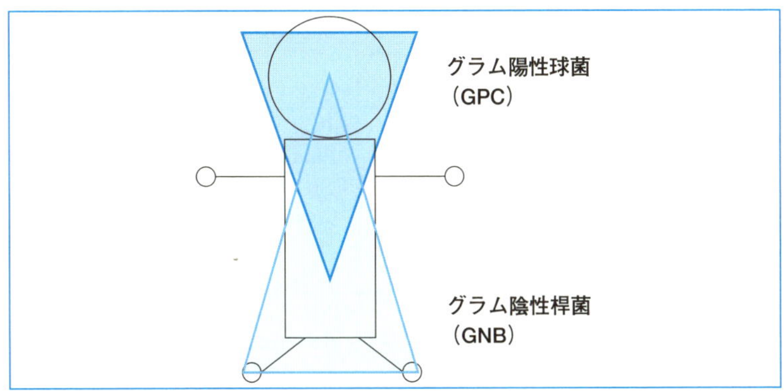

図 2-1　グラム陽性球菌とグラム桿菌の分布の違い

に胸部に上がるにつれて少なくなる**三角形の分布**となります(**図 2-1**)。

□病態生理としては，腸管内にいる分には悪さをしないのですが，腸管に近接する臓器にちょっとしたことで“飛んで”しまって増殖した場合に感染症を起こします。

□肝・胆道系感染症(Vater 乳頭部から侵入，または門脈経由で肝内へ侵入)，虫垂炎・憩室炎(糞石，便塊で腸管から隔離し増殖)，尿路感染症(尿道を逆行性に上昇し増殖)，骨盤内感染症(経腟的に逆行性に上昇し増殖)といった具合です(**図 2-2 45 頁**)。

□GNB 感染症で重要なキーワードは“**(機能的・器質的な)閉塞起点**”です。これについてはまた各論で取り上げます。

ヒトの常在細菌叢を構成する主な菌種について

□常在菌の分布をおおざっぱに理解したら，以下の**表 2-1** も分かりやすくなるでしょう。各論を眺めてもらってからまたこの表に戻ってきてください。きっと！何かが見えてきているはずです。

表 2-1　常在細菌叢を構成する主な菌種 Normal flora

部位	好気性菌	嫌気性菌
鼻咽頭	GPC) Viridans streptococci, *S. pneumoniae, S. pyogenes* GNC) *Neisseria* spp GNB)	GPC) *Peptostreptococcus, Streptococcus,* *Peptococcus* GPB) *Actinomyces* GNB)

鼻咽頭 （つづき）	*H. influenzae* Fungi） *Candida* spp	*Bacteroides, Fusobacterium*
上部腸管	GPC） *Enterococcus* GNB） Enterobacteriaceae Fungi） *Candida*	GPC） *Peptostreptococcus, Streptococcus* GPB） *Clostridium*
下部腸管	GPC） *Enterococcus* GNB） *E. coli, Klebsiella, Proteus*	GNB） *Bacteroides fragilis* group, *Fusobacterium* GPB） *Clostridium*
皮膚	GPC） *S. epidermidis, S. aureus,* Viridans streptococci GPB） *Corynebacterium*	GPB） *Propionibacterium*

補記：グラム染色をもう一度

□各論に進む前に，グラム染色について簡単にふれておきます。検体がとれたらグラム染色をぜひやってみましょう。そのうえで鏡検して GPC，GPB，GNC，GNB が分かると感染部位とともに起因菌を推定することができます。

〈グラム染色の手順〉

1. まず検体をスライドグラスにのせて乾燥・火炎固定します。
2. 次にクリスタルバイオレット液をかけて 10 秒待ちます。
3. よく水洗した後，ルゴール液をかけてまた 10 秒待ちます。
4. 再度，よく水洗した後，アルコールをかけ 30 秒待ちます。
5. 再度，よく水洗した後，サフラニンレッドをかけて 10 秒待ちます。
6. 水洗して乾燥したらでき上がり！です。

＊各ステップでの染色液をかけて待つ時間は施設によって異なりますが，最終的な鏡検プレパラートとしては特別問題はありません。最も重要なのは，4. で十分にアルコールで脱色することです。

□ここまで理解したうえで，これからの微生物学各論の 6 系統について勉強していきましょう。

Overview of Microbiology

臨床で大切な微生物の 6 つの分類

	球菌 Cocci	桿菌 Bacilli (Rod)
グラム陽性 Gram-positive	①グラム陽性球菌 Gram-positive cocci (GPC)	②グラム陽性桿菌 Gram-positive bacilli (GPB)
グラム陰性 Gram-negative	③グラム陰性球菌 Gram-negative cocci (GNC)	④グラム陰性桿菌 Gram-negative bacilli (GNB)

⑤嫌気性菌 Anaerobes
⑥その他 Others

	球菌 Cocci	桿菌 Bacilli (Rod)
グラム陽性 Gram-positive	1. *Streptococcus* Group A streptococci (*S. pyogenes*) Group B streptococci (*S. agalactiae*) *Streptococcus pneumoniae* Group D streptococci (*S. bovis* etc.) Viridans streptococci (*S. mutans* etc.) 2. *Staphylococcus* *S. aureus* (coagulase-positive) *S. epidermidis* (coagulase-negative) *S. saprophyticus* (coagulase-negative) *S. lugdunensis* (coagulase-negative) *S. haemolyticus* (coagulase-negative) *S. shleiferi* (coagulase-negative) *S. xylosus* (coagulase-negative) *S. capitus* (coagulase-negative) 3. *Enterococcus* (*E. faecalis, E. faecium*)	1. *Clostridium* (*C. tetani, C. botulinum, C. perfringens, C. difficile*) 2. *Bacillus* (*B. anthracis, B. cereus*) 3. *Actinomyces* 4. *Nocardia asteroides, N. brasiliensis* 5. *Listeria monocytogenes* 6. *Corynebacterium diphtheriae, C. jeikeium* 7. *Rhodococcus equi*

グラム陰性 Gram-negative	1. *Neisseria* *N. gonorrheae,* *N. meningitidis* 2. *Moraxella* (*Branhamella*) *catarrhalis*	1. *Bordetella pertussis* 2. *Haemophilus influenzae* 3. *Legionella pneumophila* 4. *Proteus* spp (*P. mirabilis, P. vulgaris*) 5. *Morganella morganii* 6. *Providencia rettgeri, P. stuartii* 7. *Escherichia coli* 8. *Klebsiella pneumoniae, K. oxytoca* 9. *Helicobacter pylori* 10. *Vibrio* spp (*V. cholerae, V. parahaemolyticus, V. vulnificus*) 11. *Plesiomonas* (*Aeromonas*) *shigelloides* 12. *Yersinia enterocolitica* 13. *Salmonella* (*S. enteritidis, S. typhimurium, S. typhi, S. paratyphi*) 14. *Campylobacter* (*C. jejuni, C. coli*) 15. *Shigella* spp (*S. dysenteriae, S. flexneri, S. boydii, S. sonnei*) 16. *Gardnerella vaginalis* 17. *Serratia marcescens* 18. *Pseudomonas aeruginosa* 19. *Acinetobacter baumanii* 20. *Citrobacter freundii, C. diversus* 21. *Enterobacter cloacae* 22. *Burkholderia cepacia* 23. *Stenotrophomonas maltophilia* 24. *Brucella* 25. *Francisella tularensis* 26. *Aeromonas hydrophila* 27. *Pasteurella multocida* 28. *Capnocytophaga canimorsus* 29. *Bartonella species* (*B. henselae, B. quintana, B. bacilliformis*)

グラム陽性球菌

ここから，微生物学各論を始めます。先は長いので1つひとつ確かめながら読んでいくとよいでしょう。

グラム陽性球菌について話を進める前に，もう一度GPCルールを確認します。

> **GPCルール**
> レンサ球菌の一部，腸球菌を除くと，一般にグラム陽性球菌は皮膚，口腔内および，鼻腔・咽頭の気道に存在する。

□**体外ならば皮膚全体**です。そして，**体内ならば頭部・頸部・胸部**で，特に**口腔内・上気道中心(鼻腔・口腔内・咽頭)**で体の下にいくほどGPCの分布は減っていくと考えるとよいでしょう。頭を筆頭に逆三角形のような分布を想像すると分かりやすいかもしれません。**(図2-1 15頁)**

ではそれぞれを見ていきましょう。

□臨床で問題となるグラム陽性球菌は3系統あり，**レンサ球菌，腸球菌，ブドウ球菌**です。それぞれの代表的な菌種を**表2-2**に挙げます。

表2-2　グラム陽性球菌の代表的な菌種

1. **レンサ球菌** ***Streptococcus***
   Group A streptococci(*S. pyogenes*)
   Group B streptococci(*S. agalactiae*)
   Streptococcus pneumoniae
   Group D streptococci(*S. bovis etc.*)
   Viridans streptococci(*S. mutans etc.*)
2. **腸球菌** ***Enterococcus***
   E. faecalis
   E. faecium
3. **ブドウ球菌** ***Staphylococcus***
   コアグラーゼ陽性 *S. aureus*
   コアグラーゼ陰性 *S. epidermidis, S. saprophyticus, S. lugdunensis, S. haemolyticus, S. shleiferi, S. xylosus, S, capitis*

□それぞれの菌を考えると，全部で15あります。GPCルールでふれた，“レンサ球菌の一部，腸球菌”というのは，この中でD群溶連菌の*S. bovis*と腸球菌*E. faecalis*，*E. faecium*を指し，グラム陽性球菌ながら(グラム陰性桿菌の腸内細菌科と同じように)腸管に常在しているという点で“変わった”GPCになります。

ではそれぞれの菌が常在しているところと，どんな感染症で起因菌となるかについて説明しましょう。

レンサ球菌 Streptococci

臨床で重要な菌を解説する前に，まず分類についてふれます。

□Lancefield抗原による分類と溶血(α，β，γ)による分類などがあり，細菌検査室によっては菌名で培養結果を知らせる場合と溶血のタイプで培養結果を知らせる場合があり，分類の仕方が少し複雑なため以下を理解する必要があります。

□Lancefield抗原による分類は，いわゆる“A，B，C，D，F，G群”などといった抗原群で分ける分類です。また，溶血による分類は，“β：完全な溶血，α：部分的な溶血，γ：溶血せず，”で分ける分類ですが，どちらも完璧な分類法ではありません。このあたりがレンサ球菌の分類を難しくさせているところでもあります。

□臨床で重要な5つの種類のレンサ球菌とLancefield抗原，溶血による分類の関係は，**表2-3**を参照してください。

表2-3　5種のレンサ球菌の分類対応表

菌種	Lancefield抗原による分類	溶血による分類
S. pyogenes	A	β
S. agalactiae	B	β，γ
S. pneumoniae	抗原検出不可能	α
Bovis group	D	α，γ
Viridans group		
Mutans group	抗原分類不可能	α，γ，時にβ
Salivarius group	抗原分類不可能	α，γ
Mitis group	抗原分類不可能	α
Anginosus group	A，C，F，Gや抗原検出不可能	α，β，γ

□D群溶連菌を除くと，A，B群が皮膚を中心に分布し，Viridansレンサ球菌(緑色レンサ球菌ともいう)が口腔内常在，肺炎球菌が鼻腔・咽頭といった上気道常在といった感じでGPCルールにそのまま当てはまります。D群溶連菌のみ特殊で腸管内(横隔膜より下－特に大腸)に常在しています。

□治療のうえでの注意点としては，ペニシリン高度耐性肺炎球菌を除くと，レンサ球菌全般においてペニシリンGが最も有効な抗菌薬です(一部例外はあります)。

□セフェム系でも有効なのですが，感受性や殺菌性はペニシリンに比べて非常に劣ることには注意が必要です。マクロライド系に耐性のレンサ球菌が増えてきているので，マクロライドをペニシリンアレルギーのある患者に投与する際に注意が必要です。

■A 群レンサ球菌 Group A streptococci (GAS) (*S. pyogenes*)

□健常者の皮膚および口腔咽頭の正常細菌叢で，特に学童の咽頭・喉頭に保菌状態で存在しています。

□**問題となる感染症：咽頭炎，猩紅熱(scarlet fever)，皮膚感染症(膿痂疹，丹毒，蜂窩織炎)，壊死性筋膜炎**があります。特に A 群レンサ球菌による壊死性筋膜炎は II 型に分類され，健常者にちょっとした創傷感染からあっという間に進行する“ヒト食いバクテリア”として恐れられている疾患です。ほかの C，G 群レンサ球菌(*S. dysgalactiae*)も β 溶血を起こし臨床では重要なレンサ球菌群ですが，A 群レンサ球菌同様の分布および感染症を起こします。

□また A 群レンサ球菌による感染後の免疫反応として，**リウマチ熱**(咽頭炎後に起こるが GAS のサブタイプによる。抗菌薬治療で予防可能)，**レンサ球菌後急性糸球体腎炎**(咽頭炎・猩紅熱のどちらでも起こる。抗菌薬治療でも予防は不可能)があります。

□**選択すべき抗菌薬：第一選択；ペニシリン G，第二選択；βラクタム，マクロライド，テリスロマイシン**となります。特に壊死性筋膜炎では**ペニシリン G＋クリンダマイシン**に加え，早急な外科的デブリドマンが必要となります。

■B 群レンサ球菌 Group B streptococci (GBS) (*S. agalactiae*)

□健常なヒトの鼻咽腔，腟，腸管の正常細菌叢として存在します。

□**問題となる感染症**：宿主が免疫不全・抵抗力が弱い状態の場合に問題となります。新生児では，出産時の経腟感染として**新生児髄膜炎，新生児肺炎，分娩後子宮内膜炎**があります。また免疫抑制状態の患者での**細菌性髄膜炎，感染性心内膜炎**の原因にもなります。

□**選択すべき抗菌薬：第一選択；ペニシリン G，第二選択；βラクタム，マクロライド，テリスロマイシン**となります。新生児敗血症や細菌性髄膜炎，感染性心内膜炎では，必ず**ペニシリンにアミノ配糖体であるゲンタマイシン**を併用する必要があります。

□分娩間近の妊婦では *S. agalactiae* の存在を確かめ，陽性ならば除菌することが必要となります。

■肺炎レンサ球菌 *Streptococcus pneumoniae*(＝pneumococci, diplococci)

□ヒトの上気道に存在し，常在菌として起炎性と関係なく少量が検出される場合も多いことは注意すべき点です。

□また乳幼児期においては，肺炎球菌はインフルエンザ桿菌，モラキセラ・カタラーリスと共存して上咽頭の扁桃部位に常在しています。耳管開口部に近接しているため，小児では中耳炎を起こしやすく，上気道感染症を遷延させる原因となっています。

□感染症としては，**慢性気管支炎急性増悪**，**大葉性肺炎**，**細菌性髄膜炎**，**副鼻腔炎**，**中耳炎**を起こします。細菌性髄膜炎は中耳炎や副鼻腔炎からの拡大か菌血症による髄膜播種の形で起こります。特に肺炎球菌による菌血症，髄膜炎を，**侵襲性肺炎球菌感染症**(Invasive pneumococcosis)といいます。

□近年，ペニシリン耐性肺炎球菌〔中等度耐性－PISP(Penicillin-intermediate *S. pneumoniae*)，高度耐性－PRSP(Penicillin-resistant *S. pneumoniae*)〕が問題となっています。これらはペニシリン結合蛋白(PBP : Penicillin binding protein) 2a の変異によって，ペニシリンがターゲットとしている細菌の細胞壁合成のための酵素蛋白が変異したものです。そのため，細胞壁合成阻害薬であるペニシリン系，大部分のセフェム系，一部のカルバペネム系，ペニシリン・βラクタマーゼ阻害薬が効きにくくなっています。

□PRSP の場合，問題は細胞壁合成阻害薬のみならず，蛋白合成阻害薬のマクロライド系，テトラサイクリン系，クロラムフェニコールや葉酸代謝阻害薬の ST 合剤にも耐性を示すことです。DNA 合成阻害薬として働くニューキノロンは効果があります。

□**問題となる感染症**：**大葉性肺炎**，**髄膜炎**，**副鼻腔炎**，**中耳炎**があります。肺炎球菌感染症で高頻度にみられる 23 種類の莢膜ポリサッカライドを混合した肺炎球菌ワクチンがあります。肺炎球菌ワクチンにより，肺炎球菌感染症－特に invasive pneumococcosis である菌血症，髄膜炎の頻度が低下することが報告されています。日本では発売されていませんが，7 種類の莢膜ポリサッカライドを不活化ジフテリアトキシンに結合した肺炎球菌 7 価コンジュゲート(結合型)ワクチンもあり，特に現在の肺炎球菌ワクチンで十分な抗体を誘導できない 2 歳未満の乳幼児に対して予防効果が知られています。

□**選択すべき抗菌薬**：**表 2-4** を参照してください。

表 2-4 肺炎レンサ球菌で選択すべき抗菌薬

(1) ペニシリン感受性肺炎球菌 PSSP (Penicillin sensitive *S. pneumoniae*)
第一選択；ペニシリン G，第二選択；セフェム系，マクロライド，テリスロマイシンです。
(2) ペニシリン中等度耐性肺炎球菌 PISP (MIC＞0.1≦1.0)
髄膜炎以外の感染症：セフトリアキソン，セフォタキシム，高用量ペニシリン G (1,000 万単位/日以上)
髄膜炎：3・4 世代セフェム(セフトリアキソン，セフォタキシム，セフタジジム，セフェピム)+-バンコマイシン+-リファンピシン
(3) ペニシリン高度耐性肺炎球菌 PRSP (MIC≧2.0)
髄膜炎以外の感染症：バンコマイシン+-リファンピシン，3 世代ニューキノロン(レボフロキサシン，ガチフロキサシン)，3 世代セフェム(セフトリアキソン，セフォタキシム)，高用量アンピシリン・ペニシリン G，カルバペネム系(イミペネム，メロペネム)
髄膜炎：バンコマイシン＋リファンピシン〔＋3・4 世代セフェム(セフトリアキソン，セフォタキシム，セフタジジム，セフェピム)〕

■D 群レンサ球菌 Group D streptococci (*S. bovis etc.*)

□腸管に常在菌として存在するレンサ球菌であり，GPC ルールから外れる“変わった”細菌です。経消化管的に血中に入ることで感染症を起こします。

□**問題となる感染症**：**菌血症**，**亜急性心内膜炎**，**大腸癌**があります。特に血液培養で *S. bovis* が陽性の場合，**大腸病変ー大腸癌**，**炎症性腸疾患(クローン病，潰瘍性大腸炎)**，**憩室炎など**ーを疑って精査する必要があります。

□ちなみに，**嫌気性菌のクロストリジウム属に入る *Clostridium septicum* が血液培養で陽性になったときも同様に大腸病変を疑う必要があります。**これらの大腸病変が原因かそれとも *S. bovis* による結果かははっきりしていません。

□**選択すべき抗菌薬**：**第一選択；ペニシリン G**，**第二選択；β ラクタム**，**マクロライド**，**テリスロマイシン**となります。しかし心内膜炎では**アミノ配糖体ーゲンタマイシン**を併用する必要があります。

■緑色レンサ球菌 Viridans group streptococci

□Viridans streptococci は健常なヒトの口腔，皮膚，腸管，女性性器の正常細菌叢として存在していますが，特に口腔内の歯肉溝に常在していることが臨床的には重要になります。

□**問題となる感染症**：全身性の感染症としての**抜歯後亜急性心内膜炎**の起因菌となりますし，そして局所性感染症として**齲歯(虫歯)**の原因として重要です。

□**選択すべき抗菌薬：第一選択；ペニシリンG，第二選択；βラクタム，マクロライド，テリスロマイシン**となります。しかし状態の悪い心内膜炎では急性期では**アミノ配糖体ーゲンタマイシン**を併用する必要があります。

□Viridans streptococciの分類は，**表2-5**のように分かれています。最新の分類として知っておいてよいでしょう。

表2-5　Viridans streptococciの新しい分類

1．**Mitis group:**
S. mitis, S. sanguis, S. parasanguis, S. gordonii, S. crista, S. peroris, S. infantis, S. oralis
2．**Mutans group:**
S. mutans, S. sobrinus, S. criceti, S. rattus, S. downei, S. macacae
3．**Salivarius group:**
S. salivarius, S. vestibularis, S. thermophilus
4．**Anginosus group:**
S. intermedius, S. constellatus, S. anginosus
5．**Nutritionally variant streptococci（NVS）:**
Abiotrophia, Granulicatella

Mandel GL, Bennett JE, Dolin R : Mandell, Douglas, and Bennett's principles and practice of infectious diseases Vol.2. 6th ed. p 2361, Churchill Livingstone, 2005.

1. Mitis group：感染性心内膜炎および好中球減少の発熱で全身感染症を起こします。
2. Mutans group：齲歯および感染性心内膜炎を起こします。
3. Salivarius group：免疫不全患者でまれに全身感染症を起こします。
4. Anginosus group：以前は“Streptococcus milleri group”に分類されていましたが，激烈な化膿性病変，膿瘍形成を起こします。
5. Nutritionally variant streptococci（NVS）：通常の血液寒天培地上では発育せず，培養にはL-システインやビタミンB_6を要求するためNVSといわれています。臨床的には“培養陰性心内膜炎 Culture negative endocarditis”の起因菌です。

腸球菌 Enterococci

腸球菌は読んで字のとおり腸内に常在するグラム陽性球菌ですので，GPCルールからは外れることになります。

□腸球菌には，*E. faecalis* と *E. faecium* の2つが主な菌です。一般的には *E. faecium* のほうが *E. faecalis* より抗菌薬に耐性を示すものが多く，中にはバンコマイシン耐性の腸球菌も出現してきています。

□ヒトの腸管内に正常細菌叢として存在し，血液中に混入することで感染を起こします。

□全般的に多くの抗菌薬に耐性であり，障害された心臓弁や尿管上皮細胞への接着能が高いといわれています。一度感染を起こすときわめて難治性となります。

□広域抗菌薬を長期使用すると，腸内細菌科の大部分および嫌気性菌の *Bacteroides fragilis* が減少し，菌交代現象として増殖してきます。ふつうは食物を消化吸収するときに不可欠な役割をもっているとされる微生物ですが，免疫抑制状態の患者で多剤耐性の難治性感染症を起こすことになります。

□**問題となる感染症：尿路感染症，菌血症，亜急性心内膜炎**があります。また院内感染の起因菌で問題となります。

□尿路感染症は，まず院内感染の腎盂腎炎，膀胱炎です。市中感染ではカテーテル長期留置症例と尿道に器質的疾患がある患者以外では，尿培養からの腸球菌はコンタミネーションを考えるべきです。

□国内の抗菌薬の添付文書では，セフェム系抗菌薬の中に“腸球菌に感受性あり”と書かれたものがありますがこれは誤りです。**セフェム系抗菌薬は，腸球菌には無効**です。これは臨床でとても重要な知識なのでぜひ知っておいてください。

□耐性腸球菌では治療は一筋縄ではいかないので，感染症専門医にコンサルトする必要があります。

□**選択すべき抗菌薬：表 2-6** を参照してください。

表 2-6　腸球菌で選択すべき抗菌薬

(1)薬剤感受性腸球菌
　第一選択；ペニシリン G，アンピシリン，第二選択；バンコマイシン
＊腸球菌による感染性心内膜炎ではペニシリン / バンコマイシン＋ゲンタマイシン併用
(2)薬剤耐性 *E. faecalis*
　(i)バンコマイシン，アミノ配糖体高度耐性，βラクタマーゼ非産生 *E. faecalis*：
　　ペニシリン G，アンピシリン
　(ii)ペニシリン耐性，βラクタマーゼ産生 *E. faecalis*：
　　バンコマイシン，アンピシリン・スルバクタム
(3)薬剤耐性 *E. faecium*
　(i)バンコマイシン，アミノ配糖体高度耐性：
　　ペニシリン G，アンピシリン
　(ii)ペニシリン，アンピシリン，バンコマイシン，アミノ配糖体高度耐性：
　　リネゾリド＋(クロラムフェニコール / ニューキノロン / ドキシサイクリン / リファンピシン)

□特にペニシリン・アンピシリン，アミノ配糖体，バンコマイシン耐性腸球菌による感染性心内膜炎の場合，最近使われるようになったリネゾリド，シナシッドに感受性があったとしても，きわめて難治性であり死亡率が高く，お手上げになる危険性をはらんでいます。

□また腹部手術後の膿瘍形成での腹腔内感染症で腸球菌が問題となる場合は，抗菌薬の選択で悩むことよりも**外科的ドレナージのほうを優先**させるべきです。

ブドウ球菌 Staphylococci

強毒・弱毒の目安となるコアグラーゼ陽性・陰性により2つに分類されます。コアグラーゼは血液を凝固させる酵素です。

コアグラーゼ陽性

■黄色ブドウ球菌 *Staphylococcus aureus*

□コアグラーゼ陽性ブドウ球菌といえば，「黄色ブドウ球菌」を指します。鼻咽腔，皮膚(腋窩，鼠径部など)，常在菌として検出されます。また耳漏や瘻孔があり分泌物がでている湿潤下部位にも常在し増殖します。

□また乳幼児では咽頭や腸管内に存在し，免疫抑制状態の患者や経鼻胃管カテーテル，気管内挿管チューブ，血管カテーテルが入っている患者ではその異物周辺に常在し増殖します。

□**問題となる感染症：皮膚感染症(膿痂疹，毛嚢炎，カルブンケル・フルンケル，蜂窩織炎)，急性心内膜炎，骨髄炎，感染性関節炎，インフルエンザ罹患後の肺炎，菌血症・敗血症**，そして毒素によるもの(**食中毒**と**ブドウ球菌熱傷様皮膚症候群(Staphylococcal Scaled Skin Syndrome：SSSS)，毒素性ショック症候群(Toxic Shock Syndrome：TSS)**)を起こします。

□ブドウ球菌が産生するenterotoxinは耐熱性であり，大量経口摂取すると，たとえ加熱していたとしても食中毒を起こします。毒素によるため嘔気・嘔吐，下痢が主症状で発熱することはありません。

□またブドウ球菌が産生するTSST-1は毒素性ショック症候群を起こします。

□**選択すべき抗菌薬：表2-7**を参照してください。

□耐性菌では一筋縄ではいかないので感染症科医にコンサルトする必要があります。

表 2-7　黄色ブドウ球菌で選択すべき抗菌薬

(1) メチシリン感受性黄色ブドウ球菌 MSSA(Methicillin sensitive *S. aureus*) 第一選択；ナフシリン，オキサシリン 第二選択；1 世代セフェム，バンコマイシン，クリンダマイシン ＊毒素性ショック症候群では 1 世代セフェム(日本には黄色ブドウ球菌用ペニシリンが販売されていないため)＋クリンダマイシン併用 (2) 耐性黄色ブドウ球菌：メチシリン 第一選択；バンコマイシン 第二選択；テイコプラニン，ST 合剤，リネゾリド，シナシッド，ドキシサイクリン，ミノサイクリン (3) 耐性黄色ブドウ球菌：バンコマイシン，メチシリン リネゾリド，シナシッド，バンコマイシン＋(オキサシリン / ナフシリン / セファゾリン / セフォタキシム)

□MRSA による感染予防には，ブドウ球菌が増殖しにくい環境を作ることが大切です。

□湿潤した部位で増殖するため，湿潤した部位を乾燥するようにすることや体内異物としてのガーゼ，血管・尿カテーテル留置などをできるだけ短期間に限ることが大切です。また皮膚の欠損(潰瘍など)は早期に治療し，血管内に侵入させないことも大切です。

コアグラーゼ陰性

■表皮ブドウ球菌 *Staphylococcus epidermidis*

□皮膚，口腔粘膜，女性性器の正常細菌叢として存在しています。皮膚の外傷によって血液内に混入し感染を起こします。

□B 群溶連菌同様，宿主が免疫抑制状態にある場合，または生体内に異物が入っている場合(人工弁，人工関節，カテーテル，ペースメーカー，脳脊髄液シャントなど)に問題になります。

□**問題となる感染症：菌血症，亜急性心内膜炎，新生児菌血症**があります。しかし表皮ブドウ球菌は病原性が低いため，分離された場合，起因菌かどうかについて慎重に検討する必要があります。

□**選択すべき抗菌薬：表 2-8** を参照してください。しかし，耐性菌では一筋縄ではいかないので感染症科医にコンサルトする必要があります。

表 2-8　表皮ブドウ球菌に選択すべき抗菌薬

(1) メチシリン感受性表皮ブドウ球菌 MSSE(Methicillin sensitive *S. epidermidis*) 第一選択：オキサシリン，ナフシリン，1 世代セフェム 第二選択：ペニシリン・βラクタマーゼ阻害薬，ニューキノロン，マクロライド，カルバペネム系，2 世代セフェム

(2)**耐性表皮ブドウ球菌：メチシリン**
バンコマイシン
＊メチシリン耐性表皮ブドウ球菌 MRSE による人工弁の感染性心内膜炎ではバンコマイシン＋リファンピシン＋ゲンタマイシン併用
(3)**耐性表皮ブドウ球菌：バンコマイシン，メチシリン**
リネゾリド，シナシッド

■腐性ブドウ球菌 *S. saprophyticus*

□皮膚(会陰部)，女性性器の正常細菌叢として存在します。性行為に関連して尿路へ広がります。

■**問題となる感染症：尿路感染症**。尿路感染症は一般的には GNB が起因菌なのですが，若い Sexual activity がある健康な女性で尿のグラム染色で GPC が見つかった場合はまずこの菌です。**決して腸球菌を考えてはいけません。**

□一方，腸球菌が尿路感染症を起こす場合は，大抵，高齢者，免疫不全者で尿バルーン管理の患者であることが大部分です。

■**選択すべき抗菌薬**：非常に感受性がよいため，**第一選択；ST 合剤，アンピシリン，アモキシシリン，ニューキノロン，第二選択；セファロスポリン，テトラサイクリン**となっていますが，**ペニシリン**のみで十分対応可能です。

□その他の 5 つのコアグラーゼ陰性ブドウ球菌についてまとめて解説しましょう。

■*S. lugdunensis*，*S. haemolyticus*，*S. shleiferi*，*S. xylosus*，*S. capitis*

□これらも表皮ブドウ球菌同様，皮膚，口腔粘膜，女性性器の正常細菌叢として存在しています。皮膚の外傷によって血液内に混入し感染を起こします。

□宿主が免疫抑制状態にある場合や，特に生体内に異物が入っている場合(人工弁，人工関節，カテーテル，ペースメーカー，脳脊髄液シャントなど)に問題になります。

■**問題となる感染症：菌血症，亜急性心内膜炎，新生児菌血症**があります。例外的に，*S. lugdunensis* については心内膜炎を起こす場合，黄色ブドウ球菌による心内膜炎同様，急性で激烈な経過をとるという特徴があります。しかし，これらのコアグラーゼ陰性のブドウ球菌群は病原性が低いため，分離された場合，起因菌かどうかについて慎重に検討する必要があります。

■**選択すべき抗菌薬**：感受性にもよりますが，一般的に表皮ブドウ球菌と同様に考えてよいでしょう。これらのコアグラーゼ陰性のブドウ球菌群は生体異物感染で異物にくっついてバイオフィルムを作る性質があり，きわめて難治性感染症となります。

□治療は，抗菌薬投与に加えて多くのケースで**異物除去**が重要になります。

□**表 2-9** に生体異物感染－ポリマー関連感染症としてまとめます。

表 2-9　ポリマー関連感染症

感染症	生体異物
敗血症および心内膜炎	血管内カテーテル(特に中心静脈ライン)，血管内ポート 人工血管 ペースメーカおよび植え込み型除細動器のリード 人工弁 脳室-心房 VA(Ventriculoatrial)シャント
腹膜炎	脳室-腹腔 VP(Ventriculoperitoneal)シャント 腹膜透析 CAPD(continuous ambulatory peritoneal dialysis)カテーテル
脳室炎	VA，VP シャント 脳室外シャント

Column

たかが初期研修医，されど初期研修医

初期研修医の魅力はどこにあるのか？－知識もない，技術もない，仕事もできないという“3N(ない)”に悩まされた20代後半が懐かしく思えます。

今思い返すと初期研修医の最大の魅力は，医療に対する純粋でがむしゃらな姿勢と身のこなしの軽いフットワークだと思うのです。

指導する立場になり，初期研修医には“頭以上に機動力で自分のポイントを稼いで！”と勧めています。

感染症では，血液培養採取しかり検体輸送しかりグラム染色しかり培養結果の中間報告の確認しかり。おまけに患者さんの検査への付き添いも。研修医ならではの機動力があれば，多くの人がハッピーになれます。結果も早急に手に入ります。そしてなによりコメディカルからも信頼されますし，患者さんからも信用されます。機動力をフルに使って有意義な研修生活を送ってください。

私が初期研修医のとき，その患者さんのそばに可能な限りいたからかもしれませんが，上級医からの病状説明で，治療方針を患者さんが決めるときに“なあ，先生だったらどうする？　先生がよいと思う治療を私は希望するよ”と言われたときに，心も体も震えたのを今も覚えています。

グラム陽性球菌 Gram-positive cocci

連鎖球菌属 Streptococci

A 群連鎖球菌 Group A streptococci (GAS) (*S. pyogenes*)

存在：健常者の皮膚・口腔咽頭の正常細菌叢，学童の咽頭・喉頭に保菌状態で存在

感染症：咽頭炎，猩紅熱(scarlet fever)，皮膚感染症(膿痂疹，丹毒，蜂窩織炎)，壊死性筋膜炎，(感染後の免疫反応)リウマチ熱，連鎖球菌後急性糸球体腎炎

●**抗菌薬**：第一選択；ペニシリンG　第二選択；βラクタム，マクロライド，テリスロマイシン

＊壊死性筋膜炎ではペニシリンG＋クリンダマイシンに外科的デブリドマン

B 群連鎖球菌 Group B streptococci (GBS) (*S. agalactiae*)

存在：鼻咽腔，腟，腸管

感染症：(垂直感染)新生児髄膜炎，新生児肺炎
分娩後子宮内膜炎，細菌性髄膜炎，感染性心内膜炎

●**抗菌薬**：第一選択；ペニシリンG　第二選択；βラクタム，マクロライド，テリスロマイシン

※新生児敗血症，細菌性髄膜炎，感染性心内膜炎ではペニシリンG＋ゲンタマイシン

肺炎連鎖球菌 *Streptococcus pneumoniae* (=pneumococci, diplococci)

存在：ヒトの上気道。常在菌として起炎性と関係なく少量が検出される場合も多い

感染症：大葉性肺炎，細菌性髄膜炎，副鼻腔炎，中耳炎

●**抗菌薬**：

■ペニシリン感受性肺炎球菌 PSSP (Penicillin sensitive S. pneumoniae)

第一選択；ペニシリンG，第二選択；セフェム系，マクロライド，テリスロマイシン

■ペニシリン中等度耐性肺炎球菌 PISP (Penicillin intermediate S. pneumoniae：MIC＞0.1≦1.0)

髄膜炎以外の感染症－セフトリアキソン，セフォタキシム，高用量ペニシリンG(1,000万単位/日以上)

髄膜炎－3・4世代セフェム(セフトリアキソン，セフォタキシム，セフェピム)+-バンコマイシン+-リファンピシリン

■ペニシリン高度耐性肺炎球菌 PRSP（Penicillin resistant *S. pneumoniae*：MIC≧2.0）

髄膜炎以外の感染症－バンコマイシン+-リファンピシリン，3世代ニューキノロン(レボフロキサシン，ガチフロキサシン)，3世代セフェム(セフトリアキソン，セフォタキシム)，高用量アンピシリン・ペニシリンG，カルバペネム系(イミペネム，メロペネム)

髄膜炎－バンコマイシン＋リファンピシリン〔＋3・4世代セフェム(セフトリアキソン，セフォタキシム，セフェピム)〕

D群連鎖球菌 Group D streptococci（*S. bovis* etc.）

存在：腸管(常在菌として存在)

感染症：菌血症，亜急性心内膜炎，大腸病変－大腸癌，炎症性腸疾患(クローン病，潰瘍性大腸炎)，憩室炎

●**抗菌薬**：第一選択；ペニシリンG，第二選択；βラクタム，マクロライド，テリスロマイシン

Viridans group streptococci

存在：口腔の常在細菌，皮膚，腸管，女性性器

感染症：亜急性心内膜炎，齲歯(虫歯)

●**抗菌薬**：第一選択；ペニシリンG，第二選択；βラクタム，マクロライド，テリスロマイシン

＊状態の悪い感染性心内膜炎ではペニシリンG＋ゲンタマイシン併用

Viridans streptococciの新しい分類

1. **Mitis group:**
   S. mitis, S. sanguis, S. parasanguis, S. gordonii, S. crista, S. peroris, S. infantis, S. oralis
2. **Mutans group:**
   S. mutans, S. sobrinus, S. criceti, S. rattus, S. downei, S. macacae
3. **Salivarius group:**
   S. salivarius, S. vestibularis, S. thermophilus
4. **Anginosus group:**
   S. intermedius, S. constellatus, S. anginosus
5. **Nutritionally variant streptococci (NVS):**
   Abiotrophia, Granulicatella

腸球菌 *Enterococcus faecalis, E. faecium*

存在：腸管(特に横隔膜より下－大腸中心に常在菌として存在)

感染症：尿路感染症，菌血症，亜急性心内膜炎，院内感染

●抗菌薬：

■薬剤感受性腸球菌

第一選択；ペニシリンG，アンピシリン，第二選択；バンコマイシン

＊腸球菌による感染性心内膜炎ではペニシリン/バンコマイシン＋ゲンタマイシン併用

■薬剤耐性 *E. faecalis*

・バンコマイシン，アミノ配糖体高度耐性，βラクタマーゼ非産生 *E. faecalis*：
ペニシリンG，アンピシリン

・ペニシリン耐性，βラクタマーゼ産生 *E. faecalis*：
バンコマイシン，アンピシリン・スルバクタム

■薬剤耐性 *E. faecium*

・バンコマイシン，アミノ配糖体高度耐性：
ペニシリンG，アンピシリン

・ペニシリン，アンピシリン，バンコマイシン，アミノ配糖体高度耐性：
リネゾリド＋(クロラムフェニコール，ニューキノロン，ドキシサイクリン，リファンピシリン)

ブドウ球菌属 Staphylococci

コアグラーゼ陽性

■黄色ブドウ球菌 *Staphylococcus aureus*

存在：鼻咽腔，皮膚(腋窩，鼠径部など)，常在菌として検出される

感染症：皮膚感染症，食中毒，毒素性ショック症候群(toxic shock syndrome)，急性心内膜炎，骨髄炎，感染性関節炎，肺炎，敗血症，耳下腺炎

●抗菌薬：

・**メチシリン感受性黄色ブドウ球菌 MSSA(Methicillin sensitive *S. aureus*)**
第一選択；ナフシリン，オキサシリン，第二選択；1世代セフェム，バンコマイシン，クリンダマイシン

＊毒素性ショック症候群では1世代セフェム＋クリンダマイシン併用

・**耐性黄色ブドウ球菌ーメチシリン**
第一選択；バンコマイシン，第二選択；テイコプラニン，ST合剤，リネゾリド，シナシッド，ドキシサイクリン，ミノサイクリン

・**耐性黄色ブドウ球菌ーバンコマイシン，メチシリン**
リネゾリド，シナシッド，バンコマイシン＋(オキサシリン/ナフシリン/セファゾリン/セフォタキシム)

コアグラーゼ陰性

■表皮ブドウ球菌 *Staphylococcus epidermidis*

存在：皮膚，口腔，女性性器の正常細菌叢

感染症：菌血症，亜急性心内膜炎，新生児菌血症，生体異物感染(人工弁，人工関節，カテーテル，ペースメーカー，脳脊髄液シャント)

●**抗菌薬**：

・**メチシリン感受性表皮ブドウ球菌 MSSE(Methicillin sensitive *S. epidermidis*)：**
第一選択；オキサシリン，ナフシリン，1世代セフェム，第二選択；ペニシリン・βラクタマーゼ阻害薬，ニューキノロン，マクロライド，カルバペネム系，2世代セフェム

・**耐性表皮ブドウ球菌ーメチシリン：**バンコマイシン

＊メチシリン耐性表皮ブドウ球菌 MRSE による人工弁の感染性心内膜炎ではバンコマイシン＋リファンピシン＋ゲンタマイシン併用

・**耐性表皮ブドウ球菌ーバンコマイシン，メチシリン：**リネゾリド，シナシッド

■腐性ブドウ球菌 *S. saprophyticus*

存在：皮膚(会陰部)，女性性器の正常細菌叢

感染症：尿路感染症(若い女性の性行為に関連)

●**抗菌薬**：第一選択；ST合剤，アンピシリン，アモキシシリン，ニューキノロン，第二選択；セファロスポリン，テトラサイクリン

■*Staphylococcus lugdunensis, Staphylococcus haemolyticus, Staphylococcus shleiferi, Staphylococcus xylosus, Staphylococcus capitis*

存在：皮膚，口腔，女性性器の正常細菌叢

感染症：菌血症，亜急性心内膜炎(*S. lugdunensis* は急性心内膜炎)，新生児菌血症，生体異物感染(人工弁，人工関節，カテーテル，ペースメーカー，脳脊髄液シャント)

●**抗菌薬**：表皮ブドウ球菌 MSSE と同様。抗菌薬感受性に注意
第一選択；オキサシリン，ナフシリン，1世代セフェム，第二選択；ペニシリン・βラクタマーゼ阻害薬，ニューキノロン，マクロライド，カルバペネム系，2世代セフェム

グラム陽性桿菌

グラム陽性桿菌は7つあります(**表2-10**)。

表2-10　グラム陽性桿菌の7種

1. クロストリジウム属
   (*C. tetani, C. botulinum, C. perfringens, C. difficile*)
2. バシラス属
   (*B. anthracis, B. cereus*)
3. ***Actinomyces***
4. ***Nocardia asteroides, N. brasiliensis***
5. ***Listeria monocytogenes***
6. ***Corynebacterium diphtheriae***
7. ***Rhodococcus equi***

□クロストリジウム属，バシラス属，アクチノミセス *Actinomyces* の3種については「嫌気性菌」の項でふれます(71頁)。

□覚えておきたいものとして，リステリアがあります。また嫌気性菌で後述する *Clostridium difficile* もあります。その他は「余力があれば覚えたい」といった位置付けです。

■ノカルジア *Nocardia asteroides, N. brasiliensis*

□自然界で土壌に広く存在します。

□病原性に乏しいのですが，免疫抑制状態－特に細胞性免疫不全－や慢性呼吸不全など呼吸器に器質的疾患をかかえている患者では病原性を発揮します。

□特にステロイド投与中は要注意です。筆者の経験では，慢性気管支炎急性増悪患者で気管内挿管のうえ，ステロイド長期投与の患者での肺ノカルジア症の症例は強烈でした。

□**問題となる感染症：ノカルジア症(肺膿瘍，敗血症，脳膿瘍)，足菌腫**があります。

□**選択すべき抗菌薬：第一選択；ST合剤，第二選択；ミノサイクリン**となっています。**アミノ配糖体にセフェム系やカルバペネム系**を併用する方法もあります。

□*N. asterides* 以外にノカルジアで知っておきたい疾患として，難治性の皮膚感染症で問題となる *N. brasiliensis* があります。**これはST合剤でよくなる場合の蜂窩織炎，皮膚潰瘍の場合に考えるべき微生物です。**

■リステリア菌 *Listeria monocytogenes*

□乳児および高齢者・免疫不全者の細菌性髄膜炎の起因菌として重要です。

□牧草地帯の土壌や植物から分離されるため，ウシ，ヤギなどが保有し，殺菌していない牛乳・乳製品が感染源と考えられています。

□低温であっても発育する微生物であり，食用の生野菜からもしばしば検出されます。

□**問題となる感染症**：**健常者の急性胃腸炎**(多くがウイルス性と区別不可能です)，**髄膜炎**の原因となります。

□髄膜炎については，新生児や高齢者また免疫抑制状態(特に細胞性免疫不全)で発症するといわれています。

□**選択すべき抗菌薬**：**第一選択；アンピシリン**，**第二選択；ST 合剤**です。基本的に**セフェム系はリステリアに無効である**ことも臨床上必ず知っておきたいところです(セフェム系無効の微生物のもう 1 つは腸球菌でしたね)。

□リステリア髄膜炎では，アミノ配糖体－ゲンタマイシン併用も忘れてはいけません。

■ジフテリア菌 *Corynebacterium diphtheriae*

□コリネバクテリウム属の中でジフテリアを取り上げます。

□急性咽頭痛の原因の 1 つなのですが，なかなか臨床ではお目にかかりません。おそらく日本では DPT 3 種混合の予防接種により予防できているからでしょう。

□ロシアではソ連邦解体の混乱の中で，ジフテリアがアウトブレイクしたという報告もあり，日本でも昨今の予防接種率低下によりジフテリアのアウトブレイクが起こる可能性はゼロではありません。

□存在する場所として鼻咽腔や咽頭であり，ジフテリア毒素(exotoxin)産生株のみ起因性があると考えられています。

□**問題となる感染症**：高熱患者で扁桃に強い発赤と偽膜を伴った**ジフテリア－偽膜性喉頭炎**や**肺炎**を起こし，毒素に対する免疫反応として**心筋炎**，**ポリニューロパチー**があります。

□**選択すべき抗菌薬**：**第一選択；エリスロマイシン**，**第二選択；クリンダマイシン**です。治療では抗毒素が大切です。

□もし余力があれば，皮膚常在菌の一種ですが近年になって**生体異物感染(血管カテーテル，人工弁，人工関節など)や免疫不全状態の菌血症として問題となっている *Corynebacterium jeikeium***も覚えるとよいでしょう。

□*C. jeikeium* は多くの抗菌薬に耐性であり，またきわめて難治性です。免疫抑制患者，異物が入っている患者で，血液培養でこの菌が陽性となった場合，注意深く考える必要があります。免疫抑制や生体内異物がない患者では培養陽性の場合はまずコンタミネーションを考えるべきです。

□**選択すべき抗菌薬**：**バンコマイシン，ペニシリンG，ニューキノロン**などがあります。感受性も含めて慎重に対応する必要があります。

■ロドコッカス・エクイ *Rodococcus equi*

□免疫不全状態の患者に“結核”類似の病変を作る細菌として認知されてきています。

□もともとウマに化膿性肺炎，腸炎，関節炎を起こす菌として知られ，土壌に広く分布します。ヒトには基本的に感染を起こしません(一部健常者にも起こすという報告もあり)。

□**問題となる感染症**：免疫抑制状態にあるHIV患者(特にAIDSの状態)や臓器移植を受けた患者，ステロイド内服患者といった**T細胞性免疫不全の日和見感染症**として，**化膿性肺炎，肺膿瘍，膿胸**を起こします。そのため，免疫抑制患者(細胞性免疫不全)で，ウマとの接触後の下気道感染症の場合に常に考慮する必要があります。

□病状として緩徐進行性のため，肺炎との鑑別よりも結核と間違われることがあります。

□グラム陽性桿菌で検査室から〝Diphtheroids〞，コンタミネーションとして扱われることもあるため，**ロドコッカス感染症を疑っていることを検査室に知らせておく**必要があります。

□ロドコッカス・エクイに感受性のある抗菌薬として，**バンコマイシン，イミペネム，シプロフロキサシン，エリスロマイシン，リファンピシン**があり，2種類以上を用いて治療します。

□**選択すべき抗菌薬**：**第一選択；バンコマイシン＋リファンピシン，第二選択；イミペネム＋リファンピシン**です。再発する可能性が高く，長期間にわたっての治療が必要となります。

□免疫不全患者では急性期治療ののち，シプロフロキサシンやエリスロマイシン長期内服を行うこともあります。βラクタム(特にペニシリン系，セフェム系)やアミノ配糖体は効果が不十分とされています。

グラム陽性桿菌 Gram-positive bacilli(Gram-positive rods)

■*Clostridium* →[嫌気性菌－常在菌でない嫌気性菌(79 頁)を参照]

■炭疽菌 *Bacillus anthracis* →[嫌気性菌－常在菌でない嫌気性菌(79 頁)を参照]

■セレウス菌 *Bacillus cereus* →[嫌気性菌－常在菌でない嫌気性菌(79 頁)を参照]

■*Actinomyces* →[嫌気性菌－常在する嫌気性菌(80 頁)を参照]

■*Nocardia asteroides, N. brasiliensis*

存在：土壌

感染症：*N. asteroides*－ノカルジア症(肺膿瘍，敗血症，脳膿瘍)，足菌腫
N. brasiliensis－皮膚・軟部組織感染症

●**抗菌薬**：第一選択；ST 合剤，第二選択；ミノサイクリン

■リステリア菌 *Listeria monocytogenes*

存在：ウシ，ヤギが保有。殺菌していない牛乳・乳製品，生野菜の経口感染

感染症：急性胃腸炎，細菌性髄膜炎

●**抗菌薬**：第一選択；アンピシリン，第二選択；ST 合剤

■*Corynebacterium diphtheriae, C. jeikeium*

存在：*C. diphtheriae*－鼻咽腔，咽頭，ジフテリア毒素(exotoxin)産生株のみ起炎性がある
C. jeikeium－皮膚の正常細菌叢

感染症：*C. diphtheriae*－ジフテリア，偽膜性喉頭炎，肺炎，心筋炎，神経症
C. jeikeium－生体異物感染，菌血症・敗血症

●**抗菌薬**：*C. diphtheriae*－第一選択；エリスロマイシン，第二選択；クリンダマイシン
C. jeikeium－バンコマイシン，ペニシリン G，ニューキノロン

■*Rhodococcus equi*

存在：土壌，ウマが保有

感染症：(免疫不全患者：HIV，移植後)壊死性肺炎，肺膿瘍，膿胸

●**抗菌薬**：第一選択；バンコマイシン＋リファンピシン，第二選択；イミペネム＋リファンピシン

グラム陰性球菌

グラム陰性球菌は大きく2系統で，臨床で重要な微生物は3つです(**表2-11**)。

表2-11　グラム陰性球菌の3種

1.ナイセリア属 Neisseria ・淋菌 *N. gonorrheae* ・髄膜炎菌 *N. meningitidis* **2.モラキセラ属** ・*Moraxella(Branhamella)catarrhalis*

□ナイセリア属とモラキセラ属の2系統です。

ナイセリア属

■淋菌 *Neisseria gonorrhoeae*

□グラム陰性の双球菌です。この淋菌と次の髄膜炎菌以外のナイセリア属は一般にヒトの口腔内に常在し，病原性はまずありません。ここでは，臨床的に重要な淋菌と髄膜炎菌について説明します。

□存在する部位として性器，尿道，咽頭があります。

□**問題となる感染症：性行為感染症(尿道炎，子宮頸管炎，骨盤内炎症性疾患(Pelvic Inflammatory Disease：PID)，Fitz-Hugh-Curtis 症候群)，新生児結膜炎，単関節性関節炎**があります。

□淋菌自体培養する前に分泌物中で時間がたつと死滅してしまうため，培養によって確かめるよりも，尿道分泌物や子宮頸管部スメアを直接鏡検することが大切です。細胞内に寄生してインゲン豆が2つ向き合ったようなグラム陰性双球菌として観察できます。

□**選択すべき抗菌薬：第一選択；セフトリアキソン，セフポドキシム，セフィキシム，第二選択；ニューキノロン**となります。

□ここで重要なことが2つあります。

(1)まずペニシリン耐性淋菌が増加しているため，ペニシリンがエンピリカルな治療には第一選択でなくなっていること。

(2)日本および東南アジアでニューキノロン耐性淋菌が増えていること。

□この耐性菌の出現には，血中濃度がそれほど高くないニューキノロンを2回/日，3回/日として投与したことが原因と考えられており，1日量を1

回で服用する「濃度依存性」に従った治療法のほうが血中濃度を一時的にでも高くすることができ，有効と考えられています。

□国内で淋菌を“安全に”治療するには，ニューキノロンは選択しないほうがベターかもしれません。欧米のSTDガイドラインではニューキノロンが第一選択ですが，日本のローカルルールでは通じなくなっています。

■髄膜炎菌 *Neisseria meningitidis*

□前に流行性化膿性髄膜炎の起因菌として問題となっていましたが，日本ではほとんどみられません。しかし世界的には東南アジアおよびアフリカ，ヨーロッパまで世界各地で流行している感染症です。

□存在する場所は鼻咽腔であり，健常児でも10%ほどが保菌しているといわれています。血清型が多彩であり，髄膜炎を起こすものと起こさないものがあります。

□なんらかの原因で鼻腔粘膜内に侵入し血行性に髄膜に播種した場合，発症すると考えられています。

□**問題となる感染症：流行性髄膜炎，髄膜炎菌性菌血症，Waterhouse-Friderichsen症候群**があります。診断で重要な点として，髄液を鏡検する必要があります。なぜなら淋菌同様すぐに死滅してしまい培養が陰性となる可能性があるからです。

□**選択すべき抗菌薬：第一選択；ペニシリンGであり，第二選択；3世代セフェム**です。髄膜炎菌は**100%ペニシリンG**で治療可能です。

□髄膜炎菌は飛沫感染しますので，密室内で接触した場合に感染する可能性があります。患者の鼻咽頭分泌物と濃厚接触した医療従事者や家族は化学予防の適応となります。

□化学予防には**リファンピシン，セフトリアキソン，シプロフロキサシン**を用います。

モラキセラ属

■*Moraxella (Branhamella) catarrhalis*

□存在する場所としては，ヒトの鼻咽腔，口腔内常在菌として，肺炎球菌やインフルエンザ桿菌と共存するグラム陰性球菌です。

□モラキセラ・カタラーリス自体には，強い病原性はありません。長引く中耳炎，副鼻腔炎，慢性閉塞性肺疾患(肺気腫，慢性気管支炎)の急性増悪など，気道感染でも特に閉塞起点が働く場合に病原性を発揮します。

□βラクタマーゼをほぼ100%産生しますので，ペニシリン系を投与しても不活化してしまいます。そのため小児の遷延する上気道炎(副鼻腔炎や反復性中耳炎)でこのモラキセラも含めるため，ペニシリン・βラクタマーゼ阻害薬の合剤を使うことがあります。

問題となる感染症：中耳炎，副鼻腔炎，喉頭炎，気管炎，市中肺炎，慢性閉塞性肺疾患急性増悪です。病原性のことを考えるとモラキセラ・カタラーリスが検出された場合でも，鏡検して白血球の浸潤・貪食の有無を確認する必要があります。

選択すべき抗菌薬：第一選択；2・3 世代セフェム，アンピシリン・クラブラン酸，ST 合剤，第二選択；アジスロマイシン，クラリスロマイシン，テリスロマイシンとなります。

Column

コメディカルとのコミュニケーションの勧め

感染症の診療を日々行っていて思うことは，臨床感染症の知識・技術も大切ですが，感染臓器が体全体にわたって患者さん全体を相手にするため，何度となくいろいろな人とのコミュニケーション技術が必要となることです。

- 外科医－膿瘍のドレナージのタイミングをどのように考えているのか？
- 整形外科医－人工関節感染でどのタイミングで人工関節除去を考えているのか？
- 細菌検査技師－培養の中間報告がでているのか？
- ナース－この感染症ではマスクなど感染防御が必要か？
- 放射線技師・検査技師－エコー所見，CT 所見での感染臓器の評価はどうか？

などなど，挙げたらきりがありません。感染症の専門医に限らずですが，医師として常に他の医師やコメディカルとの良好なコミュニケーションをまず身につける必要があります。そのうえで患者さんとの良好な関係を保てればと思います。

コミュニケーションは，技術とともにその人なりの感受性というか経験がものをいうのかなあと思いますが…そういう自分もまだまだです。仕事のみならず，病院を離れてプライベートでもコメディカルと交流をもつことでも，職場でのコミュニケーションが円滑なものになります。

日常業務で思うことや患者さんのこと，今の医療のこと，将来の夢とか，何気ない世間話など，病院を離れてのそんな集まりが明日の病棟業務をやりやすくしてくれます。

グラム陰性球菌 Gram-negative cocci

Neisseria

淋菌 *Neisseria gonorrhoeae*

存在：性器，尿道，咽頭

感染症：性行為感染症(尿道炎，子宮頸管炎，骨盤内炎症性疾患(Pelvic Inflammatory Disease：PID)，Fitz-Hugh-Curtis 症候群)，単関節性関節炎
(垂直感染)新生児結膜炎

● **抗菌薬**：第一選択；セフトリアキソン，セフポドキシム，セフィキシム，
第二選択；ニューキノロン

髄膜炎菌 *Neisseria meningitidis*

存在：鼻咽腔

感染症：流行性髄膜炎，髄膜炎菌性菌血症，Waterhouse-Friderichsen 症候群

● **抗菌薬**：第一選択；ペニシリン G，第二選択；3 世代セフェム

Moraxella(Branhamella)catarrhalis

存在：鼻咽腔，口腔内常在菌として存在

感染症：中耳炎，副鼻腔炎，喉頭炎，気管炎，市中肺炎，慢性閉塞性肺疾患急性増悪

● **抗菌薬**：第一選択；2・3 世代セフェム，アンピシリン・クラブラン酸，ST 合剤，第二選択；アジスロマイシン，クラリスロマイシン，テリスロマイシン

グラム陰性桿菌

非常にたくさんの菌が，臨床上問題となる感染症を起こします。ていねいにおさえていく必要があるでしょう。これだけの菌を覚えるのは無理……という前にわかりやすい整理の仕方は**表 2-12** のとおりです。

表 2-12　グラム陰性桿菌の 4 系統の分類

(1)消化管(咽頭～大腸)に常在し，消化管に近接する臓器に感染症を起こすグラム陰性桿菌――いわゆる腸内細菌科
(2)外部から侵入し消化管内に感染症を起こすグラム陰性桿菌
(3)院内感染で問題となるグラム陰性桿菌
(4)バイオテロ，人畜共通感染症を起こすグラム陰性桿菌

□グラム陰性桿菌は非常に種類が多いので，筆者なりのまとめ方として挙げておきます。おおざっぱに理解するための方法と考えるとよいでしょう。

□最も日常臨床で重要なグラム陰性桿菌は，「**(1)消化管(咽頭～大腸)に常在し，近接臓器に感染を起こす**」ものです。それをおさえることからグラム陰性桿菌理解の第一歩は始まります。

□次に「**(2)腸管内自体に感染を起こすもの**」についてですが，腸管内常在のグラム陰性桿菌は，本来腸管には悪さをしないわけです。腸管内自体に感染を起こすのは経口で入ってきた外来のグラム陰性桿菌となります。そのため「**(2)外部から侵入し消化管内に感染症を起こすグラム陰性桿菌**」としてまとめます。

□臨床的には“急性下痢症”を起こす疾患がメインとなります。

□(3)として「**院内感染での起因菌としてのグラム陰性桿菌**」を取り上げました。はっきりとした理由は不明ながら，院内感染ではグラム陰性桿菌が起因菌として分離される率が高くなります(グラム陽性球菌が少ないわけではありません。MRSA・MRSE は院内感染で非常に重要なグラム陽性球菌です)。そして，この院内感染を起こすグラム陰性桿菌は，(1)での腸内細菌科 Enterobacteriaceae といわれる腸管内常在菌であるグラム陰性桿菌の多剤耐性化したものに加えて，(3)として取り上げる“特殊な”グラム陰性桿菌が問題となります。1 つのグループとして院内感染で起因菌となるグラム陰性桿菌を考えてみます。

□最後に，(4)の「**バイオテロ，人畜共通感染症を起こすグラム陰性桿菌**」として，動物由来で動物咬傷で問題となったり，バイオテロで生物兵器として問題となること，その他の臨床で重要なグラム陰性桿菌を取り上げます。

□以上のことから，**グラム陰性桿菌をおさえるために初学者はまず「(1)に分類されるグラム陰性桿菌」を徹底的に理解するようにしましょう。**

□そして余力があれば，順番に「(2)～(4)に分類されているグラム陰性桿菌」をみていくとよいでしょう。

□では，ここでふたたびGNBルールを見直してみましょう。このルールは(1)を指しており，グラム陰性桿菌全般ではないことに注意が必要です。

GNBルール：
市中感染で問題となるGNBは腸管内〔横隔膜より下(胃より先)が大部分。横隔膜より上－気道感染症を起こすGNB－は一部〕に常在する。

□ヒトの体内に常在するグラム陰性桿菌は，横隔膜より下－胃より先の小腸・大腸に広く常在しており，GPCに習って体内での分布を考えると，腹部を中心に胸部・頸部に向かって三角形を描くように理解すると分かりやすいかもしれません(**図2-1 15頁**)。

では，(1)～(4)にかけて，具体的にみていきましょう(**表2-13**)。

表2-13　臨床で重要となるグラム陰性桿菌

1. *Bordetella pertussis*
2. *Haemophilus influenzae*
3. *Legionella pneumophila*
4. *Proteus* spp(*P. mirabilis, P. vulgaris*)
5. *Morganella morganii*
6. *Providencia rettgeri, P. stuartii*
7. *Escherichia coli*
8. *Klebsiella pneumoniae, K. oxytoca*
9. *Helicobacter pylori*
10. *Vibrio* spp(*V. cholerae, V. parahaemolyticus, V. vulnificus*)
11. *Plesiomonas*(*Aeromonas*)*shigelloides*
12. *Yersinia enterocolitica*
13. *Salmonella*(*S. enteritisdis, S. typhimurium, S. typhi, S. paratyphi*)
14. *Campylobacter*(*C. jejuni, C. coli*)
15. *Shigella* spp(*S. dysenteriae, S. flexneri, S. boydii, S. sonnei*)
16. *Gardnerella vaginalis*
17. *Serratia marcescens*
18. *Pseudomonas aeruginosa*
19. *Acinetobacter baumanii*
20. *Citrobacter freundii, C. diversus*
21. *Enterobacter cloacae*
22. *Burkholderia cepacia*

23. *Stenotrophomonas maltophilia*
24. *Brucella*
25. *Francisella tularensis*
26. *Aeromonas hydrophila*
27. *Pasteurella multocida*
28. *Capnocytophaga canimorsus*
29. *Bartonella* spp(*B. henselae, B. quintana, B. bacilliformis*)

消化管常在で近接臓器に感染症を起こすグラム陰性桿菌

消化管常在で，その周辺の近接臓器に感染症を起こすグラム陰性桿菌について考えます。本節でさらに，

横隔膜より上の：呼吸器関連感染症を起こすグラム陰性桿菌

横隔膜より下の：肝・胆道系感染症，腹腔内・骨盤内感染症，尿路感染症を起こすグラム陰性桿菌

この2つに分けて考えるとより理解しやすいでしょう。

□呼吸器関連感染症を起こすグラム陰性桿菌としては，百日咳菌，インフルエンザ桿菌，クレブシエラ，レジオネラがあります。しかし，長期臥床患者，経鼻胃管留置患者や胃酸分泌抑制薬などを投与されている患者では横隔膜より下の腸内細菌科 Enterobacteriaceae が肺炎・気管支炎を起こすことも十分可能性としてあります。

□また院内感染で問題となる緑膿菌，*Burkholderia cepacia*，*Stenotrophomonas maltophilia* もありますが，これらは別項にて後述します。

□一方，横隔膜より下で消化管近接臓器に感染を起こすグラム陰性桿菌は大腸菌を中心とした腸内細菌科に含まれるものが大部分となります。これらはまとめてお話ししましょう。

□これらの感染症は，普段は消化管内に常在する菌が，なにかの拍子に近接臓器に“飛んで”しまい，そこから消化管内に戻ることなく増殖することで病原性を発揮し起こります。

□肝・胆道系感染症は胆石・悪性腫瘍などの“閉塞”があり Vater 乳頭部から侵入，または門脈経由で肝内へ侵入することで起こります。

□虫垂炎・憩室炎では糞石，便塊によって“閉塞”が起こり，腸管から隔離し増殖します。

□尿路感染症では尿カテーテルが挿入されていたり，排尿を我慢するといった器質的，機能的な“閉塞”により，尿道を逆行性に増殖することで起こります。

□骨盤内感染症では先行する性行為感染症として淋菌，クラミジア感染があ

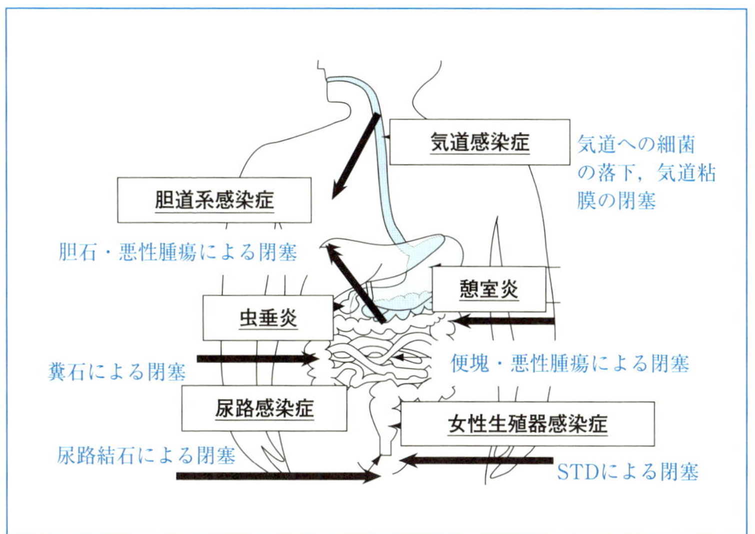

図 2-2　気道・消化管から近傍臓器への感染症

り子宮，腟での分泌物の流れが“閉塞”することで，経腟的に逆行性に増殖して起こります。

□以上のことから，GNB 感染症で重要なキーワードは「**(機能的・器質的な)閉塞起点**」といえるでしょう(図 2-2)。

□消化管の近接臓器で“閉塞”によって起こった感染症で問題となるグラム陰性桿菌はすべて**腸内細菌科 Enterobacteriaceae** である，と言い換えられることで，非常に理解が増すのではないでしょうか。

□前述の腸内細菌科によって起こる気管支炎・肺炎も気道内に落ち込んで喀出不能となって発症するというイメージでは，“閉塞”という機序が働くと考えてよいでしょう。

そのことをふまえて各微生物についてみていきましょう。

呼吸器関連感染症を起こすグラム陰性桿菌

百日咳菌 *Bordetella pertussis*

□存在する場所としてヒトの鼻咽腔があります。ただし日本では DPT 3 種混合の予防接種により，小児の間で大流行はまずみられません。

□**問題となる感染症：百日咳**があり，また最近の話題として**成人の慢性咳嗽**があります。予防接種をしていても年月がたつにつれて免疫が低下して，再度感染を受けることとの関連がいわれています。

□特に成人で難治性の慢性の乾性咳嗽で発熱を伴わない場合や，咳嗽の前に感冒様症状の病歴がある場合は注意が必要です。しかし，疑って診断がつくころには発症してから時間がたっており，抗菌薬投与により症状緩和できるかどうかは難しいところです。

□**選択すべき抗菌薬：第一選択；エリスロマイシン，クラリスロマイシン，第二選択；ST 合剤**となります。ただ百日咳の症状である痙咳は毒素に関連したものであり，抗菌薬の効果は不明です。少なくとも発症 2 週間以内に内服治療を行わないと(つまりカタル期～初期咳嗽の時期)効果はないと考えられます。

■インフルエンザ桿菌 *Haemophilus influenzae*

□肺炎球菌やモラキセラ・カタラーリスと共存してヒトの上気道，特に小児の上気道には高率(20～30%)に常在しています。

□**問題となる感染症：肺炎，髄膜炎，喉頭蓋炎，副鼻腔炎，中耳炎，化膿性結膜炎**があります。特に b 型の莢膜をもったインフルエンザ桿菌が，小児に重篤な髄膜炎や喉頭蓋炎を起こすことで注目されています。

□そのため，アメリカでは Hib ワクチンが接種され予防効果がでています。また国内では経口 3 世代セフェムの乱用により BLNAR(βラクタマーゼ非産生アンピシリン耐性)インフルエンザ桿菌が出現して問題となっています。

□**選択すべき抗菌薬：第一選択；アンピシリン・スルバクタム，2・3 世代セフェム，第二選択；ST 合剤，カルバペネム，ニューキノロン，アンピシリン**となります。BLNAR に対しては**3 世代セフェム静注，ペニシリン・βラクタマーゼ阻害薬**の合剤を用います。

□ヘモフィルス属のほかの菌としては，培養陰性感染性心内膜炎で問題になる口腔内グラム陰性菌の HACEK の 1 つである *H. parainfluenzae*，*H. aphrophilus*，*H. paraphrophilus* があります。また性行為感染症で問題となる軟性下疳の原因となる *H. ducreyi* があります。これらは頭の片隅に入れておく程度でよいでしょう。

■レジオネラ *Legionella pneumophila*

□レジオネラ菌の発見となった，1976 年のアメリカ，フィラデルフィアでの在郷軍人会での集団発生は有名ですが，レジオネラは多菌種に及びます。また *L. pneumophila* も少なくとも 3 つのサブタイプがあることは知っておく必要があります。

□診断するうえで尿中レジオネラ抗原は重要ですが，*L. pneumophila* type

Ⅰのみを検出するため，尿中抗原陰性であってもレジオネラ感染は否定できない可能性があります。

□土壌由来であり河川，クーリングタワーの冷却水などに広く分布します。ある程度の高温でも生息可能なため温泉や24時間循環式の風呂からの噴霧水吸引による感染が問題となっています。

□人工呼吸器，加湿式ネブライザー，保育器・ミルク加温器による院内感染も問題となっています。

□**問題となる感染症**：**レジオネラ症(非定型肺炎)**，**ポンティアック熱**があります。ポンティアック熱は，悪寒，発熱，頭痛，筋痛といったインフルエンザ様症状で発症し肺炎を合併せず，1週間以内に軽快するため，レジオネラ肺炎とは別の疾患と考えられています。

□**選択すべき抗菌薬**：グラム陰性桿菌ですが，細胞内寄生するためβラクタム系は効果がありません。このことは市中肺炎の治療薬選択のうえで重要です。**第一選択；ニューキノロン，アジスロマイシン，エリスロマイシン，第二選択；クラリスロマイシン，テリスロマイシン**となります。重症の場合，適宜**リファンピシン**を併用します。

□ポンティアック熱では抗菌薬投与は不要です。

肝・胆道系感染症，腹腔内・骨盤内感染症，尿路感染症を起こすグラム陰性桿菌

□これらの感染症は“Enterobacteriaceae〔腸内細菌科(*E. coli, Klebsiella, Proteus,* etc.)〕”が起因菌として中心となります。

□セラチア，緑膿菌，エンテロバクターについては「院内感染で問題になるグラム陰性桿菌」の項(54頁)を参照してください。またクレブシエラについては「呼吸器関連感染症で問題となるグラム陰性桿菌」の項(45頁)を参照してください。

□起因菌に若干差がありますが，まとめてここでは取り扱います。

プロテウス *Proteus mirabillis, P. vulgaris*

□*P. mirabilis* はインドール陰性で多くの抗菌薬に感受性があります。一方，インドール陽性の *P. vulgaris* は多剤耐性菌です。

□*P. mirabilis* はヒトの消化管および会陰部に常在し，*P. vulgaris* は土壌由来であり，またヒトの腸管内に生息し菌交代現象として問題となります。

□**問題となる感染症**：**尿路感染症**，**腎石症(尿路結石症)**がありますが，*P. vulgaris* については病原性に乏しいため，分離された場合に慎重に検討する必要があります。

選択すべき抗菌薬：*P. mirabilis* は**第一選択；アンピシリン，第二選択；ST 合剤**であり，*P. vulgaris* では**第一選択；3 世代セフェム，ニューキノロン，第二選択；アミノ配糖体**となります。

モルガネラ *Morganella morganii*

腸内細菌科に属するグラム陰性桿菌であり，消化管に存在し，糞便中に 10^3/g 程度存在します。

ペニシリン系，1・2 世代セフェム系に耐性を示す菌です。

問題となる感染症：**尿路感染症，腎石症(尿路結石症)**があります。

広域抗菌薬の長期投与で菌交代現象として分離されることが多く，病原性については慎重に検討する必要があります。

選択すべき抗菌薬：**第一選択；3・4 世代セフェム，カルバペネム，ニューキノロン，第二選択；アズトレオナム，アンピシリン・スルバクタム，ピペラシリン・タゾバクタム**となります。

プロビデンシア *Providencia rettgeri, P. stuartii*

腸内細菌科に属するグラム陰性桿菌であり，消化管内に微量に存在し，多剤耐性です。

広域抗菌薬の長期投与で菌交代現象として分離されることが多く，病原性については慎重に検討する必要があります。

問題となる感染症：**尿路感染症，腎石症(尿路結石症)**があります。

選択すべき抗菌薬：**第一選択；3 世代セフェム，ニューキノロン，アミカシン，第二選択；ST 合剤**となります。

大腸菌 *Escherichia coli*

腸内細菌科の代表である微生物であり，消化管内で糞便中に 10^6～10^8/g 程度存在します。

腸管が正常な場合は問題がないのですが，閉塞起点が働くと病原性をもちます。

問題となる感染症：**肝・胆道系感染，尿路感染症**(特に Uropathogenic *E. coli*)，**腹腔内・骨盤内感染症，菌血症・敗血症，新生児髄膜炎**があります。

選択すべき抗菌薬：**第一選択；アンピシリン・スルバクタム，ピペラシリン・タゾバクタム，アモキシシリン・クラブラン酸，セファロスポリン，ニューキノロン，ST 合剤，アミノ配糖体，カルバペネム**などがあり，感受性に基づいて処方されるべきです。

一方，消化管内感染症で問題となる大腸菌は外来性の大腸菌であり，腸管内常在の大腸菌とは異なることを理解しておく必要があります。

■クレブシエラ *Klebsiella pneumoniae, K. oxytoca*

□日本語で「肺炎桿菌」とも呼ばれていますが，クレブシエラと覚えたほうが理解しやすいでしょう。

□クレブシエラは消化管の正常細菌叢を構成するとともに，環境由来でもあります。

□ペニシリン耐性であるためペニシリン系抗菌薬使用によって腸管内で増殖します。そのため，特にアンピシリン投与中の患者で時に咽頭から分離されます。

□基礎疾患として慢性副鼻腔炎や慢性呼吸器疾患があると，クレブシエラが咽頭・喀痰から検出されます。尿から検出された場合は器質的な閉塞起点が尿路にあることを示唆します。

□**問題となる感染症**：**肺炎**，**尿路感染症**，**肝・胆道系感染症**，**菌血症**があります。

□**選択すべき抗菌薬**：**第一選択；3 世代セフェム**，**ニューキノロン**，**アミノ配糖体**，**第二選択；アンピシリン・スルバクタム**，**ピペラシリン・タゾバクタム**となります。

外部から侵入し消化管内に感染症を起こすグラム陰性桿菌

ここでは本来ヒトの腸管内に常在せず外部から侵入し消化管内感染症を起こすグラム陰性桿菌について説明します。

□消化管でも，**胃**，**小腸**，**回盲部(小腸・大腸)**，**大腸の 4 つ**に分けてみていきましょう。また腟に常在する微生物もここで取り上げます。

胃

胃で問題となるのはピロリ菌です。

■ピロリ菌 *Helicobacter pylori*

グラム陰性のらせん桿菌で，胃酸には弱いものの胃粘膜の上皮細胞・細胞間隙に生息することで存在しています。

□**問題となる感染症**：**慢性胃炎**，**十二指腸潰瘍**(100%)，**胃潰瘍**(約 70%)，**胃癌**があります。

□**選択すべき抗菌薬**：胃酸分泌抑制薬との併用による除菌療法であり，**第一**

選択；(オメプラゾール/ランソプラゾール)＋アモキシシリン＋クラリスロマイシン，第二選択：ビスマス＋メトロニダゾール＋テトラサイクリン＋ラニチジン，(オメプラゾール/ランソプラゾール)＋クラリスロマイシン＋メトロニダゾールとなります。

小腸

小腸で問題となるのはビブリオ，病原性大腸菌(EPEC，ETEC)，そしてプレジオモナスです。

■ビブリオ *Vibrio* spp(*V. cholerae, V. parahaemolyticus, V. vulnificus, V. alginolyticus*)

□ビブリオは海水，魚介類に存在しています。好塩菌であり，塩水の中での生息は可能ですが，真水では死滅します。

□コレラ菌 *V. cholerae* は海岸の汚水中に生息し，下水設備が不完全な地域での流行を起こします。

□腸炎ビブリオ *V. parahaemolyticus* はグラム陰性短桿菌で魚介類に付着しているため，真水での魚介類の洗浄が不十分な場合やまな板の不十分な水洗で感染が起こります。

□*V. vulnificus*，*V. alginolyticus* では海水中での創傷や免疫抑制状態の患者が魚介類を生で食べた場合に感染します。

■**問題となる感染症**：コレラ菌 *V. cholerae* が**コレラ下痢**(大量の米のとぎ汁様水様便)を起こし，腸炎ビブリオ *V. parahaemolyticus* は**食中毒性下痢**(夏季に魚介類摂取後の水様性下痢)を，そして *V. vulnificus*，*V. alginolyticus* は**肝硬変患者**で**菌血症**，**蜂窩織炎・壊死性筋膜炎**を起こします。

■**選択すべき抗菌薬**：*V. cholerae* では**第一選択；ドキシサイクリン，ニューキノロン，第二選択；ST合剤**，*V. parahaemolyticus* では**ドキシサイクリン，ニューキノロン**を用います。*V. vulnificus*，*V. alginolyticus* では**第一選択；ドキシサイクリン＋セフタジジム，第二選択；セフォタキシム，ニューキノロン(レボフロキサシンなど)**となります。

■大腸菌 *Escherichia coli*―毒素原性大腸菌 Enterotoxigenic *E. coli*(ETEC)，腸管病原性大腸菌 Enteropathogenic *E. coli*(EPEC)，腸管凝集付着性大腸菌 Enteroaggregative *E. coli*(EAggEC)

外来性の大腸菌であり，ETECは易熱性毒素(LT)と耐熱性毒素(ST)を産生します。

□**問題となる感染症**：発展途上国に旅行したときの**旅行者下痢症(Traveler's diarrhea)**の原因として最も多い微生物です。一方，EPEC は主に乳幼児，小児の水様性下痢の起因菌ですが非特異的な症状のため，多くがウイルス性下痢として取り扱われていると思われます。また，EAggEC は持続する下痢，嘔気・嘔吐を起こし，EPEC 同様，主に乳幼児，小児の水様性下痢の起因菌です。EPEC，EAggEC も主に発展途上国での小児の急性下痢症で重要な細菌です。

□**選択すべき抗菌薬**：**第一選択；ニューキノロン，第二選択；ST 合剤**となります。

■プレジオモナス *Plesiomonas shigelloides*

淡水に生息しており，殺菌されていない水や貝類の摂取により感染症を起こします。

□**問題となる感染症**：自然軽快する**急性下痢症**があります。時に粘血便や高熱，腹痛，嘔気・嘔吐が強い場合もあります。

□治療については，健常者では抗菌薬が不要です。**免疫抑制患者では高率に菌血症・敗血症を起こす**ため抗菌薬投与が必要です。

□**選択すべき抗菌薬**：**第一選択；シプロフロキサシン，第二選択；セフトリアキソン**となります。

回盲部(小腸・大腸)

回盲部で問題となるグラム陰性桿菌は，カンピロバクター，エルシニア，サルモネラ，ビブリオです。ビブリオについては前項(50 頁)を参照してください。

■カンピロバクター *Campylobacter*(*C. jejuni, C. coli*)

らせん状のグラム陰性桿菌で，動物の腸管(特に鶏)に由来します。

□潜伏期が 2〜7 日ほどであり，多くの症例で原因となる食品を特定できません。

□**問題となる感染症**：**急性胃腸炎**があり，時に粘血便を伴います。また感染後の免疫反応として Guillain-Barré 症候群があります。

□**選択すべき抗菌薬**：カンピロバクターは細胞内寄生のため**第一選択；エリスロマイシン，第二選択；ニューキノロン**となります。しかし，多くは 2〜5 日で回復するため，抗菌薬投与の利点はあまりありません。

□自然治癒しても，糞便からの排菌が2～3カ月続くといわれています。感染源として注意が必要です。

□旅行者下痢症としてカンピロバクター感染症を考える場合，東南アジア(特にタイ)では，ニューキノロン耐性のカンピロバクターが問題となっています。そのため，東南アジアから帰国した患者でカンピロバクター感染が疑われる場合，マクロライド系抗菌薬を使用するほうがよいと考えられます。

■腸炎エルシニア *Yersinia enterocolitica*

□腸内細菌科に属するグラム陰性桿菌です。もともと動物(家畜)の腸管に由来します。

■**問題となる感染症**：**急性胃腸炎**，**腸間膜リンパ節炎**，**菌血症・敗血症**，感染後の免疫反応としての**反応性関節炎**があります。

■**選択すべき抗菌薬**：**第一選択；ST 合剤**，**ニューキノロン**，**第二選択；3世代セフェム**，**アミノ配糖体**となります。

■非チフス性サルモネラ *Salmonella enteritidis, S. typhimurium*

□腸内細菌科に属するグラム陰性桿菌です。動物(特にニワトリ)の腸管内，保菌者の腸管に存在します。

□非チフス，チフスに分類はするものの，実際には急性胃腸炎から菌血症・敗血症，関節炎・骨髄炎をあらゆる菌が起こすため注意が必要です。

□生卵や十分に消毒・洗浄されていないブタ，ニワトリの調理によって感染すると考えられています。

■**問題となる感染症**：**腸炎**，**菌血症**，**骨髄炎**，**感染性動脈瘤**，感染後の免疫反応として**反応性関節炎**があります。

□基本的に，治療では抗菌薬は排菌期間を延長させるため不要です。菌血症の場合や免疫抑制状態の患者，動脈硬化が強い患者，生体内異物(人工弁，人工関節など)の挿入されている患者では抗菌薬投与が適応となります。

■**選択すべき抗菌薬**：**第一選択；3世代セフェム**，**ニューキノロン**，**第二選択；アンピシリン**，**アモキシシリン**，**ST 合剤**となります。また，サルモネラは細胞内寄生の要素があり，1，2世代セフェムは効きません。そのため，感受性試験の結果で1，2世代セフェムに感受性があっても**臨床的には無効**ですので注意が必要です。

■チフス性サルモネラ *Salmonella typhi, S. paratyphi*

□存在する場所として保菌者の胆嚢，腸管があります。

□感染経路として糞口感染の形をとります。

□**問題となる感染症：腸チフス，パラチフス，菌血症・敗血症**があります。

□発展途上国への海外渡航後 1 週間程度で発熱した場合，**マラリアやデング熱，レプトスピラ症，リケッチア感染症**と同時に，まず最初に腸チフスを考えなければいけません。そのため，**ワークアップとして血液培養を採取することが大切です。**

□骨髄培養でも陽性になるといわれています。抗菌薬を安易に投与する前に，海外渡航後の発熱では，必ず血液培養を忘れないでください。

□**選択すべき抗菌薬：第一選択；ニューキノロン，セフトリアキソン，第二選択；クロラムフェニコール，アモキシシリン，ST 合剤，アジスロマイシン**となります。

大腸

大腸で問題になるのは赤痢と病原性大腸菌（EHEC と EIEC）です。

■赤痢菌　*Shigella* spp（*S. dysenteriae, S. flexneri, S. boydii, S. sonnei*）

□血清型で A 型の *S. dysenteriae*，B 型の *S. flexneri*，C 型の *S. boydii*，D 型の *S. sonnei* に分かれます。

□腸内細菌科ですが，病原性が非常に強く経口摂取により必ず下痢を起こします。

□ヒトの腸管のみに存在し，感染を起こします。D 型は海外渡航に関係なく国内で発症することがあります。

□**問題となる感染症：細菌性赤痢，溶血性尿毒症症候群（HUS）**，感染後の免疫反応としての**反応性関節炎**があります。

□**選択すべき抗菌薬：第一選択；ニューキノロン，アジスロマイシン，第二選択；ST 合剤，アンピシリン**となります。

■大腸菌　*Escherichia coli*—Enterohemorrhagic *E. coli*（EHEC），Enteroinvasive *E. coli*（EIEC）

□外来性の大腸菌であり，Enterohemorrhagic *E. coli*（EHEC：腸管出血性大腸菌）（O157：H7 など）による出血性大腸炎は大量の新鮮血の混ざった水様性下痢が特徴です。

□毒素によるため，便中に白血球は出現しません。

□**問題となる感染症**：臨床的には**発熱のない血性下痢，腹痛**のケースでは O157 を疑うことが大切です。また**溶血性尿毒症症候群（HUS）**を合併します。一方，Enteroinvasive *E. coli*(EIEC：腸管侵入性大腸菌)は**侵襲性赤痢様大腸炎**を起こし，粘血便がでます。

□世界標準を実践するならば(さまざま議論はあるとして)，O157によるEHECによる出血性大腸炎では抗菌薬投与の適応はありません。むしろHUSを誘発し危険とされています。

■**選択すべき抗菌薬**：EIECに対しては，**第一選択；ST合剤，ニューキノロン，第二選択；アンピシリン**となります。

膣

■ガルドネラ *Gardnerella vaginalis*

□ヒトの細菌性腟症で問題となるグラム陰性球桿菌で，女性性器，尿道に存在します。

□感染症と呼んでいいのかどうか不明な部分もあります。

■**問題となる感染症**：異常増殖することによって，**細菌性腟症**を発症します。

■**選択すべき抗菌薬**：**第一選択；メトロニダゾール，第二選択；クリンダマイシン**となります。

院内感染で問題になる“SPACE”＋α

院内感染で問題になるグラム陰性桿菌について解説します。

■いわゆる“SPACE”と多剤耐性緑膿菌から分離された *Burkholderia cepacia*，*Stenotrophomonas maltophilia* があります(表2-14)。

表2-14　院内感染で問題になるグラム陰性桿菌“SPACE”＋α

S：セラチア *Serratia marcescens*
P：緑膿菌 *Pseudomonas aeruginosa*
A：アシネトバクター *Acinetobacter*
C：シトロバクター *Citrobacter*
E：エンテロバクター *Enterobacter*
α：*Burkholderia cepacia, Stenotrophomonas maltophilia*

■セラチア *Serratia marcescens*

□腸内細菌科に属するグラム陰性桿菌です。本来は環境由来菌であり，ヒトの腸管内には生息しません。次の緑膿菌同様に湿潤した環境で増殖します。

□緑膿菌よりも病原性ははるかに乏しいため，分離された場合に病原性があるかどうかを慎重に検討する必要があります。

□**問題となる感染症**：**尿路感染症**（カテーテル留置），**菌血症**，日和見感染症としての**肺炎**があります。

□**選択すべき抗菌薬**：**第一選択；3・4世代セフェム，イミペネム，メロペネム，ニューキノロン，第二選択；ピペラシリン・タゾバクタム，アズトレオナム**となります。

■緑膿菌 *Pseudomonas aeruginosa*

□広く自然界に分布し，土壌の植物や汚水・河川など湿潤した環境に存在します。

□病院環境においては流し，水道の蛇口，消毒薬，使い古した経鼻胃管などに多く存在します。

□ヒトの上気道，消化管に一過性に保菌することもあります。そのため，院内感染の起因菌として最も注意が必要な微生物です。

□ヒトの腸管内に存在しても通常は病原性を発揮することはないのですが，長期入院患者で免疫抑制状態や体内異物がある場合，強力な病原性を発揮することがあります。

□**問題となる感染症**：院内感染，日和見感染としての**肺炎**（特に気管内挿管），**熱傷感染，経静脈薬物乱用者の心内膜炎，尿路感染症（カテーテル関連），菌血症（カテーテル関連）**があります。また健常者でも起こりうる感染症として**角膜炎**（コンタクトレンズ着用），**外耳炎**（swimmer's ears），ジャグジーバス入浴で起こる**毛嚢炎，釘を踏んだことによる足底部蜂窩織炎・骨髄炎**があります。

□**選択すべき抗菌薬**：**第一選択；ピペラシリン，セフタジジム，イミペネム，メロペネム，トブラマイシン，シプロフロキサシン，アズトレオナム**，重症の場合；**抗緑膿菌βラクタム＋（トブラマイシン / シプロフロキサシン）**となります。ただし，各施設ごとに緑膿菌をはじめ，ここで挙げている"SPACE"＋αの抗菌薬感受性は異なるため，培養結果や各施設ごとのアンチバイオグラムを参照することが大切です。

□多くの抗菌薬が市場にありますが，抗緑膿菌活性のある抗菌薬はとても限られています。大きくはβラクタム系，アミノ配糖体，ニューキノロンの3つの系統の抗菌薬のみです。

ここで抗緑膿菌活性のある抗菌薬リストを**表2-15**に示します。

表2-15　抗緑膿菌活性のある抗菌薬

βラクタム系	
ペニシリン系	ピペラシリン

セフェム系 モノバクタム系 カルバペネム系	セフタジジム，セフォペラゾン，セフェピム アズトレオナム イミペネム・シラスタチン，メロペネム
アミノ配糖体	ゲンタマイシン，トブラマイシン，アミカシン
ニューキノロン	シプロフロキサシン，レボフロキサシン

□最近の問題としては，多剤耐性緑膿菌(Multidrug-resistant *Pseudomonas aeruginosa*：MDRP)があります。これは，抗緑膿菌βラクタム系，アミノ配糖体，ニューキノロンの3系統に耐性を示す緑膿菌を指します。治療に非常に難渋し院内感染として非常に問題となっています。

□この多剤耐性緑膿菌の治療としては，日本では認可されていませんがコリスチンやポリミキシンBといった選択肢があります。

■アシネトバクター *Acinetobacter calcoaceticus-baumannii* complex

□環境由来のグラム陰性球桿菌であり，本来多くの抗菌薬に耐性を示します。

□病原性に乏しいので，臨床上問題になることはほとんどありません。

□ただし，免疫抑制状態の患者や広域抗菌薬使用後，体内異物が入っている患者での感染症として問題となります。

□**問題となる感染症：気道感染(気管内挿管)，皮膚感染症(熱傷)，菌血症(ライン敗血症)**があります。耐性のため，場合によっては消毒薬から検出されることもあり注意が必要です。

□アシネトバクターが検出された場合，本来病原性に乏しいため，ほんとうに起因菌かどうかを判断することが重要です。

□“SPACE” のほかの菌種と異なり，特にカルバペネムが効かないアシネトバクターの場合，ペニシリン・βラクタマーゼ阻害薬の合剤であるアンピシリン・スルバクタムに活性があることがあります。

□**選択すべき抗菌薬：第一選択；イミペネム，メロペネム，ニューキノロン＋(アミカシン／セフタジジム)，第二選択；アンピシリン・スルバクタム**となります。

■シトロバクター *Citrobacter freundii, C. diversus*

□Citrobacter 自体は腸内細菌科に属し消化管内に常在します。また環境由来ともいわれています。

□腸管内では糞便 10^2～10^5/g 程度といわれ，病原性には乏しいと考えられています。

□βラクタマーゼを産生し，ペニシリン，セフェム系に対して耐性化しています。

□**問題となる感染症：肺炎，尿路感染，膿瘍，創感染**があります。広域抗菌薬使用による菌交代現象の1つの指標でもあるため，分離された場合でも病原性があるかどうかは注意深く検討する必要があります。

□**選択すべき抗菌薬：第一選択；カルバペネム，アミノ配糖体，第二選択；ニューキノロン**となります。感受性試験で3世代セフェムに活性があった場合も臨床的には効果がないことがあり，その場合，AmpC β ラクタマーゼといった広域 β ラクタマーゼを分泌し抗菌活性を失活させるタイプであることがあり，セフェム系を使う場合，4世代セフェムを使用するほうが無難なことがあります。

■エンテロバクター *Enterobacter cloacae, E. aerogenes*

□腸内細菌科に属するグラム陰性桿菌です。環境由来および，健常者の消化管常在菌として検出されます。

□病原性は弱いのですが，免疫抑制状態や広域抗菌薬の長期投与による菌交代現象として感染を起こします。

□**問題となる感染症：尿路感染症，菌血症**，日和見感染症としての**肺炎，創感染症**があります。しかし分離されたとしても病原性に乏しいため起因菌かどうかについては慎重に検討する必要があります。

□エンテロバクター自体が β ラクタマーゼを産生するため，セフェム系の多くに耐性化しています。

□**選択すべき抗菌薬：第一選択；カルバペネム，セフタジジム＋アミノ配糖体，第二選択；ピペラシリン・タゾバクタム，シプロフロキサシン**となります。

□感受性試験で3世代セフェムに活性があった場合も臨床的には効果がないことがあり，その場合，AmpC β ラクタマーゼといった広域 β ラクタマーゼを分泌し抗菌活性を失活させるタイプであることがあり，セフェム系を使う場合，4世代セフェムを使用するほうが無難なことがあります。

■バークホルデリア菌 *Burkholderia cepacia*

□以前は *Pseudomonas cepacia* と呼ばれていたグラム陰性桿菌です。

□土壌由来の菌であり，特に野菜に多く付着しています。

□土壌に存在し枯草剤，殺虫剤の発癌物質を分解し，また抗真菌作用もあるため，土壌保護の面からは有用性が指摘されている菌です。しかし院内感染の原因菌となり，特に免疫不全，広域抗菌薬の長期使用により菌交代現象として検出されます。

□**問題となる感染症：慢性肺感染症（嚢胞性線維症・気管内挿管患者），敗血症（特にカテーテル関連敗血症）**があり，これらは院内感染・日和見感染の原因となります。しかし分離されたとしても病原性に乏しいため起因菌かどうかについては慎重に検討する必要があります。

□**選択すべき抗菌薬：第一選択）ST 合剤，メロペネム，シプロフロキサシン，第二選択）ミノサイクリン，クロラムフェニコール**となります。

□*Burkholderia* には，臨床的に知っておいてよい菌として ***Bukholderia pseudomallei*** があります。この菌も以前は，*Pseudomonas pseudomallei* と呼ばれていました。

□この菌は，赤道を中心に北緯 20 度から南緯 20 度の間の東南アジア地域（タイ南部，マレーシア，ベトナム，カンボジア，ビルマ，インドネシア，オーストラリア北部）で流行しており，汚染された土壌や水への接触で感染します。

□**問題となる感染症：類鼻疽（Melioidosis）**を起こします。類鼻疽は亜急性から慢性の気道感染症で上肺野に空洞性病変を作り，非常に結核に類似した病像を示します。それ以外には，**急性化膿性リンパ管炎，敗血症**も起こします。

□**選択すべき抗菌薬：セフタジジムに適宜 ST 合剤**を加える形になります。**アミノ配糖体**や **1，2 世代セフェム**には耐性です。

■マルトフィリア菌 *Stenotrophomonas maltophilia*

□以前は *Pseudomonas maltophilia*，*Xanthomonas maltophilia* といわれていたブドウ糖非発酵性のグラム陰性桿菌です。

□緑膿菌同様，土壌や水中に生息しています。

□臨床的には免疫抑制状態の患者や広域抗菌薬長期投与中，抗緑膿菌活性のある抗菌薬の使用後に胆汁，喀痰，尿などから分離される菌です。

□**問題となる感染症：敗血症（特にカテーテル関連敗血症），肺炎**があり，院内感染・日和見感染として起こってきます。しかし分離されたとしても病原性に乏しいため，起因菌かどうかについては慎重に検討する必要があります。

□**選択すべき抗菌薬：第一選択；ST 合剤，第二選択；ミノサイクリン，ドキシサイクリン，セフタジジム**となります。

バイオテロ，人畜共通感染症を起こすグラム陰性桿菌

これらはバイオテロ，人畜共通感染症や動物咬傷として問題になります。

■ブルセラ *Brucella*(*B. abortus, B. melitensis*)

□南ヨーロッパ(スペイン，ポルトガル，イタリア，ギリシャ)や，中南米(ペルー，メキシコ，アルゼンチン)，インドなどの限定された地域でのウシ，ヤギ，ブタ(*B. abortus*)やヒツジ(*B. melitensis*)などの家畜との接触感染症です。

□近年，生物兵器の1つとしても注目されています。

□グラム陰性球桿菌であり，細胞内寄生体であり，草食・肉食動物に流産を起こす細菌として知られています。

□病原性は，流産した動物の分泌物の接触感染，飼育動物の乳製品を介して感染が起こります。

□**問題となる感染症**：ヒトに対する感染症としては**チフス様ブルセラ症**，**波状熱**(**Malta fever**)があり，感染のフォーカスがはっきりせず全身症状で発症します。それ以外に，骨・関節病変として**脊椎骨髄炎**，泌尿器病変として**精巣上体炎**や**腎盂腎炎**，中枢性病変として**髄膜脳炎**や**脊髄炎**などを起こします。

□**選択すべき抗菌薬**：**第一選択；ドキシサイクリン＋(ゲンタマイシン/ストレプトマイシン，第二選択；ドキシサイクリン＋リファンピシン，シプロフロキサシン＋リファンピシン**となります，長期間の治療を要します。

■野兎病菌 *Francisella tularensis*

□ビーバー，ジャコウネズミ，ウサギ，リス，シカとの接触による人畜共通感染症の1つであり，最近では生物兵器の1つとしても注目を集めています。

□**問題となる感染症**：**野兎病**であり，これは局所のリンパ節腫脹を伴う皮疹・皮膚潰瘍を起こします。潜伏期は通常3～5日のため森林での歩行歴・動物との接触歴，動物・昆虫に刺されていないかなど注意深く病歴をとる必要があります。

□**選択すべき抗菌薬**：**第一選択；ゲンタマイシン，トブラマイシン，ストレプトマイシン，第二選択；ドキシサイクリン，シプロフロキサシン**となっています。

■エロモナス *Aeromonas hydrophila*

□河川，湖，海岸など自然環境由来のグラム陰性桿菌です。

□水産物を介しての感染が最も多く，水道による集団下痢症を起こすこともあります。

□**問題となる感染症**：健常者での**下痢**と，肝硬変，糖尿病など免疫抑制状態での腸管感染からの**敗血症**や創傷感染としての**蜂窩織炎・筋炎・骨髄炎**があります。

□**選択すべき抗菌薬：第一選択；ニューキノロン，第二選択；ST 合剤，3・4 世代セフェム**となります。

■パスツレラ *Pasteurella multocida*

□イヌ，ネコなどのペットのみならず，ウマ，ウシ，ブタ，ヒツジ，ニワトリなど家畜に広く生息している上気道や唾液中の口腔内常在菌です。

□**問題となる感染症**：動物咬傷として感染が起こり，**急性蜂窩織炎，骨髄炎，腹腔内感染症，敗血症，呼吸器感染症**を起こします。

□**選択すべき抗菌薬：第一選択；ペニシリン G，アンピシリン，アモキシシリン，第二選択；ドキシサイクリン，アンピシリン・クラブラン酸，2 世代セフェム，ST 合剤**となります。

□*P. multocida* は**エリスロマイシン，クリンダマイシン，1 世代セフェムが無効**であることを知っておいてください。

■カプノサイトファガ *Capnocytophaga canimorsus*

□イヌの上気道や唾液中に常在します。グラム陰性桿菌で，発育に時間がかかるのが特徴とされています。

□免疫抑制状態(特に脾摘後)の患者が噛まれた場合に重篤な菌血症・敗血症や全身性の壊疽性病変を生じることが知られています。

□イヌを飼っているヒトの歯周からも検出されます。

□以前は DF-2 と呼ばれていました。この「DF」は Dysgonic fermenter の略で，“発育不良の発酵菌” という意味です。ちなみに DF-1 は *Capnocytophaga achracea* のことで，この菌もイヌ，ネコの口腔内常在菌と考えられています。

□**問題となる感染症：急性蜂窩織炎，骨髄炎，敗血症**がありますが，健常者では局所の**皮膚・軟部組織感染症**が起こります。

□**選択すべき抗菌薬：第一選択；アンピシリン・クラブラン酸，第二選択；シプロフロキサシン，ペニシリン G** となります。

□*C. canimorsus* は **1 世代セフェムが無効**であることを知っておいてください。

■バルトネラ *Bartonella henselae*

□一般に培養が難しい細菌であり，病理組織を Warthin-Starry 銀染色することで最もよく見えます。

□ヒトから分離された菌種としては，*B. henselae*，*B. quintana*，*B. bacilliformis*，*B. vinsonii* subspecies *arupensis*，*B. elizabethae* の5種類があります。ここでは重要な，*B. henselae*，*B. quintana*，*B. bacilliformis* の3つを取り上げます。

□*B. henselae* はネコに存在するグラム陰性桿菌で，感染したネコに噛まれたり，引っかかれたときに感染します。

□**問題となる感染症**：健常者では**ネコひっかき病**，免疫抑制状態の患者では**細菌性血管腫** Bacillary angiomatosis(皮膚や内臓に血管新生を伴う増殖性病変)，**骨髄炎**，**感染性心内膜炎**，**菌血症・敗血症**が起こります。診断は病理組織での Warthin-Starry 銀染色のほかに血清抗体価として IFA を測定することも可能です。

□ネコひっかき病では，基本的に抗菌薬の適応はありません。宿主が免疫抑制状態の場合は治療が必要です。その場合，シプロフロキサシン，ST 合剤，クラリスロマイシン，アジスロマイシンが治療薬として挙がります。しかし免疫正常者では，ひっかかれて2週間くらいでリンパ節腫脹が起こり，2週間持続し，約4〜8週かけて自然に改善していくためしばらくの間は経過観察が必要です。

□**選択すべき抗菌薬**：ネコひっかき病以外の感染症については，**第一選択；アジスロマイシン**か**クラリスロマイシン**，**第二選択；シプロフロキサシン**または**ドキシサイクリン**となります。

■バルトネラ *Bartonella quintana*

□*B. quintana* は，シラミにより媒介されます。

□**問題となる感染症**：ホームレスやアルコール依存症者での**菌血症・敗血症**，**塹壕熱**(**Trench fever**)を起こすことで有名です。

□シラミに咬まれて2週間から1カ月くらいの潜伏期を経て，塹壕熱は全身性の血管周囲炎の所見であり，発熱，悪寒，頭痛，一過性の皮疹(麻疹様の融合する紅丘疹)といった症状を起こします。

□2，3日の間に10〜15回の熱発作が5日の間隔でみられることがあり，5日熱ともいわれます。再発することもあります。

□**選択すべき抗菌薬**：**第一選択；クラリスロマイシン**または**アジスロマイシン**，**第二選択；シプロフロキサシン**または**ドキシサイクリン**です。

□*B. henselae*，*B. quintana* での感染性心内膜炎の場合，**ゲンタマイシン＋ドキシサイクリン**が推奨されています。

■バルトネラ *Bartonella bacilliformis*

□*B. bacilliformis* は，ペルーやエクアドル，コロンビアなど南米のアンデス山脈沿いに流行する感染症の起因菌です。

□**問題となる感染症**：全身性疾患として**オロヤ熱（Oroya fever）**（別名：カリオン病 Carrion's disease）といって発熱，溶血性貧血，血小板減少および肝脾腫がメインの症状が起こります。そして皮膚疾患として**ペルーいぼ病（Verruga peruana）**を起こします。

□スナバエが媒介します。このスナバエは南米で重要な感染症であるリーシュマニアも媒介します。

□急性期には，オロヤ熱が起き，ここで死亡するケースもあります。発熱，溶血性貧血，血小板減少が起こるので，当然マラリアとの鑑別が重要です。

□慢性期になると，紅丘疹が散在性にできるペルーいぼ病（Verruga peruana）という疣贅病変を作ります。

□**選択すべき抗菌薬：第一選択；シプロフロキサシン，第二選択；ドキシサイクリン**となります。

Column

仕事 vs. プライベート

医師になって年々，仕事の量と責任の重みが増えていきます。時間の使い方が下手だとその日の決まった時間に仕事が終わらず，緊急入院があったりするとさらに昼も夜も問わず2，3日平気で病院に泊まっていることもあります。がむしゃらに仕事をすることは，成長過程にある医師にとって非常に重要だと思っているので，悪いことだとは考えていません。

時間どおりに仕事を始めて終わりにするのが時間の使い方が上手な人だとしてよいと評価されるのか，時間外も働き続けるのがよいのかは，その人，その社会での価値観に左右されるでしょう。

医師として6年目になりますが，手を抜けそうなときもでてきた一方で，なんだかんだいって生活の大部分を病院内で過ごしている自分がいます。仕事中毒なのかもしれませんが，患者さんがよくなれば…という気持ちはだれにも負けない，なんてかっこいいことをいいわけにしたりします。ですが，“プライベートを大切にできないとよい医師になれないよ”という友人の言葉どおり，現在の自分から仕事をとってしまうとなにも残らないただの30代独身男性だったりします。仕事に没頭してプライベートで大きなしっぺ返しを経験することもあります・・・。

仕事 vs. プライベート。どのへんで境界線を引くかは法律が決めることよりも各個人個人の価値判断が一番大切なんだ，というところで終わりにしたいと思います。

グラム陰性桿菌 Gram-negative bacilli(Gram-negative rods)

消化管常在で近接臓器に感染症を起こすグラム陰性桿菌

呼吸器関連感染症を起こすグラム陰性桿菌

■百日咳菌 *Bordetella pertussis*

存在：ヒトの鼻咽腔

感染症：百日咳，成人の慢性咳嗽

●**抗菌薬**：第一選択；エリスロマイシン，クラリスロマイシン，第二選択；ST 合剤

■インフルエンザ桿菌 *Haemophilus influenzae*

存在：ヒトの上気道，特に小児の上気道からは高率(20～30%)に検出される

感染症：肺炎，細菌性髄膜炎，喉頭蓋炎，副鼻腔炎，中耳炎，化膿性結膜炎

●**抗菌薬**：第一選択；アンピシリン・スルバクタム，2・3 世代セフェム，第二選択；ST 合剤，カルバペネム，ニューキノロン，アンピシリン

＊BLNAR(βラクタマーゼ非産生アンピシリン耐性インフルエンザ桿菌)に対しては 3 世代セフェム静注(セフトリアキソン，セフォタキシム)，ペニシリン・βラクタマーゼ阻害薬を用いる

■レジオネラ *Legionella pneumophila*

存在：河川，クーリングタワーの冷却水，温泉，24 時間循環式風呂

感染症：レジオネラ症(非定型肺炎)，ポンティアック熱

●**抗菌薬**：第一選択；ニューキノロン，アジスロマイシン，エリスロマイシン，第二選択；クラリスロマイシン，テリスロマイシン

＊重症感染の場合，リファンピシンを併用

■クレブシエラ *Klebsiella pneumoniae, K. oxytoca* →[肝・胆道系感染症，腹腔内・骨盤内感染症，尿路感染症を起こすグラム陰性桿菌(47 頁)を参照]

■緑膿菌 *Pseudomonas aeruginosa* →[院内感染で問題になるグラム陰性桿菌(55 頁)を参照]

■バークホルデリア菌 *Burkholderia cepacia* →[院内感染で問題になるグラム陰性桿菌(57 頁)を参照]

■マルトフィリア菌 *Stenotrophomonas maltophilia* →[院内感染で問題になるグラム陰性桿菌(58 頁)を参照]

肝・胆道系感染症，腹腔内・骨盤内感染症，尿路感染症を起こすグラム陰性桿菌

“Enterobacteriaceae〔腸内細菌科(*E. coli, Klebsiella, Proteus,* etc.)〕”が起炎菌の中心

■プロテウス *Proteus mirabillis*(インドール陰性)，*Proteus vulgaris*(インドール陽性)

存在：消化管

感染症：尿路感染症，腎石症(尿路結石症)

●**抗菌薬**：*P. mirabilis*－第一選択；アンピシリン，第二選択；ST 合剤
P. vulgaris－第一選択；3 世代セフェム，ニューキノロン，第二選択；アミノ配糖体

■モルガネラ *Morganella morganii*

存在：消化管，土壌・水中

感染症：尿路感染症，腎石症(尿路結石症)

●**抗菌薬**：第一選択；3・4 世代セフェム，カルバペネム，ニューキノロン，第二選択；アズトレオナム，アンピシリン・スルバクタム，ピペラシリン・タゾバクタム

■プロビデンシア *Providencia rettgeri, P. stuartii*

存在：消化管，土壌・水中

感染症：尿路感染症，腎石症(尿路結石症)

●**抗菌薬**：第一選択；3 世代セフェム，ニューキノロン，アミカシン，第二選択；ST 合剤

■大腸菌 *Escherichia coli*

存在：消化管

感染症：肝・胆道系感染症，尿路感染症(特に Uropathogenic *E. coli*)，腹腔内・骨盤内感染症，菌血症・敗血症，新生児髄膜炎

●**抗菌薬**：第一選択；アンピシリン・スルバクタム，ピペラシリン・タゾバクタム，アモキシシリン・クラブラン酸，セファロスポリン，ニューキノロン，ST 合剤，アミノ配糖体，カルバペネム系

＊腸管内感染症で問題となる大腸菌は外来性の大腸菌であり，腸管内常在の大腸菌とは異なる

■クレブシエラ *Klebsiella pneumoniae, K. oxytoca*

存在：消化管の正常細菌叢，環境由来。時に咽頭(特にアンピシリン投与中の患者)

感染症：肺炎，尿路感染症，肝・胆道系感染症，菌血症

●**抗菌薬**：第一選択；3 世代セフェム，ニューキノロン，アミノ配糖体，第二選択；アンピシリン・スルバクタム，ピペラシリン・タゾバクタム

■セラチア *Serratia marcescens*→［院内感染で問題になるグラム陰性桿菌

(54 頁)を参照]

■緑膿菌 *Pseudomonas aeruginosa*→[院内感染で問題になるグラム陰性桿菌(55 頁)を参照]

■エンテロバクター *Enterobacter cloacae, E. aerogenes*→[院内感染で問題になるグラム陰性桿菌(57 頁)を参照]

外部から侵入し消化管内に感染症を起こすグラム陰性桿菌

胃

■ピロリ菌 *Helicobacter pylori*

存在：ヒトの胃壁

感染症：慢性胃炎，十二指腸潰瘍(100%)，胃潰瘍(約 70%)，胃癌

●**抗菌薬**：第一選択；オメプラゾール＋アモキシシリン＋メトロニダゾール，第二選択；ビスマス＋メトロニダゾール＋テトラサイクリン＋ラニチジン(オメプラゾール/ランソプラゾール)＋クラリスロマイシン＋メトロニダゾール

小腸

■ビブリオ *Vibrio* spp(*V. cholerae, V. parahaemolyticus, V. vulnificus, V. alginolyticus*)

存在：海水，魚介類

感染症：コレラ菌 *V. cholerae* － コレラ下痢
腸炎ビブリオ *V. parahaemolyticus* － 食中毒性下痢
V. vulnificus, V. alginolyticus－ 肝硬変患者で菌血症

●**抗菌薬**：*V. cholerae* 第一選択；ドキシサイクリン，ニューキノロン，第二選択；ST 合剤
V. vulnificus 第一選択；ドキシサイクリン＋セフタジジム，第二選択；セフォタキシム，ニューキノロン(レボフロキサシンなど)

■大腸菌 *Escherichia coli*—毒素原性大腸菌 Enterotoxigenic *E. coli*(ETEC)，腸管病原性大腸菌 Enteropathogenic *E. coli*(EPEC)，腸管凝集付着性大腸菌 Enteroaggregative *E. coli*(EAggEC)

存在：外来性，環境由来

感染症：Enterotoxigenic *E. coli*(ETEC)－旅行者下痢症
Enteropathogenic *E. coli*(EPEC)－乳幼児の水様性下痢(主に発展途上国)
Enteroaggregative *E. coli*(EAggEC)－乳幼児の水様性下痢(主に発展途上国)

●**抗菌薬**：第一選択；ニューキノロン，第二選択；ST 合剤

■プレジオモナス *Plesiomonas shigelloides*

存在：殺菌されていない淡水，貝類

感染症：(健常者)急性腸炎

(免疫抑制状態)菌血症・敗血症

●抗菌薬：第一選択；シプロフロキサシン，第二選択；セフトリアキソン

＊健常者のプレジオモナス感染症では抗菌薬不要

回盲部(小腸・大腸)

■カンピロバクター *Campylobacter* (*C. jejuni, C. coli*)

存在：動物の腸管(特にニワトリ)

感染症：急性胃腸炎

●抗菌薬：第一選択；エリスロマイシン，第二選択；ニューキノロン

＊自然治癒後も 2〜3 カ月排菌が持続

■腸炎エルシニア *Yersinia enterocolitica*

存在：動物(家畜)の腸管

感染症：急性胃腸炎，腸間膜リンパ節炎，菌血症・敗血症

(感染後の免疫反応)反応性関節炎

●抗菌薬：第一選択；ST 合剤，ニューキノロン，第二選択；3 世代セフェム，アミノ配糖体

■非チフス性サルモネラ *Salmonella enteritidis, S. typhimurium*

存在：動物(特にニワトリ)の腸管内，保菌者の腸管

感染症：急性胃腸炎，菌血症・敗血症，骨髄炎

(感染後の免疫反応)反応性関節炎

●抗菌薬：第一選択；3 世代セフェム，ニューキノロン，第二選択；アンピシリン，アモキシシリン，ST 合剤

■チフス性サルモネラ *Salmonella typhi, S. paratyphi*

存在：保菌者の胆嚢，腸管

感染症：腸チフス，パラチフス，菌血症・敗血症

●抗菌薬：第一選択；ニューキノロン，セフトリアキソン，第二選択；クロラムフェニコール，アモキシシリン，ST 合剤，アジスロマイシン

■ビブリオ *Vibrio* spp→[小腸を参照]

大腸

■赤痢菌 *Shigella* spp (*S. dysenteriae, S. flexneri, S. boydii, S. sonnei*)

存在：ヒトの腸管のみ

感染症：細菌性赤痢，溶血性尿毒症症候群(HUS)

(感染後の免疫反応)反応性関節炎

●抗菌薬：第一選択；ニューキノロン，アジスロマイシン，第二選択；ST

合剤，アンピシリン

■**大腸菌** *Escherichia coli*—Enterohemorrhagic *E. coli*(EHEC), Entero-invasive *E. coli*(EIEC)

存在：外来性，環境由来

感染症：Enterohemorrhagic *E. coli*(EHEC)：腸管出血性大腸菌(O157：H7 など)－出血性大腸炎，溶血性尿毒症症候群(HUS)
Enteroinvasive *E. coli*(EIEC)：腸管侵入性大腸菌)－赤痢様大腸炎

●**抗菌薬**：EIEC－第一選択；ニューキノロン，ST 合剤，第二選択；アンピシリン

＊EHEC による出血性大腸炎では抗菌薬投与をしてはいけない

膣

■**ガルドネレラ** *Gardnerella vaginalis*

存在：女性性器，尿道

感染症：細菌性膣症，尿道炎

●**抗菌薬**：第一選択；メトロニダゾール，第二選択；クリンダマイシン

院内感染で問題になるグラム陰性桿菌－"SPACE"＋α

院内感染の特徴

・日和見感染が主体となる

・「入院(転科)後 48 時間以降の感染症」(CDC での定義)

■**セラチア** *Serratia marcescens*

存在：環境由来(しかし，腸内細菌科に属する)

感染症：尿路感染症(カテーテル留置)，菌血症，日和見感染症としての肺炎

●**抗菌薬**：第一選択；3・4 世代セフェム，イミペネム，メロペネム，ニューキノロン，第二選択；ピペラシリン・タゾバクタム，アズトレオナム

■**緑膿菌** *Pseudomonas aeruginosa*

存在：植物，病院環境(特に湿潤した部位－流し，水道の蛇口，消毒薬，使い古した経鼻胃管など)，ヒトの上気道，消化管に一過性に保菌

感染症：肺炎(気管内挿管)，熱傷感染，経静脈薬物乱用者の心内膜炎，尿路感染症，菌血症。院内感染・日和見感染の原因となる
(健常者)角膜炎(コンタクトレンズ着用)，外耳炎(swimmer's ears)，ジャグジーバス毛嚢炎，釘を踏んで起こる足底部蜂窩織炎・骨髄炎

●**抗菌薬**：第一選択；ピペラシリン，セフタジジム，イミペネム，メロペネ

ム，トブラマイシン，シプロフロキサシン，アズトレオナム
重症のとき：抗緑膿菌βラクタム＋(トブラマイシン/シプロフロキサシン)

■アシネトバクター *Acinetobacter calcoaceticus- baumannii* complex

存在：環境由来
感染症：気道感染(気管内挿管)，皮膚感染症(熱傷)，菌血症(ライン敗血症)
●**抗菌薬**：第一選択；イミペネム，メロペネム，ニューキノロン＋(アミカシン/セフタジジム)，第二選択；アンピシリン・スルバクタム

■シトロバクター *Citrobacter freundii, C. diversus*

存在：消化管，環境
感染症：肺炎，尿路感染，膿瘍，創感染
●**抗菌薬**：第一選択；カルバペネム，アミノ配糖体，第二選択；ニューキノロン

■エンテロバクター *Enterobacter cloacae, E. aerogenes*

存在：環境，消化管
感染症：尿路感染症，菌血症，日和見感染症としての肺炎，創感染症
●**抗菌薬**：第一選択；カルバペネム，セフタジジム＋アミノ配糖体，第二選択；ピペラシリン・タゾバクタム，シプロフロキサシン

■バークホルデリア菌 *Burkholderia cepacia*

存在：環境(特に野菜)，院内感染の原因菌
感染症：慢性肺感染症(嚢胞性線維症・気管内挿管)，敗血症。院内感染・日和見感染の原因となる
●**抗菌薬**：第一選択；ST 合剤，メロペネム，シプロフロキサシン，第二選択；ミノサイクリン，クロラムフェニコール

■マルトフィリア菌 *Stenotrophomonas maltophilia*

存在：土壌や水中に生息。胆汁，喀痰，尿などから分離
感染症：敗血症，肺炎。院内感染・日和見感染の原因となる
●**抗菌薬**：第一選択；ST 合剤，第二選択；ミノサイクリン，ドキシサイクリン，セフタジジム

バイオテロ，人畜共通感染症を起こすグラム陰性桿菌

■ブルセラ *Brucella*

存在：ウシ，ヤギ，ヒツジ，ブタなどの家畜との接触で感染。生物兵器
感染症：チフス様ブルセラ症，波状熱，脊椎骨髄炎，精巣上体炎
●**抗菌薬**：第一選択；ドキシサイクリン＋(ゲンタマイシン/ストレプトマイシン)，第二選択；ドキシサイクリン＋リファンピシン，シプロフロキサシン＋リファンピシン

■野兎病菌 *Francisella tularensis*

存在：ビーバー，ジャコウネズミ，ウサギ，リス，シカとの接触，生物兵器

感染症：野兎病

●**抗菌薬**：第一選択；ゲンタマイシン，トブラマイシン，ストレプトマイシン，第二選択；ドキシサイクリン，シプロフロキサシン

■エロモナス *Aeromonas hydrophila*

存在：河川，湖，海岸など自然環境

感染症：(健常者)下痢

(免疫抑制状態－特に肝硬変，糖尿病)敗血症，蜂窩織炎・筋炎・骨髄炎

●**抗菌薬**：第一選択；ニューキノロン，第二選択；ST 合剤，3・4 世代セフェム

■パスツレラ *Pasteurella multocida*

存在：イヌ，ネコの上気道や唾液中に存在

感染症：急性蜂窩織炎，骨髄炎，腹腔内感染症，敗血症，呼吸器感染症

●**抗菌薬**：第一選択；ペニシリン G，アンピシリン，アモキシシリン，第二選択；ドキシサイクリン，アンピシリン・クラブラン酸，2 世代セフェム，ST 合剤

*エリスロマイシン，クリンダマイシン，1 世代セフェムは無効

■カプノサイトファガ *Capnocytophaga canimorsus*

存在：イヌの上気道や唾液中に存在

感染症：(健常者)急性蜂窩織炎，骨髄炎

(免疫抑制状態－特に脾摘後)菌血症・敗血症

●**抗菌薬**：第一選択；アンピシリン・クラブラン酸，第二選択；シプロフロキサシン，ペニシリン G

*1 世代セフェムは無効

■バルトネラ *Bartonella henselae*

存在：ネコに存在

感染症：(健常者)ネコひっかき病

(免疫抑制状態)細菌性血管腫(Bacillary angiomatosis)，骨髄炎，感染性心内膜炎，菌血症・敗血症

●**抗菌薬**：第一選択；クラリスロマイシンまたはアジスロマイシン，第二選択；シプロフロキサシンまたはドキシサイクリン

*健常者のネコひっかき病では抗菌薬不要(症状が強い場合，ニューキノロン，アジスロマイシン)

■バルトネラ *Bartonella quintana*

存在：ヒトが保有し，シラミにより媒介

感染症：(特にホームレスでの)感染性心内膜炎，菌血症・敗血症，塹壕熱

(Trench fever)

● **抗菌薬**：第一選択；クラリスロマイシンまたはアジスロマイシン，第二選択；シプロフロキサシンまたはドキシサイクリン

＊*Bartonella henselae, B. quintana* での感染性心内膜炎の場合，ゲンタマイシン＋ドキシサイクリンが推奨される

■バルトネラ *Bartonella bacilliformis*

存在：スナバエが媒介(スナバエはリーシュマニアも媒介する)

感染症：(全身性発熱性症候群)オロヤ熱(カリオン病 Carrion's disease)
(皮膚発疹病変)ペルーいぼ病(Verruga peruana)

● **抗菌薬**：第一選択；シプロフロキサシン，第二選択；ドキシサイクリン

Column

ポジティブフィードバックの勧め

ICU/CCU といったクリティカルケアの場面で仕事をしていると，目の前の仕事をこなすことで手一杯で，今までのケースを振り返ることも長い目で将来をみつめることも難しく感じることがあります。超急性期の重症患者のマネージメントがメインのため，状態が，安定したら一般病棟にすぐに移動になります。ドクターもナースもコメディカルも ICU でのケアが果たして正しかったのか間違っていたのか，その後どのような経過をたどったのかを十分振り返れずに次から次へと ICU への入室患者さんへの対応をしなければいけません。

そのため，全例までとはいかないものの自分がかかわった患者さんがその後どのような経過をたどったのか，転帰はどうなったのかを可能な限り ICU スタッフにフィードバックするようにしています。

特に生死の境をさまよったケースで，よくなって話せるようになった，食べられるようになった，歩けるようになった，リハビリができるようになった，退院できるようになった，というケースでは，可能な限り患者さんとその家族に，一度 ICU に顔を出してもらえるようにお願いしています。

"あのときがんばってよかったね"，ドクターとナース，患者さん，その家族がその感情を共有できるとき，患者さんと医療従事者が同じ立場でものごとを見つめられるような気がします。本来，医療従事者と患者さん・その家族は向き合って対峙するものではなく，ともに病気に向かって協力体制を組んでいく姿勢でなくてはいけないと思うのです。

そのような良くなっていくケースをポジティブフィードバックすることで，ひとりでも多くの ICU スタッフが燃え尽きることなく自分の仕事に誇りをもってともに患者さんのケアにあたっていければ，と考える日々です。自分がやったことが無駄ではなかったことを実感できれば，人は誰しも自分が生きている価値を見いだせるだろうと感じます。自分自身もこのフィードバックで何度となく，精神的にも肉体的にも救われてきました。

嫌気性菌

まず嫌気性菌感染症を理解するための 6 つのルールから始めます。

嫌気性菌感染症の 6 つのルール

1. 感染症は単一の起因菌ではなく，混合感染である。
2. 膿瘍を形成する。
3. 膿および感染組織は悪臭を伴う→悪臭を伴う感染組織は嫌気性菌混合感染を疑う！
4. 敗血症性血栓性静脈炎および転移性病変を起こし，切開・ドレナージが必要である。
5. 適切な培養を行わないと，結果が陰性であったり好気性菌のみが陽性となってしまう。
6. (意外なことと思うかもしれないが)*Bacteroides fragilis* を除く嫌気性菌の大部分はペニシリン G に非常に感受性がよい。治療のうえでは，当然ドレナージ併用が必要である。

嫌気性菌の分類

臨床上，特に膿瘍を形成して問題となる嫌気性菌については，**横隔膜の上下で分ける**(44 頁)ことが理にかなっています。選択すべき抗菌薬に関係するためです。

□**横隔膜の上→口腔内の *Peptostreptococcus* が中心(βラクタマーゼ非産生)**

その他に，*Prevotella*，*Fusobacterium*，*Porphylomonas* などがあり，これらは一般的に *β* ラクタマーゼを産生するといわれています。

□嫌気性レンサ球菌が，だいたい横隔膜より上の嫌気性菌の 80～90%を占めるようです。

□**横隔膜の下→*Bacteroides fragilis* が中心(βラクタマーゼ産生)**

□*β* ラクタマーゼを産生するため，横隔膜より下の嫌気性菌をカバーするよう抗菌薬を選ぶ際，注意が必要です。

□*Bacteroides fragilis* を治療するための抗菌薬として**メトロニダゾール**，**ペニシリン・βラクタマーゼ阻害薬**，**カルバペネム**，**クリンダマイシン**，**セファマイシン系**などを用います。

□薬剤感受性が 95%を越えるものは，**メトロニダゾール**，**ペニシリン・β**

ラクタマーゼ阻害薬，**カルバペネム**であることは知っておいて損はありません。臨床ではこれらの点をまず理解しましょう。

嫌気性菌各論

常在菌でない嫌気性菌（一般的に常在しないため特殊な環境でしか問題にならない）と，常在する嫌気性菌で分けて，常在する嫌気性菌を「グラム陽性菌（GPC，GPB）」，「グラム陰性菌（GNC，GNB）」で分類するような形にしています。

□大ざっぱな分類としては，上記のとおり横隔膜上下が重要です。

□グラム陽性嫌気性菌が口腔内の大部分（＝横隔膜より上），グラム陰性嫌気性菌が腸管内の大部分（＝横隔膜より下）という点では，前述の「GPC，GNB ルール」（14 頁）に合致します。理解の助けとしてください。

□ヒトに感染症を起こす主な嫌気性菌をグラム陽性，陰性で分けると**表 2-16** のとおりです。

表 2-16　感染症を起こす主な嫌気性菌

グラム陽性菌	グラム陰性菌
Peptostreptococcus spp. *Clostridium* spp. *Actinomyces* spp.	*Bacteroides* spp. *Porphyromonas* spp. *Prevotella* spp. *Fusobacterium* spp.

常在菌でない嫌気性菌－有芽胞嫌気性菌（すべてグラム陽性桿菌）

クロストリジウム属

■破傷風菌 *Clostridium tetani*

□存在する場所としては“土壌”であり，沼地など湿潤下環境ならどこにでもいます。そのため，創傷によって発症する可能性は常にあります。

□**問題となる感染症：破傷風**（痙性麻痺）を起こします。

□**選択すべき抗菌薬：第一選択；メトロニダゾール，ペニシリン G，第二選択；ドキシサイクリン**となります。治療としては破傷風トキソイド，破傷風免疫グロブリンが必要です。

□破傷風は発症してから治療するものではなく，予防することが大切です。そのため，交通事故による大きな外傷，湿潤した土壌での創傷患者では，破傷風免疫グロブリン，破傷風トキソイド投与が大切です。

■ボツリヌス菌 *Clostridium botulinum*

□ボツリヌス食中毒を起こす，土壌，植物に生息するグラム陽性桿菌です。

□大量の菌を経口摂取することで食中毒が起こります。

□嫌気性菌のため生魚を原料とした発酵保存食の中でも増殖し，カラシレンコンのような泥の中から採取した食物の真空パックでも発育するわけです。また蜂蜜の中でも発育するため乳幼児がそれをなめてボツリヌスを発症するわけです。

□**問題となる感染症：食餌性ボツリヌス症**(弛緩性麻痺)，**乳幼児ボツリヌス症**，**創傷性ボツリヌス症**(特に静脈麻薬乱用者の四肢麻痺では注意が必要)があります。

□**選択すべき抗菌薬：第一選択；ペニシリン G，第二選択；アンピシリン，クリンダマイシン**となります。ボツリヌスの毒素は一般に熱に対して不安定なため，十分な加熱によって不活化できます。

□治療で最も重要なのは，**抗毒素血清が必要である**ことです。

■ウェルシュ菌 *Clostridium perfringens*

□特に *C. perfringens* の中でも A 型毒素を産生するものがガス壊疽を起こすといわれています。

□存在する場所としては土壌およびヒトの腸管，皮膚があります。

□ウェルシュ菌が病原性を発揮する場合として，嫌気的な状況(保存食など)で増殖して大量の毒素を経口摂取することで食中毒が起こります。

□創傷部から A 型毒素を産生するウェルシュ菌が皮膚・軟部組織に入りガス壊疽を起こします。

□**問題となる感染症：ガス壊疽，食中毒，壊死性腸炎，胆道系感染症**があります。

□**選択すべき抗菌薬：第一選択；ペニシリン G+-クリンダマイシン，第二選択；ドキシサイクリン**です。

□ガス壊疽は重篤な疾患であり，抗菌薬投与に加え，外科的デブリドマン，高圧酸素療法なども行われます。

■クリストリジウムディフィシル *Clostridium difficile*

□この菌は偽膜性腸炎を起こすことで知られています。

□存在する場所として土壌由来ですが，まれに腸管に生息します。理由としては，食物に混入したものが，腸管内の嫌気的状態下で定着したと考えるとよいでしょう。

□特に体内に生息する場合，回盲部に多いといわれています。しかし，普通は腸管内の正常細菌叢のバランスのもと，毒素を産生しても病原性を発揮できないようになっているといわれています。

□**問題となる感染症：偽膜性腸炎（抗菌薬関連腸炎）**があります。これは広域抗菌薬の長期投与によって大腸菌を中心とした腸管内の常在菌（好気性菌，嫌気性菌ともに）が抑制されることと，菌交代現象として *C. difficile* が異常増殖することで，毒素産生も増加し偽膜性腸炎を起こすと考えられています。

□偽膜性腸炎は院内発症の下痢で最も多い原因であり，便中 CD トキシンを調べる必要があります。

□**選択すべき抗菌薬：第一選択；メトロニダゾール，第二選択；バンコマイシン経口投与**となります。**バンコマイシンの静注**は効果がないことに注意が必要です。

□これらの抗菌薬使用以上に，広域抗菌薬使用（特に β ラクタム系，クリンダマイシン，ニューキノロンなど）により院内発症することが知られているため，抗菌薬使用が中止できるケースでは中止することが治療で大切です。

バシラス属

炭疽菌とセレウス菌の2つについてお話しします。それ以外のバシラス属は皮膚常在菌であり，培養で検出された場合，コンタミネーションとして分離されたと考えるべきです。

■炭疽菌 *Bacillus anthracis*

□家畜では敗血症を起こし急速に死亡します。

□ヒトでの感染は現時点では生物兵器として問題となっています。

□芽胞の保有するものとして草食動物，羊毛，ヤギの毛があり，織物工場の粉塵も感染源になります。

□西アジアでは風土病の１つとなっており，その地域からの輸入品には注意が必要です。

□**問題となる感染症：肺炭疽，皮膚炭疽**を起こします。

□**選択すべき抗菌薬：第一選択；シプロフロキサシン，ドキシサイクリンであり，第二選択；ペニシリンG，アモキシシリン**となります。

□自然界に存在する炭疽菌には**ペニシリン**が有効なのですが，生物兵器として改良された炭疽菌には**ニューキノロン**が第一選択となります。

■セレウス菌 *Bacillus cereus*

□この菌も存在する場所としては土壌由来です。腐敗した有機物や汚染された食物にも存在します。

□**問題となる感染症：食中毒，眼感染症（コンタクトレンズ関連）－異物の混入による角膜潰瘍**を起こします。

□**選択すべき抗菌薬**：眼感染症の治療で用いるのは，**第一選択；バンコマイシン，クリンダマイシン，第二選択；ニューキノロン，イミペネム**となります。

常在する嫌気性菌－無芽胞嫌気性菌

グラム陽性球菌

■ペプトストレプトコッカス *Peptostreptococcus*（*P. anaerobius, P. asaccharolyticus, P. magnus, P. micros, etc.*）

□正常なヒトの口腔，腸管，膣，皮膚に常在する菌で，いわゆる嫌気性レンサ球菌に属する菌です。

□**横隔膜より上の嫌気性菌の中心となる微生物**であることが重要です。

□特に口腔内に存在するため，好気性グラム陽性球菌「レンサ球菌」の項（23頁）で解説したViridans streptococciの記載とも合わせて目を通しておくとよいでしょう。

□嫌気性菌ですので，基本的には混合感染の形をとります。

□**問題となる感染症：軟部組織膿瘍**および横隔膜より上の感染症である**肺膿瘍・誤嚥性肺炎，脳膿瘍**がありますが，血行性に全身播種すると**肝膿瘍**や**腹腔内膿瘍**で問題になることもあります。

□**選択すべき抗菌薬：第一選択；ペニシリンG，アンピシリン，アモキシシリン，クリンダマイシン，第二選択；メトロニダゾール，1世代セフェム，マクロライド**となります。

グラム陽性桿菌

■アクチノミセス（放線菌） *Actinomyces israelii*

□通性嫌気性の真菌に近い性質をもっているグラム陽性桿菌です。

□ノカルジアと類似しているのですが，抗酸菌染色で陰性になることが特徴です。

□存在する場所として，正常なヒトの口腔（歯肉溝），膣（一部の女性）にいます。

□病原性を発揮する場合，口腔内から頭部および肺・胸腔への病変，消化管および近接臓器への病変があります。どれも膿瘍からの瘻孔形成という特徴があります。

- **問題となる感染症：口腔放線菌症，肺放線菌症，骨盤放線菌症**があり，特に**子宮内避妊具が入っている患者での骨盤内感染症**として重要です。
- **選択すべき抗菌薬：第一選択；ペニシリンG，アンピシリン，第二選択；ドキシサイクリン，セフトリアキソン**があり，基本的に長期投与(数カ月から場合によって年単位)が必要です。
- 嫌気性菌ですが，**メトロニダゾールが無効であること**は知っておいて損はありません。

プロピオニバクテリウム *Propionibacterium acnes*

- 皮膚，口腔，眼の正常細菌叢の一部であり，にきび(痤瘡)内で発育しますが，にきびの原因なのか結果なのかははっきりしていません。
- **問題となる感染症：尋常性痤瘡，菌血症**があります。また異物が体内に入っている場合や術後に清潔部位から分離された場合，起因菌になります。具体的には，**脳外科術後の髄膜炎**や**脳室内シャント感染**などがあります。
- また，**整形外科での人工関節感染**も起こします。
- **選択すべき抗菌薬：第一選択；テトラサイクリン，ペニシリンG，第二選択；クリンダマイシン，バンコマイシン**となります。
- 嫌気性菌ですが，放線菌同様，**メトロニダゾールが無効である**ことは知っておいて損はありません。

ブタ丹毒菌 *Erysipelothrix rhusiopathiae*

- ブタ丹毒菌として知られている通性嫌気性のグラム陽性桿菌です。
- ブタ，鳥類，ヒツジ，海洋の魚介類に広く存在します。
- **問題となる感染症：類丹毒，菌血症，感染性心内膜炎**があり，動物との接触や汚物処理，漁師など職業上接触のリスクがある場合に考えます。
- 免疫不全患者でのイヌ・ネコ咬傷により感染する場合もあり注意が必要です。
- **選択すべき抗菌薬：第一選択；ペニシリンG，アンピシリン，第二選択；3世代セフェム，ニューキノロン**となります。

グラム陰性桿菌

バクテロイデス・フラジーリス *Bacteroides fragilis* group (*B. fragilis, B. distasonis, B. ovatus, B. thetaiotaomicron*)

- 糞便中で最も多い菌であり，大腸菌の1,000倍，10^{11}/gです。

□存在する場所としては腸管，口腔，膣があります。口腔や膣に常在する菌種については，*Prevotella* や *Porphyromonas* として分類されています。

□病原性として消化管の手術に伴う腸内容物の漏出による腹腔内感染症と，広域抗菌薬の使用による菌交代現象からの異常増殖が問題となります。

□*Bacteroides* の特徴としては，βラクタマーゼを産生するため，抗菌薬の選択にあたって注意が必要です。

□**問題となる感染症：腹腔内膿瘍，脳膿瘍，腹膜炎，菌血症・敗血症，子宮付属器炎**があり，特に**横隔膜より下の嫌気性菌感染症**で問題になります。

□**選択すべき抗菌薬：第一選択；メトロニダゾール，アンピシリン・スルバクタム，ピペラシリン・タゾバクタム，イミペネム，メロペネム，第二選択；クリンダマイシン**となります。

■ポルフィロモナス *Porphyromonas* spp

□存在する場所としては正常な人の口腔，腸管内常在菌です。

□病原性は口腔内衛生不良の状態で歯垢内での過剰増殖で起こります。

□**問題となる感染症：歯原性口腔下顎感染，菌血症・敗血症**があります。

□**選択すべき抗菌薬：第一選択；ピペラシリン，メトロニダゾール，クリンダマイシン，第二選択；セフォテタン，セフメタゾール，イミペネム**となります。

■フゾバクテリウム *Fusobacterium* spp

□存在する場所としては正常なヒトの口腔，腸管内常在菌です。

□病原性は口腔内衛生不良の状態で歯垢内での過剰増殖で起こり，また誤嚥のリスクがある患者での吸引行為も感染のリスクとなります。

□基本的には嫌気性菌ですので，混合感染の形をとります。

□**問題となる感染症：歯原性口腔下顎感染**（Ludwig's angina など），**慢性副鼻腔炎，脳膿瘍，誤嚥および Lemierré 症候群（経静脈敗血症性血栓性静脈炎）からの肺膿瘍・壊死性肺炎，歯周および肺感染症からの菌血症・敗血症**があります。

□**選択すべき抗菌薬：第一選択；ペニシリン G，メトロニダゾール，クリンダマイシン，第二選択；セフォテタン，セフメタゾール，イミペネム**となります。

■プレボテラ *Prevotella melaninogenica*

□存在する場所としては，正常なヒトの口腔，女性の膣です。

□特に歯肉周囲に多量に存在し，口腔内衛生不良の状態により過剰増殖で起こります。

□誤嚥のリスクがある患者での吸引行為も感染のリスクとなります。

□基本的には嫌気性菌ですので，混合感染の形をとります。

□**問題となる感染症**：**歯原性口腔下顎感染**(Ludwig's angina など)，**慢性副鼻腔炎**，**脳膿瘍**，**誤嚥による肺膿瘍・壊死性肺炎**，**歯周および肺感染症からの菌血症・敗血症**があります。また女性の生殖器感染症として，**骨盤内炎症性疾患**の起因菌の1つとなります。

□**選択すべき抗菌薬**：**第一選択；ピペラシリン，メトロニダゾール，クリンダマイシン，第二選択；セフォテタン，セフメタゾール，イミペネム**となります。

■エイケネラ *Eikenella corrodens*

□口腔内常在菌であり，歯科領域での歯肉膿瘍や抜歯後の菌血症で心臓に器質的疾患がある場合，感染性心内膜炎として問題になります。

□培養に時間がかかることから，培養陰性感染性心内膜炎の口腔内常在菌として原因となる“**HACEK（ハシェックと読む：*Hemophilus* spp., *Actinobacillus actinomycetemcomitans*, *Cardiobacterium hominis*, *Eikenella corrodens*, *Kingella kingae*）**”の1つとなっています。

□この菌を想定した場合，培養陽性まで時間がかかるため細菌検査室に2週間ほど長めに血液培養を依頼することが重要です。

□**問題となる感染症**：**歯周病**(歯肉炎，急性壊死性潰瘍性歯肉炎：Vincent's angina)，**ヒト咬傷感染**，**頸部膿瘍**，**髄膜炎**，**菌血症・敗血症**，**感染性心内膜炎**があります。

□**選択すべき抗菌薬**：**第一選択；ペニシリンG，アンピシリン，アモキシシリン・クラブラン酸，第二選択；ST合剤，ニューキノロン**となります。

嫌気性菌 Anaerobes

常在菌でない嫌気性菌－有芽胞嫌気性菌（すべてグラム陽性桿菌）

クロストリジウム属

■破傷風菌 *Clostridium tetani*

存在：土壌

感染症：破傷風(痙性麻痺)

●**抗菌薬**：第一選択；破傷風トキソイド，免疫グロブリンを投与したうえ，メトロニダゾール，ペニシリンG，第二選択；ドキシサイクリン

■ボツリヌス菌 *Clostridium botulinum*

存在：土壌，植物

感染症：食餌性ボツリヌス症(弛緩性麻痺)，乳幼児ボツリヌス症，創傷性ボツリヌス症

●**抗菌薬**：第一選択；抗毒素血清を投与したうえ，ペニシリンG，第二選択；アンピシリン，クリンダマイシン

■ウェルシュ菌 *Clostridium perfringens*

存在：土壌，腸管，皮膚

感染症：ガス壊疽，食中毒，壊死性腸炎，胆道系感染症

●**抗菌薬**：第一選択；ペニシリンG+-クリンダマイシン，第二選択；ドキシサイクリン

■クロストリジウムディフィシル *Clostridium difficile*

存在：環境由来，腸管(まれ)

感染症：偽膜性腸炎(抗菌薬関連腸炎)

●**抗菌薬**：第一選択；メトロニダゾール，第二選択；バンコマイシン(経口)

バシラス属

■炭疽菌 *Bacillus anthracis*

保有体：草食動物，羊毛，ヤギの毛。織物工場の粉塵。芽胞吸入により感染。生物兵器

感染症：肺炭疽，皮膚炭疽

●**抗菌薬**：第一選択；シプロフロキサシン，ドキシサイクリン，第二選択；ペニシリンG，アモキシシリン

■セレウス菌 *Bacillus cereus*

存在：土壌

感染症：食中毒，眼感染症：角膜潰瘍(コンタクトレンズ関連)

●**抗菌薬**：第一選択；バンコマイシン，クリンダマイシン，第二選択；ニューキノロン，イミペネム

＊上記以外の Bacillus は皮膚常在菌であり contamination として血液培養陽性となることが多い

常在する嫌気性菌－無芽胞嫌気性菌

Gram-positive cocci

ペプトストレプトコッカス *Peptostreptococcus* (*P. anaerobius, P. asaccharolyticus, P. magnus, P. micros,* etc.)

存在：口腔(横隔膜より上の嫌気性菌の大部分)，腸管，膣，皮膚

感染：軟部組織膿瘍，肺膿瘍・誤嚥性肺炎，腹腔内膿瘍，肝膿瘍，脳膿瘍

●**抗菌薬**：第一選択；ペニシリン G，アンピシリン，アモキシシリン，クリンダマイシン，第二選択；メトロニダゾール，1 世代セフェム，マクロライド

Gram-positive bacilli

放線菌 *Actinomyces israelii*

存在：口腔(歯肉溝)，膣(一部の女性)

感染症：口腔放線菌症，肺放線菌症，骨盤放線菌症(特に子宮内避妊具装着の女性)

●**抗菌薬**：第一選択；ペニシリン G，アンピシリン，第二選択；ドキシサイクリン，セフトリアキソン

プロピオニバクテリウム *Propionibacterium acnes*

存在：皮膚，口腔，眼

感染症：尋常性痤瘡，菌血症，CSF シャント感染，脳外科術後髄膜炎，人工関節感染

●**抗菌薬**：第一選択；テトラサイクリン，ペニシリン G，第二選択；クリンダマイシン，バンコマイシン

ブタ丹毒菌 *Erysipelothrix rhusiopathiae*

存在：ブタ，鳥類，ヒツジ，海洋の魚介類

感染症：類丹毒，菌血症

●**抗菌薬**：第一選択；ペニシリン G，アンピシリン，第二選択；3 世代セフェム，ニューキノロン

Gram-negative bacilli

バクテロイデス・フラジーリス *Bacteroides fragilis* group (*B. fragilis, B. distasonis, B. ovatus, B. thetaiotaomicron*)

存在：腸管(特に横隔膜より下－小腸・大腸が中心)，口腔，膣

感染症：腹腔内膿瘍，脳膿瘍，腹膜炎，菌血症・敗血症，子宮付属器炎

●**抗菌薬**：第一選択；メトロニダゾール，第二選択；アンピシリン・スルバ

クタム，ピペラシリン・タゾバクタム，イミペネム，メロペネム，クリンダマイシン

■ポルフィロモナス *Porphyromonas* spp

存在：口腔，腸管

感染症：歯原性口腔下顎感染，菌血症・敗血症

●抗菌薬：第一選択；ピペラシリン，メトロニダゾール，クリンダマイシン，第二選択；セフォテタン，セフメタゾール，イミペネム

■フゾバクテリウム *Fusobacterium* spp

存在：口腔，腸管

感染症：歯原性口腔下顎感染，慢性副鼻腔炎，脳膿瘍

肺膿瘍・壊死性肺炎(誤嚥性肺炎による直接播種または Lemierré 症候群からの血行性播種)，菌血症・敗血症

●抗菌薬：第一選択；ペニシリン G，メトロニダゾール，クリンダマイシン，第二選択；セフォテタン，セフメタゾール，イミペネム

■プレボテラ *Prevotella melaninogenica*

存在：口腔，膣

感染症：歯周病，慢性副鼻腔炎，脳膿瘍，肺膿瘍・壊死性肺炎，菌血症・敗血症，女性生殖器感染症－骨盤内炎症性疾患

●抗菌薬：第一選択；ピペラシリン，メトロニダゾール，クリンダマイシン，第二選択；セフォテタン，セフメタゾール，イミペネム

■エイケネラ *Eikenella corrodens*

存在：口腔

感染症：歯周病(歯肉炎，急性壊死性潰瘍性歯肉炎：Vincent's angina)，ヒト咬傷感染，頸部膿瘍，髄膜炎，菌血症・敗血症，感染性心内膜炎

●抗菌薬：第一選択；ペニシリン G，アンピシリン，アモキシシリン・クラブラン酸，第二選択；ST 合剤，ニューキノロン

その他の重要微生物

その他に重要な微生物として，リケッチア，マイコプラズマ，クラミジア，スピロヘータ，抗酸菌を取り上げます。免疫不全患者や病院内感染で問題となっている**病原真菌**については，次節(104頁)で別に取り上げます。

リケッチア

臨床的に「①紅斑熱グループ」，「②チフスグループ」，「③その他」に分類します(**表2-17**)。

□①では「ロッキー山紅斑熱リケッチア」，「ボタン熱(地中海紅斑熱)リケッチア」，「アフリカ発疹熱リケッチア」，「リケッチア痘」の4つを説明します。

□②では「発疹チフスリケッチア」，「発疹熱(地方流行性ノミ媒介発疹)リケッチア」，「ツツガムシ病リケッチア」の3つを説明します。

□③では「Q熱リケッチア」，「エールリヒア」の2つを説明します。

表2-17　リケッチアの臨床的分類

分類	
①紅斑熱グループ	ロッキー山紅斑熱リケッチア，ボタン熱(地中海紅斑熱)リケッチア，アフリカ発疹熱リケッチア，リケッチア痘
②チフスグループ	発疹チフスリケッチア，発疹熱(地方流行性ノミ媒介発疹)リケッチア，ツツガムシ病リケッチア
③その他	Q熱リケッチア，エールリヒア

□リケッチア全般にいえることとして，リケッチア感染では必ず媒介する節足動物がいることです。特にダニ，シラミが重要になります。

□ヒトへの感染は，これらの媒介動物に咬まれるか，またはその排泄物で汚染されることによって起こります。これらの節足動物の刺咬部位が，赤い硬結や黒色痂皮(taché noiré という)を伴った潰瘍としてみられることが多く，それを探すことが診断にあたって最も重要です。無痛性であるため疑って探さない限り見つかりません。

□病歴上，原因不明の発熱が持続する場合に，ダニ，シラミへの曝露，森林へ入る機会がなかったかどうかや，ダニ，シラミが寄生する動物への接触歴が重要になります。

□症状としては，高熱，悪寒，筋肉痛，頭痛など非特異的であり，検査所見は肝機能障害，白血球減少，血小板減少がみられることがあります。

□リケッチア感染症で最も重要な抗菌薬は**テトラサイクリン系抗菌薬（ドキシサイクリン，ミノサイクリン）およびクロラムフェニコール**です。そのため，疑ったら早期にこれらの抗菌薬を開始する必要があります。

□決して「診断がついてから投与」といった悠長なことをしてはいけません。

紅斑熱グループ

■ロッキー山紅斑熱リケッチア *Rickettsia rickettsii*

□アメリカで最も多いリケッチア感染症で，日本では遭遇することはありません。

□げっ歯類，イヌが保有体といわれており，人畜共通感染症でこれらに寄生するマダニの咬傷によって感染すると考えられています。

□名称とは異なり，大部分のケースはロッキー山以外で発生し，アメリカ中部および南大西洋海岸沿い，中央ミシシッピ川流域に多いとされています。また特に4～9月の間に多く，発生時期も重要です。

□**問題となる感染症：ロッキー山紅斑熱**（Rocky Mountain Spotted Fever：RMSF）があり，内科エマージェンシーの1つです。ダニに咬まれてから約1週間で高熱，頭痛，嘔気・嘔吐，筋肉痛が出現します。皮疹が紫斑として四肢末端から体幹へと中心性に移動し，また手足の浮腫が出現します。手掌と足底が侵されることが特徴的です。

□これらの病態はリケッチア感染による血管炎によって起こるとされています。

□**選択すべき抗菌薬：第一選択；ドキシサイクリン，第二選択；クロラムフェニコール**となります。この疾患は疑った時点で治療を開始する必要があり，治療が遅れると，呼吸不全，腎不全，脳炎，昏睡状態といった多臓器不全になり死亡するケースがあります。

■ボタン熱（地中海紅斑熱）リケッチア *Rickettsia conorii*

□げっ歯類，イヌが保有体であり，それらに寄生するマダニの咬傷で感染すると考えられています。

□ボタン熱は，夏期にヒト，マダニ，イヌが頻繁に接触する地域で好発することが多いため，好発地帯の地中海沿岸では「ブドウ収穫時のチフス」とも呼ばれています。大半は農村部で発生し，地中海沿岸の平野部および中近東が発生地帯として知られています。

□**問題となる感染症：ボタン熱**（Boutonneuse fever），**地中海紅斑熱**（Mediterranean fever）があり，約7日の潜伏期の後に，突然の発熱，頭痛，全身倦怠感，筋痛，結膜充血が起こります。ダニ咬傷部位は無痛性紅丘疹でその後黒色痂皮(taché noiré)になり，所属する局所リンパ節腫脹がでます。続いて2～4日後に紅丘疹が体幹部からしだいに四肢に広がります。

□**選択すべき抗菌薬：第一選択；ドキシサイクリン，第二選択；クロラムフェニコール**となります。

■アフリカ発疹熱リケッチア *Rickettsia africae*

□げっ歯類，イヌが保有体であり，それらに寄生するマダニの咬傷で感染すると考えられています。

□**問題となる感染症：アフリカ発疹熱**(African tick bite fever)があり，約7日の潜伏期の後に，発熱，頭痛，全身倦怠感，筋痛が起こります。ダニ咬傷部位は無痛性紅丘疹でその後黒色痂皮になり，所属する局所リンパ節腫脹がでます。続いて，全身性に水疱を伴う丘疹が出現し，痂皮を形成し剥離します。これは次項で述べる「リケッチア痘」に非常に類似することもあり，診断には「旅行歴」が重要になります。

□**選択すべき抗菌薬：第一選択；ドキシサイクリン，第二選択；クロラムフェニコール**となります。

■リケッチア痘 *Rickettsia akari*

□ハツカネズミが保有体であり，寄生するコナダニの咬傷によって感染すると考えられています。密集した生活状況で発生します。

□アメリカ，韓国，ロシアが発生地帯として知られています。

□**問題となる感染症：リケッチア痘**(Rickettsialpox)があり，7～12日の潜伏期の後に，発熱，頭痛，全身倦怠感，筋痛が起こります。ダニ咬傷部位は無痛性紅丘疹で水疱形成，やがて黒色痂皮になり，所属する局所リンパ節腫脹がでます。続いて，全身性に水疱を伴う丘疹が出現し，痂皮を形成し約10日間で剥離します。

□**選択すべき抗菌薬：第一選択；ドキシサイクリン，第二選択；クロラムフェニコール**となります。

チフスグループ

■発疹チフスリケッチア *Rickettsia prowazeki*

□ヒトとムササビが保有体といわれており，人畜共通感染症でこれらの動物に寄生するコロモジラミの咬傷によって感染すると考えられています。

□シラミの糞の吸入によっても感染します。伝播は劣悪な衛生，密集した生活状況，飢饉，戦争，災害によって好発します。

□以前は世界中で見られましたが，現在はアフリカのブルンジ，ルワンダ，エチオピアおよび，アメリカ大陸の一部(アメリカテキサス州，メキシコ，グアテマラ，エクアドル，ペルー，ボリビア)で見られるのみとなってきています。

□**問題となる感染症**：シラミ咬傷から全身感染となる**流行性シラミ媒介性チフス**(発疹チフス)と再発性の発疹チフスである **Brill-Zinsser 病**があります。

□**発疹チフス**は，シラミに咬まれて約 1 週間で起こり，高熱，悪寒，体幹中心の紅丘疹・点状出血(最初腋窩に，その後体幹全体に出現し四肢に広がる)をきたすものです。

□**Brill-Zinsser 病**は，初回感染から数カ月，数年後に発疹チフスの症状が再発するものです。これは発疹チフスリケッチアがヒト体内のリンパ系組織で生存し，何年も後になって，感染シラミに曝露することなく疾患が再燃するためです。

□**選択すべき抗菌薬**：**第一選択；ドキシサイクリン，第二選択；クロラムフェニコール**となります。

■発疹熱(地方流行性ノミ媒介発疹)リケッチア *Rickettsia typhi*

□保有体はネズミであり，ネズミに寄生するネズミノミに噛まれて感染が起こります。世界中で報告があります。

□**問題となる感染症**：**発疹熱チフス**(ネズミチフス)(Endemic/ murine typhus)があり，ノミ咬傷から全身性感染を起こします。潜伏期は約 1～2 週間程度であり，発熱，悪寒，体幹中心の紅丘疹が症状です。皮疹は頭部，四肢には通常みられません。

□**選択すべき抗菌薬**：**第一選択；ドキシサイクリン，第二選択；クロラムフェニコール**となります。

■ツツガムシ病リケッチア *Orientia tsutsugamushi*

□保有体はネズミなどげっ歯類であり，これらに寄生したツツガムシによって媒介されます。

□ツツガムシは草木上で生活し，繁殖した草木に接触したヒトへの咬傷によって感染が起こります。

□**問題となる感染症**：**ツツガムシ病**があり，潜伏期は約 1～2 週間程度で，紅丘疹が咬傷部位から広がり潰瘍化し痂皮を形成します。咬傷部位は黒色痂皮となります。その後，発熱，悪寒，頭痛，全身筋痛，背部痛が急激に起こり，局所リンパ節腫脹を伴い，紅丘疹が体幹，四肢に広がっていきます。

- **選択すべき抗菌薬：第一選択；ドキシサイクリン，第二選択；クロラムフェニコール**となります。

その他のリケッチア

コクシエラ *Coxiella burnetii*

- グラム陰性菌類似の細胞壁をもつ小桿菌です。動物細胞内でしか増殖できないため，リケッチアの一種と分類されています。
- 保有体としてはウシ，ヤギ，ヒツジ，ブタなどの家畜であり，これらの家畜との接触および，乾燥した糞便，ミルク，汚染された埃で感染します。またダニ，カ，ハエなども媒介する昆虫として重要視されています。
- 近年では，生物兵器の1つとしても注目されています。
- 獣医や精肉業従事者，牧場従事者は，Q熱のハイリスクグループです。
- **問題となる感染症**：1〜3週間程度の潜伏期の後に発症するインフルエンザ様症状(高熱，悪寒，全身筋痛，頭痛など)で発症する**Q熱急性熱性疾患**や非定型肺炎の形をとる**Q熱肺炎**，また発熱，肝機能障害で発症する**Q熱肝炎**，および培養陰性で亜急性の経過をとる**慢性Q熱心内膜炎**があります。
- 急性期と回復期の間に，血清抗体価の増加をもって診断します。
- **選択すべき抗菌薬：第一選択；(ドキシサイクリンまたはシプロフロキサシン)＋リファンピシン，第二選択；エリスロマイシン＋リファンピシン，ニューキノロン**などさまざまな組み合わせで治療が行われます。
- Q熱による心内膜炎ではドキシサイクリン＋クロロキンが推奨されています。

エールリヒア *Ehrlichia chaffeensis, E. phagocytophila, E. sennetsu*

- イヌ，げっ歯類，シカ，ヒツジが保有体であり，マダニ咬傷で感染します。
- *E. chaffeensis* はアメリカ南東部，*E. phagocytophila* はアメリカ北東部，*E. sennetsu* は西日本が発生地帯といわれています。
- 森林の中で狩猟などの活動をした場合やダニ咬傷のエピソードがある患者で，インフルエンザ様の高熱，全身筋痛がある場合に疑う必要があります。
- **問題となる感染症：エールリヒア症**があり，*E. chaffeensis* による**ヒト単球性エールリヒア症** HME(Human monocytic ehrlichiosis)と *E. phagocyto-*

phila による**ヒト顆粒球性エールリヒア症** HGE(Human granulocytic ehrlichiosis)，また *E. sennetsu* による**腺熱**があり，どの疾患とも臨床的には同様の経過，症状をとります。

□潜伏期は約 1 週間であり，緩徐に発症する発熱，頭痛，全身筋痛があり，紅丘疹が全身に出現します(皮疹がない場合もある)。

□また白血球減少，血小板減少，肝機能障害が起こります。末梢血スメアで HME は病原体が単球内に見え，HGE では顆粒球内に見えるのが特徴です。

□**選択すべき抗菌薬**：**第一選択；ドキシサイクリン**，**第二選択；クロラムフェニコールまたはリファンピシン**となります。

マイコプラズマ

マイコプラズマで重要となるのは，肺炎マイコプラズマ，性行為感染症で問題となる *M. hominis* とウレアプラズマがあります。

■肺炎マイコプラズマ *Mycoplasma pneumoniae*

□保有体はヒトのみであり，飛沫感染で感染します。

□マイコプラズマは細菌特有の細胞壁をもっていません。そのため，治療では細胞壁合成阻害薬は無効です。

□寒冷凝集反応で疑い，診断はペア血清による抗体価で行います。

□**問題となる感染症**：**非定型肺炎**，**気管支炎**があります。

□**選択すべき抗菌薬**：**第一選択；マクロライド**，**ニューキノロン**，**第二選択；ドキシサイクリン**となります。

■*Mycoplasma hominis*

□保有体はヒトのみであり，性行為により感染します。

□肺炎マイコプラズマ同様，細菌特有の細胞壁をもっていません。そのため，治療では細胞壁合成阻害薬は無効です。

□**問題となる感染症**：性行為感染症として**尿路感染症**，**骨盤内感染症**があり，また**周産期感染**〔分娩後発熱，人工中絶後発熱(約 2〜3 日持続)〕があります。

□**選択すべき抗菌薬**：**第一選択；マクロライド**，**ニューキノロン**，**第二選択；ドキシサイクリン**となります。

■ウレアプラズマ *Ureaplasma urealyticum*

□保有体はヒトのみであり，性行為により感染します。

□肺炎マイコプラズマ同様，細菌特有の細胞壁をもっていません。そのため，治療では細胞壁合成阻害薬は無効です。

■**問題となる感染症**：性行為感染症としての**尿道炎**があり（骨盤内感染症は起こさないといわれています），また周産期感染で**低体重出生児**，**絨毛羊膜炎**と関係していると考えられています。

■**選択すべき抗菌薬**：**第一選択；エリスロマイシン**，**第二選択；テトラサイクリン**，**クラリスロマイシン**となります。

クラミジア

クラミジアも3つおさえておきましょう。現在，〝Chlamydia〟から〝Chlamydophila［クラミドフィラ］〟と英文の学名が変わりましたが，ここではクラミジアのままで説明します。

□クラミジアは細胞内寄生体のため，細胞壁合成阻害薬は無効です。

■オウム病クラミジア *Chlamydophila psittaci*

□トリやガチョウが保有体であり，接触により感染します。ですので精肉業や獣医，牧場，動物園，ペットショップ従事者はハイリスク群です。

■**問題となる感染症**：**非定型肺炎**があります。血行性に広がって，**脳炎**，**無菌性髄膜炎**や**感染性心内膜炎**，**心筋炎**，**心膜炎**などを起こすことがあります。

■**選択すべき抗菌薬**：**第一選択；ドキシサイクリン**，**第二選択；エリスロマイシン**，**クロラムフェニコール**となります。

■肺炎クラミジア *Chlamydophila pneumoniae*

□保有体はヒトのみであり，飛沫感染によって発症します。

■**問題となる感染症**：**非定型肺炎**，**気管支炎**があります。

□近年では，成人の動脈硬化病変から分離され，冠動脈疾患や動脈硬化症との関連が話題になっています。

■**選択すべき抗菌薬**：**第一選択；ドキシサイクリン**，**第二選択；エリスロマイシン**，**ニューキノロン**となります。

■ここでレジオネラ，マイコプラズマ，クラミジアといった非定型肺炎で問題となる3菌種が出そろいましたので，各微生物ごとにまとめておきましょう（**表2-18**）。

表 2-18　レジオネラ，マイコプラズマ，クラミジアの比較

	レジオネラ	マイコプラズマ	クラミジア
細胞壁の有無 細胞内寄生	+ +	− −	− +
βラクタム−細胞壁合成阻害	−	−	−
マクロライド，テトラサイクリン−蛋白合成阻害	+	+	+
ニューキノロン−DNA gyrase 阻害	+	+	+

＋：あり，有効，－：なし，無効

トラコーマクラミジア *Chlamydophila trachomatis*

□保有体はヒトのみであり，性行為や接触(眼感染症)より感染します。

□**問題となる感染症**：性行為感染症としての**尿道炎**，**直腸炎**，**頸管炎**，**骨盤内感染症**，**鼠径リンパ肉芽腫症**(第四性病)および垂直感染(母子感染)として**トラコーマ**(眼感染症)，**新生児感染症**があります。また感染後の免疫反応による**反応性関節炎**もあります。

□**選択すべき抗菌薬**：**第一選択；ドキシサイクリン，アジスロマイシン，第二選択；エリスロマイシン，オフロキサシン**となります。

スピロヘータ

重要なスピロヘータとして，レプトスピラ，回帰熱ボレリア，ライム病，そして梅毒があります。

レプトスピラ *Leptospira interrogans*

□ネズミの尿細管に保菌され，尿で汚染された水より感染します。農夫，軍人，旅行者や猟師はハイリスク群です。

□**問題となる感染症**：**レプトスピラ症**，**ワイル病**があります。

レプトスピラ症(非黄疸性)は 2 相性であり，1 週間の潜伏期の後に第 1 期として菌の全身播種が起こり，発熱，悪寒，頭痛，全身筋痛があります。1 週間ほど持続した後に，抗体反応による第 2 期として激しい頭痛，嘔吐を伴う髄膜炎を起こします。これは 2，3 日で終わるとされています。この時期に血液培養は陽性になるといわれています。

一方，ワイル病(黄疸性出血性)はレプトスピラ症と同様の経過ですが，肝機能・腎機能障害により黄疸と腎不全を起こし，心筋炎はショック状態となります。

□**選択すべき抗菌薬**：**第一選択；ペニシリン G，第二選択；ドキシサイク**

リン，セフトリアキソンとなります。

■*Borrelia*（回帰熱ボレリア　*B. recurrentis*，ライム病ボレリア　*B. burgdorferi*）

□シラミ，マダニにより媒介される感染症です。

□回帰熱ボレリアはヒトが保有体です。一方，ライム病ボレリアはネズミ，シカ，ダニが保有体です。

□回帰熱（世界各地でみられる），ライム病（北米で最も一般的な節足動物媒介感染症）ともに海外渡航者，および国内でも森林に入るような機会があるヒトに報告例があります。

■**問題となる感染症：回帰熱，ライム病**があります。

□回帰熱は，潜伏期は約1週間であり，高熱，悪寒，頭痛，全身筋痛および脾腫で発症します。このような発作が約1週間持続し，その後発汗・排尿とともに解熱し潜伏期（肝臓，脾臓に潜伏）に入り，黄疸をしばしば伴います。このような状態が約2週間の間隔で繰り返され，治療を行わないと死亡します。

□ライム病は潜伏期が約2週間であり，第1期として遊走性紅斑がダニ咬傷部位に起こります。紅斑自体は無痛性で感染性はありません。その後，数週～数カ月後に第2期として神経症状（髄膜炎，脳炎，両側Bell麻痺，ポリニューロパチー），心症状（房室ブロック），眼症状（結膜炎）が起こります。数カ月持続します。

□第1期から2カ月～2年の経過で，第3期として移動性関節炎，慢性ポリニューロパチー，脳炎が起こります。

□特に両側Bell麻痺を起こす疾患の鑑別は限られており，①ライム病，②糖尿病性顔面神経麻痺，③サルコイドーシスを考えます。

■**選択すべき抗菌薬：第一選択；ドキシサイクリン，第二選択；セフトリアキソン，アモキシシリン**となります。

■梅毒トレポネーマ　*Treponema pallidum*

□性行為によって水平感染が起こり，子宮内での胎盤感染により垂直感染が起こります。

■**問題となる感染症：梅毒**があります。**第1，2期，潜伏梅毒，第3期，神経梅毒**および**先天梅毒**に分かれます。先天梅毒は垂直感染であり，第1，2，潜伏梅毒で起こります。**症状として胎児死亡，失明，脳神経障害，聴力障害，鞍鼻，皮膚紅斑**があります。

■梅毒の症状は**表2-19**を参照してください。

表 2-19　梅毒の各病期での症状・身体所見

病期	症状・身体所見
1 期	感染部位の無痛性潰瘍 局所のリンパ節腫脹
2 期	とくに手掌，足底を含む紅斑 粘膜病変 全身倦怠感，発熱，咽頭痛，頭痛，関節痛，全身のリンパ節腫脹 脳神経麻痺を伴う梅毒性髄膜炎，前部ぶどう膜炎を伴う虹彩炎
潜伏期	無症状：血清検査での異常所見のみ
3 期	心血管系梅毒：大動脈瘤，大動脈弁閉鎖不全，非動脈硬化性冠動脈疾患 ゴム腫梅毒
神経梅毒	無症候性神経梅毒 脊髄癆：電撃痛，瞳孔異常，運動失調，下肢腱反射異常，尿失禁 進行麻痺：言語障害を伴う痴呆，瞳孔異常，腱反射異常，振戦，痙攣

□診断のためには，第 1 期梅毒ではパーカーインク法による鏡検でスピロヘータを証明することが大切です。第 2 期以降では直接確認できないため，血清検査が大切になります。

□スクリーニングとしては，非トレポネーマ抗原検査である **VDRL テスト**，**RPR(Rapid plasma reagin)テスト**を行います。どちらかのテストが陽性ならば，トレポネーマ抗原検査である，**FTA-ABS(Fluorescent treponemal antibody absorption)テスト**，**TPHA(Treponema pallidum hemagglutination)テスト**を行い，確定診断をつけます。

□生物学的擬陽性(Biological false positive for syphilis test)を示す**表 2-20**の疾患および対象者では注意が必要です。

表 2-20　梅毒血清検査での生物学的擬陽性を示す疾患および対象者

・高齢者
・細菌感染症(e.g；感染性心内膜炎，マラリア，マイコプラズマ，結核)
・慢性肝疾患
・経静脈的薬物使用者
・ライム病
・悪性腫瘍
・妊婦
・ウイルス感染症(e.g；帯状疱疹，麻疹，HIV，伝染性単核球症)

□**選択すべき抗菌薬：第一選択；ペニシリン G，第二選択；テトラサイクリン，セフトリアキソン**となります。しかし，妊婦や神経梅毒ではペニシリン G のみを用います。ペニシリンにアレルギーがある場合も脱感作をしてでもペニシリン G を用いることが重要です。

抗酸菌 Mycobacterium

抗酸菌として一般臨床で重要な菌として，結核菌と非定型抗酸菌・非結核性抗酸菌があります。ほかにライ菌 *Mycobacterium leprae* やウシ結核菌 *Mycobacterium bovis* がありますが，本稿では省略します。

結核菌 *Mycobacterium tuberculosis*

- □結核菌はヒトが保有し，特に結核菌の飛沫核が 2〜4 μm の大きさのため，通常の外科用マスクを通過するため空気感染します。
- □そのため，結核では飛沫感染ではなく，空気感染予防策 airborne precaution が必要となります。
- □日本では結核感染率は人口の 25%程度であり，**表 2-21** のようなリスクファクターがある患者で発病するといわれています。

表 2-21　結核発病のリスクファクター

・生活習慣：睡眠・栄養不足，アルコール多飲 ・ストレス：精神的苦労 ・基礎疾患・病態：エイズ，糖尿病，肝硬変，出血性胃潰瘍，ステロイドや抗癌薬の投与

- □**問題となる感染症：肺結核症(一次結核，二次結核)，肺外結核(粟粒結核，胸膜炎，髄膜炎，心膜炎，腹膜炎，尿路結核，脊椎炎(脊椎カリエス)，喉頭結核，腸結核，頸部リンパ節結核)**があります。
- □一般的に，結核に曝露すると約半数で感染が起こるといわれています。しかし，結核に感染したヒトの約 90%は発病することなく一生を終えると考えられています。
- □結核の感染に続いて結核を発病する場合を一次結核といい，約 5%を占めます。
- □また多くが発病せずに潜伏(約 95%)する中で，約 5%が感染してからかなりの年月を経て発病する場合を二次結核といいます。
- □二次結核を発症する場合，結核菌を押さえ込んでいた個体の抵抗力の低下が最も重要といわれており，加齢や糖尿病，免疫抑制剤，悪性腫瘍などがリスクファクターとなります。**日本で問題となっている結核感染は，この二次結核が大部分です。**
- □一次肺結核は肺の下葉に定着して感染します。二次肺結核は，酸素が豊富な上葉で再活性化され，全身へ広がります。全身への広がり方としては，

①経気道性として気道を経由して肺内に広がる場合，②リンパ行性として肺内リンパ節からさらに頸部リンパ節に広がる(リンパ節結核)場合，③血行性として全身に広がる(粟粒結核)場合の3つがあります。

□②，③はまとめて肺外結核といいます。

□診断については，ツベルクリン反応を行い，肺結核の場合，喀痰・誘発痰・胃液検査の塗抹・培養・PCRがあります。また肺外結核の場合，感染臓器の病理組織の培養，PCRなどがあります。

□**選択すべき抗菌薬**：治療は多剤併用療法が中心となり，**第一選択としては，4剤併用として，①イソニアジド，②リファンピシン，③ピラジナマイド，④エタンブトールないしストレプトマイシン**を用います。

□イソニアジドおよびリファンピシンに耐性の結核菌を多剤耐性結核菌(Multidrug resistant tuberculosis)といい，治療には**第二選択薬として，注射薬(カプレオマイシン，アミカシン，カナマイシン)，ニューキノロン(オフロキサシン，シプロフロキサシン，スパルフロキサシン，レボフロキサシン)，エチオナマイド，サイクロセリン，パラアミノサリチル酸(PAS)**を適宜用いますが，治療に難渋するケースが多く，専門医へのコンサルトが必要となります。

非結核性抗酸菌 Non-tuberculous mycobacteria(NTM)

□抗酸菌の中で，結核菌(*M. tuberculosis*)，ウシ結核菌(*M. bovis*)，ライ菌(*M. leprae*)，アフリカ結核菌(*M. africanum*)を除いたものを非定型抗酸菌・非結核性抗酸菌〔Non-tuberculous mycobacteria(NTM)〕といいます。

□NTMは結核菌と異なり，ヒトからヒトへの直接感染はないとされています。

□本来ヒトに対して病原性は弱く，土壌，水中といった環境に存在する菌であり，肺の局所バリア障害や皮膚の損傷した部位に寄生的に定着し，病変を形成するため，一般的には日和見感染症として考える必要があります。

□結核菌については一定の治療ガイドラインが整備されているのに対し，NTMの多くの菌種でいまだに十分な効果が期待できる抗菌薬が少ないことが特徴です。

□NTMは多菌腫に及ぶため，理解のためには日本での頻度から考えると，「①*M. avium-intracellulare* complex(MAC)」，「②*M. kansaii*」，「③その他のNTM」というように分類するとわかりやすいでしょう。

□NTMは1950年代にRunyanによって**表2-22**の4群に分類されています。

表 2-22　NTM の分類(Runyan による)

I 群：光発色菌－光をあてると黄色い色素を産生しコロニーが着色 *M. kansasii, M. marinum, M. genavense, M. simiae* **II 群：暗発色菌**－暗所で培養すると光をあてなくても黄色い色素を産生しコロニーが着色 *M. scrofulaceum* **III 群：非発色菌**－色素を産生しない MAC(*Mycobacterium avium-intracellulare* complex), *M. malmoense, M. ulcerans, M. xenopi* **IV 群：迅速発育抗酸菌**(RGM：Rapidly Growing Mycobacterium)－数日でコロニー形成 *M. chelonae* subspecies *abscessus, M. chelonae, M. fortuitum*

〔米山正雄，嶋田甚五郎(監修)，吉川博子(訳)：臨床微生物学ハンドブック―微生物から病態まで．p 186，医薬ジャーナル社，2001.〕

□I 群～III 群までは特殊な培地で 2 週間以上かかってきわめて緩徐に発育しますが，IV 群は 3～7 日で迅速に発育するのが特徴です。

□NTM が起こす感染症として重要なものは，「**① 肺病変，② リンパ節炎，③ 皮膚・軟部組織感染症，④ 骨，関節，腱感染症，⑤ 播種性感染症，⑥ カテーテル関連感染症**」の 6 つに分かれます。

■肺病変

□臨床的に最も多く，国内では MAC(*M. avium* complex)が 70%程度，*M. kansasii* が 20%，残りがほかの NTM(*M. chelonae* subspecies *abscessus, M. xenopi, M. malmoense*)によると考えられています。

□国内でも地域によって分布が異なるという報告もあります。

□NTM の飛沫核を吸入することで感染が起こります。

□NTM の肺病変について，**臨床症状は慢性咳嗽，呼吸困難，喀血，発熱，夜間盗汗，全身倦怠感，体重減少**があり，**レントゲン所見では，上葉の空洞病変，下肺野の結節，浸潤影や膿瘍形成**などがみられ，**非常に結核と似ています**。

□MAC 肺感染症については，もともと 50～75 歳男性，喫煙者，COPD や塵肺症の既往がある患者にみられる“古典的”肺感染症としてとらえられていました。ホットタブ使用については，CT 所見によっては，MAC 感染症でなく，過敏性肺臓炎として呼吸器症状が出ているとの解釈もあり，感染症およびアレルギー性機序の両方を考えられています。

□その一方で，30～70 歳女性，脊柱側弯症や僧帽弁逸脱の既往，また局所の気管支拡張症(右中葉や左舌区)，漏斗胸の患者層にも MAC 肺感染症がみられることが分かってきており，Oscar Wilde のビクトリア王朝時代の劇「Lady Windermere's Fan(ウィンダミア夫人の扇)」にちなんで“Lady Windermere 症候群”といわれる“新”肺感染症の概念も提唱されています。

□これらの患者層では，インターフェロンγ欠損と関連しているともいわれています。

□結核菌の場合，いちど喀痰から陽性となった時点で感染症として治療を開始しますが，非結核性抗酸菌による肺病変では，1回のみ陽性ではコンタミネーションの可能性もあります。ATSからの**表 2-23** の診断基準を参照してください。

表 2-23　NTM による肺感染症の診断基準(ATS)

症状があり，胸部X線にて浸潤影，結節影，空洞性病変がある患者，あるいは，HRCTにて多発する気管支拡張所見，多発小粒状影がみられる患者で，

A. 12カ月以内に3回の喀痰/気管支洗浄の結果が得られる場合：
① 抗酸菌塗抹陰性の場合は培養陽性3回，あるいは，
② 1回抗酸菌塗抹陽性の場合は培養陽性2回

B. 気管支洗浄の1回の結果のみの場合：
① 培養陽性で，2+，3+，4+の抗酸菌塗抹陽性，あるいは，固形培地で2+，3+，4+の培養陽性

C. 喀痰/気管支洗浄での検査で診断がつかない場合，または，他疾患が除外できない場合：
① 経気管支生検あるいは肺生検にて非結核性抗酸菌が証明される，あるいは，
② 生検にて抗酸菌の組織病理所見(肉芽腫性炎症像および/または抗酸菌陽性)が得られ，喀痰や気管支洗浄から少数であっても非結核性抗酸菌が証明された場合

□**MAC 感染症の治療：マクロライド系(クラリスロマイシンまたはアジスロマイシン)，エタンブトール，リファンピシン〔またはリファブチン(日本にはない)〕を加え，適宜アミカシン**を追加します。しかし，治療への反応は患者により異なり，治療に難渋するケースもあります。

□一方で，***M. kansasii*** **については，抗結核薬への感受性がよく，イソニアジド，リファンピシン，エタンブトールの3剤による治療に比較的よく反応します。**

■リンパ節炎

□NTM のリンパ節炎は頸部リンパ節にしばしば起こり，小児に多くみられます。原因となる NTM として，MAC，*M. scrofulaceum*，*M. kansasii*，*M. chelonae*，*M. fortuitum* があります。

■皮膚・軟部組織感染症

□化膿性肉芽腫として発症し難治性です。原因となるNTMとして，*M. marinum*，*M. fortuitum*，*M. chelonae*，*M. chelonae* subspecies *abscessus*，*M. ulcerans*があります。

■骨，関節，腱感染症

□外傷後に，難治性の骨・関節・腱感染症を起こすことも知られています。原因となるNTMとしてはMAC，*M. kansasii*，*M. fortuitum*，*M. chelonae* subspecies *abscessus*，*M. chelonae*があります。

■播種性感染症

□NTMの播種性感染症の大部分は，MACによるAIDS患者への感染です。

■この場合，**消化管からの感染であり，下痢，腹痛，吸収不良，食欲不振，体重減少，肝脾腫がみられます。**

■**全身症状として発熱，夜間盗汗がみられ，血液，骨髄，リンパ節，肝臓，脾臓に播種します。特にCD4が100以下のAIDS患者での不明熱の原因で一番多いと考えられています。**

□非HIV患者でのNTMの播種性感染はIV群のRGMである*M. chelonae* subspecies *abscessus*や*M. chelonae*で起こるといわれています。

■カテーテル関連感染症

□カテーテル関連感染症を起こすNTMはIV群のRGMです。

■NTMの各菌種での特徴

□I群：*M. kansasii*以外に，*M. marinum*はプールや水槽での外傷で感染し，スイミングプール肉芽腫(皮膚潰瘍や膿瘍)を起こします。また，漁師や熱帯魚を飼育している人にみられる結節性リンパ節炎の原因にもなります。*M. genavese*はHIV患者で播種性MAC感染症に似た病変を起こします。*M. simiae*は気管支肺疾患患者に感染するNTMです。

□II群：*M. scrofulaceum*は小児のリンパ節炎を起こすことで知られています。

□III群：MAC以外で，*M. ulcerans*はオーストラリアで流行しており，皮膚の変形を伴うBuruli潰瘍を起こすNTMとして知られています。*M. xenopi*は肺感染症を起こし，病院の水道水からよく分離されるNTMです。

□IV群：迅速発育抗酸菌には，*M. abscessus*，*M. fortuitum*，*M. chelonae*

があり，3〜7 日で発育します。一般の水道や汚染された水槽，家畜から分離されます。ヒトへの感染は外傷，異物挿入により起こると考えられており，難治性の蜂窩織炎や，瘻孔形成し長期間におよぶ場合，迅速発育抗酸菌感染を考える必要があります。また皮膚・軟部組織感染症，骨・関節・腱感染症，カテーテル感染症で特に問題となります。

□NTM の中でも，MAC はマクロライド(クラリスロマイシン，アジスロマイシン)を中心とした多剤併用療法，*M. kansasii* は抗結核薬による治療体系が確立してきていますが，その他の NTM は，一般的に抗菌薬は効きにくく，菌種間，同一菌種内でも薬剤感受性が異なるため，薬剤感受性テストが必要です。

□外科的デブリドマンが治癒するために重要な治療方法になります。

□一般的に，NTM 感染症では，高齢者や免疫抑制状態の患者が多数を占めるため，多剤併用で長期間の治療の中で，副作用のために十分な治療が行えないことも頻繁にあります。

Column

“感染症診療マニュアル”と青木眞先生

本書を手にした方の多くが知っているであろう『レジデントのための感染症診療マニュアル』の著者が，青木眞先生です。この本は，医学生，研修医のだれもが，臨床感染症にふれたいと思ったらまず最初に手元に置くべき一冊です。自分自身も学生時代から使い込んだことで，感染症患者さんの初期研修では有意義な経験ができました。青木先生とこの本があってこそ，現在の自分の感染症の知識・技術があるといっても過言ではありません。

私にとって臨床医学のよい本とは，(1)短期間で読める(数日〜2 週以内)，(2)臨床の現場ですぐ開け役に立つ，そしてなによりも，(3)著者に実際に会いたくなる，一緒に働いてみたくなる，そんな本が好きです。この『マニュアル』を読んで，青木先生を追いかけて 2000 年の冬に都立大久保病院感染症外来に行ったときのことを思い出します。青木先生の感染症の知識は当然のこととして，患者さんへの態度，話し方，研修医への暖かいまなざしその全てをリスペクトしています。自分も，いつかそのような立場に近づければと思う日々です。

その他の重要微生物

リケッチア Rickettsia

紅斑熱グループ

ロッキー山紅斑熱リケッチア *Rickettsia rickettsii*

保有体・発生地帯：げっ歯類，イヌが保有体であり，マダニ咬傷で感染
アメリカ中部大西洋岸地域が発生地帯

感染症：ロッキー山紅斑熱(RMSF : Rocky Mountain Spotted Fever)

●**抗菌薬**：第一選択；ドキシサイクリン，第二選択；クロラムフェニコール

ボタン熱(地中海紅斑熱)リケッチア *Rickettsia conorii*

保有体・発生地帯：げっ歯類，イヌが保有体であり，マダニ咬傷で感染
地中海沿岸が発生地帯

感染症：ボタン熱(Boutonneuse fever)，地中海紅斑熱(Mediterranean fever)

●**抗菌薬**：第一選択；ドキシサイクリン，第二選択；クロラムフェニコール

アフリカ発疹熱リケッチア *Rickettsia africae*

保有体・発生地帯：げっ歯類，イヌが保有体であり，マダニ咬傷で感染
アフリカが発生地帯

感染症：アフリカ発疹熱(African tick bite fever)

●**抗菌薬**：第一選択；ドキシサイクリン，第二選択；クロラムフェニコール

リケッチア痘 *Rickettsia akari*

保有体・発生地帯：ハツカネズミが保有体であり，コナダニ咬傷で感染
アメリカ，韓国，ロシアが発生地帯

感染症：リケッチア痘(Rickettsialpox)

●**抗菌薬**：第一選択；ドキシサイクリン，第二選択；クロラムフェニコール

チフスグループ

発疹チフスリケッチア *Rickettsia prowazeki*

保有体・発生地帯：ヒト，ムササビが保有体であり，コロモジラミ咬傷で感染。南アメリカ，アフリカ，北アメリカが発生地帯

感染症：流行性シラミ媒介性チフス(発疹チフス)，Brill-Zinsser病(再発性発疹チフス)

●**抗菌薬**：第一選択；ドキシサイクリン，第二選択；クロラムフェニコール

発疹熱(地方流行性ノミ媒介発疹)リケッチア *Rickettsia typhi*

保有体・発生地帯：ネズミが保有体であり，ネズミノミ咬傷で感染。世界中で報告あり

感染症：発疹熱チフス(Endemic / murine typhus)

●**抗菌薬**：第一選択；ドキシサイクリン，第二選択：クロラムフェニコール

■ツツガムシ病リケッチア *Orientia tsutsugamushi*

保有体・発生地帯：ネズミ，げっ歯類が保有体であり，ツツガムシ咬傷で感染。東南アジア，日本，オーストラリアが発生地帯

感染症：ツツガムシ病(Scrub typhus)

●**抗菌薬**：第一選択；ドキシサイクリン，第二選択；クロラムフェニコール

その他のリケッチア

■コクシエラ *Coxiella burnetii*

保有体：ウシ，ヤギ，ヒツジ，ブタとの接触感染。生物兵器

感染症：Q 熱急性熱性疾患，Q 熱肺炎，Q 熱肝炎，慢性 Q 熱心内膜炎

●**抗菌薬**：第一選択；(ドキシサイクリン/ シプロフロキサシン)＋リファンピシン，第二選択；エリスロマイシン＋リファンピシン，ニューキノロン

＊Q 熱心内膜炎ではドキシサイクリン＋クロロキンが推奨されている

■エールリヒア *Ehrlichia chaffeensis, E. phagocytophila, E. sennetsu*

保有体・発生地帯：イヌ，げっ歯類，シカ，ヒツジが保有体であり，マダニ咬傷で感染。*E. chaffeensis* はアメリカ南東部，*E. phagocytophila* はアメリカ北東部，*E. sennetsu* は西日本が発生地帯

感染症：

ヒト単球性エールリヒア症：Human monocytic ehrlichiosis(HME)－*E. chaffeensis*

ヒト顆粒球性エールリヒア症：Human granulocytic ehrlichiosis(HGE)－*E. phagocytophila*

腺熱：*E. sennetsu*

●**抗菌薬**：第一選択；ドキシサイクリン，第二選択；クロラムフェニコール，リファンピシン

マイコプラズマ Mycoplasma

■肺炎マイコプラズマ *Mycoplasma pneumoniae*

保有体：ヒト，飛沫感染

感染症：非定型肺炎，気管支炎

●**抗菌薬**：第一選択；マクロライド，ニューキノロン，第二選択；ドキシサイクリン

■*Mycoplasma hominis*

保有体：ヒト，性行為による接触感染

感染症：性行為感染症(STD)(尿路感染症，骨盤内感染症)

周産期感染(分娩後発熱，人工中絶後発熱)

●**抗菌薬**：第一選択；マクロライド，ニューキノロン，第二選択；ドキシサイクリン

■**ウレアプラズマ** *Ureaplasma urealyticum*

保有体：ヒト，性行為による接触感染

感染症：性行為感染症(STD)(尿道炎)
(垂直感染)周産期感染(低体重出生児，絨毛羊膜炎)

●**抗菌薬**：第一選択；エリスロマイシン，第二選択；テトラサイクリン，クラリスロマイシン

クラミジア Chlamydophila

■**オウム病クラミジア** *Chlamydophila psittaci*

保有体：トリ，ガチョウ，接触感染

感染症：非定型肺炎，脳炎，無菌性髄膜炎

●**抗菌薬**：第一選択；ドキシサイクリン，第二選択；エリスロマイシン，クロラムフェニコール

■**肺炎クラミジア** *Chlamydophila pneumoniae*

保有体：ヒト，飛沫感染

感染症：非定型肺炎，気管支炎，冠動脈疾患・動脈硬化症

●**抗菌薬**：第一選択；ドキシサイクリン，第二選択；エリスロマイシン，ニューキノロン

■**トラコーマクラミジア** *Chlamydophila trachomatis*

保有体：ヒト，接触感染・自己播種－特に眼感染症

感染症：性行為感染症(STD)〔尿道炎，直腸炎，頸管炎，骨盤内感染症，鼠径リンパ肉芽腫症(第四性病)〕
(垂直感染)トラコーマ(眼感染症)，新生児感染症
反応性関節炎

●**抗菌薬**：第一選択；ドキシサイクリン，アジスロマイシン，第二選択；エリスロマイシン，オフロキサシン

スピロヘータ Spirochete

■**レプトスピラ** *Leptospira interrogans*

存在：ネズミの尿細管に保菌，尿で汚染された水より感染

感染症：レプトスピラ症(非黄疸性)，ワイル病(黄疸性出血性)

●**抗菌薬**：第一選択；ペニシリンG，第二選択；ドキシサイクリン，セフトリアキソン

■*Borrelia*(回帰熱ボレリア *B. recurrentis*,
ライム病ボレリア *B. burgdorferi*)

存在：シラミ，マダニにより媒介
(保有体：回帰熱ボレリア－ヒト，ライム病ボレリア－ネズミ，シカ，ダニ)

感染症：回帰熱，ライム病

●**抗菌薬**：第一選択；ドキシサイクリン，第二選択；セフトリアキソン，アモキシシリン

■梅毒トレポネーマ *Treponema pallidum*

感染症：梅毒

●**抗菌薬**：第一選択；ペニシリンG，第二選択；テトラサイクリン，セフトリアキソン

抗酸菌

■結核菌 *Mycobacterium tuberculosis*

存在：ヒトが保有し，飛沫によって空気感染

感染症：肺結核症(一次結核，二次結核)，肺外結核(粟粒結核，胸膜炎，髄膜炎，心膜炎，腹膜炎，尿路結核，脊椎炎(脊椎カリエス)，喉頭結核，腸結核，頸部リンパ節結核)

●**抗菌薬**：第一選択；イソニアジド，リファンピシン，ピラジナマイド，エタンブトールないしストレプトマイシン

■非結核性抗酸菌 Non-tuberculous mycobacteria(NTM)

<NTM Classification by Runyan>

I 群：光発色菌：光をあてると黄色い色素を産生しコロニーが着色
M. kansasii, M. marinum, M. genavense, M. simiae

II 群：暗発色菌：暗所で培養すると光をあてなくても黄色い色素を産生してコロニーが着色
M. scrofulaceum

III 群：非発色菌：色素を産生しない。
MAC(*Mycobacterium avium-intracellulare* complex), *M. ulcerans, M. xenopi*

IV 群：迅速発育菌(RGM : Rapidly Growing Mycobacterium)：数日でコロニーを形成する。
M. chelonae subspecies *abscessus, M. chelonae, M. fortuitum*

存在：土壌に広く分布

感染症：

① 肺病変(“古典的”肺感染症，“新”肺感染症)

MAC, *M. kansasii, M. chelonae subspecies abscessus, M. xenopi, M. malmoense*

・“古典的”肺感染症－50～75歳男性，喫煙者，COPD，塵肺症，ホッ

トタブ使用と関連。

・"新" 肺感染症－30～70歳女性，脊柱側弯症，僧帽弁逸脱，(気管支拡張症)，漏斗胸("Lady Windermere症候群")，インターフェロンγ欠損と関連

② リンパ節炎

MAC, *M. scrofulaceum*

③ 皮膚・軟部組織感染症

M. marinum, M. kansasii, M. fortuitum, M. chelonae, M. chelonae subspecies *abscessus, M. ulcerans*

④ 骨，関節，腱感染症

M. marinum, MAC, *M. kansasii, M. fortuitum, M. chelonae* subspecies *abscessus, M. chelonae*

⑤ 播種性感染症

MAC, *M. chelonae* subspecies *abscessus, M. chelonae, M. genavense, M. simiae*

⑥ カテーテル関連感染症

RGM－*M. chelonae* subspecies *abscessus, M. chelonae, M. fortuitum*

●抗菌薬： ＊MAC，*M. kansasii* 感染症以外は治療法としてはっきりと確立されたものはない。

MAC－

クラリスロマイシンまたはアジスロマイシン＋エタンブトール＋リファンピシン(またはリファブチン：日本にはない)+-アミカシン

M. kansasii－

イソニアジド＋リファンピシン＋エタンブトール

M. marinum－

クラリスロマイシン，テトラサイクリン，ST合剤または，リファンピシン＋エタンブトール

M. genavense－

エタンブトール，リファンピシン，クロファジミン，クラリスロマイシンから2剤併用

M. simiae－

クラリスロマイシンまたはアジスロマイシン＋エタンブトール＋リファンピシン+-アミカシン

M. scrofulaceum－

外科的切除。クラリスロマイシン＋クロファジミン+-エタンブトール

M. ulcerans－

(リファンピシン＋アミカシン)または(エタンブトール＋ST合剤)

M. xenopi－

マクロライド＋リファンピシン＋エタンブトール+-ストレプトマイシン

M. chelonae subspecies *abscessus*－
クラリスロマイシンまたはアジスロマイシン
M. chelonae－
クラリスロマイシンまたはアジスロマイシン
M. fortuitum－
外科的切除。アミカシン＋セフォキシチン＋プロベネシド

真菌

さまざまな真菌があります。この項ではまず病原真菌の大きな分類について，ついで臨床上重要な5種(カンジダ，クリプトコッカス，アスペルギルス，ムーコル，ニューモシスチス)について概説します。

病原真菌の分類

真菌は，「酵母 Yeast と，糸状菌 Mold と，ニューモシスチス Pneumocystis」に分かれます。

□前章までの細菌でいうところの「**グラム陽性球菌と，グラム陰性桿菌と，その他**」のように当てはめて考えるとわかりやすいでしょう。

表2-24　Yeasts の種類

・*Candida* species
・*Cryptococcus neoformans*
・*Trichosporon*
・*Malassezie*
・*Rhodolorula*
・*Saccharomyces*

□酵母 Yeast の代表は，カンジダとクリプトコッカス。あとトリコスポロンくらい知っておきましょう。マイナーどころでロドロルーラやマラセッチア，サッカロミセスがあります(**表2-24**)。

□GPC も大きく3つに分類されると考えると，Yeast も代表格は3つしかないわけです(と無理なこじつけですが)。

□カンジダは，アルビカンスと非アルビカンスに分かれます。GPC でふれたコアグラーゼ陽性ブドウ球菌とコアグラーゼ陰性ブドウ球菌みたいなもので非アルビカンスはコアグラーゼ陰性ブドウ菌同様多種類あります。

□カンジダは，「なんとなくブドウ球菌に似たイメージ」(**表2-25**)で覚えるとよいでしょう。

表2-25　カンジダの覚え方

Candida albicans ≒ Coagulase positive *staphylococcus*(*S. aureus*)
Candida non-albicans ≒ Coagulase negative *staphylococcus*(*S. epidermidis*, etc)
非アルビカンスは多くの種類があり，なんとなくコアグラーゼ陰性ブドウ球菌に似ている

□問題なのは山盛りの糸状菌 Mold の分類です。5 系統に分けて考えてゆきます(**表 2-26**)。

表 2-26　Mold の分類

- **Aseptate hyphae** − Zygomycetes
  - *Mucorales :*
    Rhizopus, Mucor, Absidia, Cunninghamelia
  - *Entomophthorales :*
    Conidiobolus, Basidiobolus
- **Septate hyphae**

① Hyaline molds
Hyaline septate molds
Aspergillus species, Fusarium, Paecilliomyces, Pseudallescheria boydii, Scedosporium prolificans, Trichoderma, Scopulariopsis

② Dematiaceous molds
Bipolaris, Cladophialophora, Alternaria, Exophiala, Curvularia, Wangiella

③ Dermatophytes
Trichophyton, Microsporium, Epidermophyton

④ Dimorphic molds
Coccidioides, Histoplasma, Paracoccidioides, Blastomyces, Penicillium marneffei, Sporothrix

□まずは隔壁のある/なしで,「隔壁なしの接合菌 Zygomyces とそれ以外」に分かれます。

□接合菌には，ムーコル *Mucorales* とエントモフトラ *Entomophthorales* に分かれます。ムーコルの中に「リゾプス，ムーコル，アブシディア，カニングハメラ」があります。エントモフトラの中に「コニディオボラス，バシディオボラス」があります。

□「隔壁あり」が 4 系統です。

① **Hyaline mold**

アスペルギルス，スケドスポリウム，フサリウム，ペシリオミセス，トリコデルマ，スコプラリオシス

② **黒色真菌 Dematiaceous mold**

いわゆるメラニンがあって黒い mold(dark pigment)です。

オルタナリア，エクソフィアラ，バイポラーリス

③ **皮膚糸状菌 Dermatophyte**

皮膚にいる糸状菌 mold で，酵母 yeast のトリコスポロンと分けて考えます。

トロコフィトン，ミクロスポリウム

④ **二形性真菌 Dimorphic mold**

いわゆる地域流行型真菌 endemic fungi に属するものです。

コクシジオイデス，ヒストプラズマ，パラコクシジオイデス，スポロトリックス，マルネッフェイ型ペニシリウムがあります。世界的にみられるスポロトリックス以外は流行地帯があります。しかし，国際化が進むにつれて国内でも発症例がみられることがあります。

□糸状菌 Mold がたくさんあるのは，GNB が沢山あるのと同じような意味合いで整理できます。単に「アスペルギルスとそれ以外」と見なしてもよいのですが，真菌学的な分類に沿って考えると上記のようになります。GNB の分け方同様，「隔壁ありの糸状菌が 4 つになる」ところも，GNB の分類の 4 つに類似と考えると頭に入れやすいでしょう。

□「その他」にあたるのが，原虫から真菌にかわったニューモシスチス *Pneumocystis* というように憶えることができます。

臨床上重要な病原真菌

■*Candida* 属（*C. albicans, C. glabrata, C. parapsilosis, C. tropicalis, C. krusei, C. guilliermondii, C. lusitaniae*）

□カンジダは酵母 Yeast に属し，ヒトのみならずあらゆる動物の口腔，腸管から検出されます。また皮膚に常在しています。そのため，消化管内や皮膚に常在しているカンジダが感染源となると考えられています。

□カンジダ感染症を疑うセッティングとしては，広域抗菌薬の長期投与により菌交代現象が起こり，「広域抗菌薬を使用しているにもかかわらず発熱が持続し，カンジダが体内のさまざまな部位から検出される」場合にカンジダ感染症を疑います。

□また血液疾患の化学療法やその他の原因で起こる好中球減少症の発熱 Neutropenic fever の状態で，広域抗菌薬使用にもかかわらず発熱が持続している場合にもカンジダ感染症を疑います。**特に好中球減少症が回復してきている時期に発熱が持続している場合は，慢性播種性カンジダ感染症（肝臓・脾臓カンジダ症 Hepatosplenic candidiasis）を疑います。特に慢性播種性カンジダ感染症の場合，血液データ上，アルカリホスファターゼが上昇してくるのも特徴**です。

□**院内感染で問題になるカンジダ感染症**として，中心静脈ライン感染による**カンジダ真菌血症** Candidemia，Fungemia があります。特に中心静脈ラインが挿入されており，高カロリー輸液，脂肪製剤使用中，広域抗菌薬使用中のラインセプシスとしてカンジダ真菌血症が問題となります。

□欧米でのラインセプシスの原因としてカンジダは4番目に多い起因菌(他には，表皮ブドウ球菌，黄色ブドウ球菌，緑膿菌など)です。

□菌交代現象でいったんカンジダが増殖したとしても，病原性を発揮することは一般的にはありません。しかし，患者が免疫抑制状態(特にT細胞系)や広域抗菌薬を長期使用されているような場面では口内炎，食道炎をはじめ多くの感染症を起こします。

□**問題となる感染症：表在性カンジダ感染症**(粘膜皮膚カンジダ症)と**深在性カンジダ感染症**に分かれます。表在性カンジダ感染症としては，**消化管感染(食道炎，鵞口瘡など)**，**カンジダ腟炎**，**皮膚感染症(オムツ皮膚炎，爪囲炎など)**があります。一方，深在性カンジダ感染症としては，**血行性播種による肺感染**，**眼内炎**，**肝・脾膿瘍**，**感染性心内膜炎**，**尿路感染**があります。

□**選択すべき抗菌薬**：表在性カンジダ感染症には，**アンホテリシンBシロップ**，**クロトリマゾール**，**ナイスタチン**，**アゾール系抗真菌薬内服**があります。一方，深在性カンジダ感染症の場合，全身投与が基本となり，**アンホテリシンB**，**アゾール系抗真菌薬(フルコナゾール，ボリコナゾールなど)**，**エキノキャンディン系抗真菌薬(カスポファンギン，ミカファンギン)**を使います。

カンジダの分類については，理解しやすいようにするため，*Candida alibicans* と非アルビカンス・カンジダ(Non albicans Candida : NAC)に分けて考えるとよいでしょう。

□NACには，*C. glabrata, C. parapsilosis, C. tropicalis, C. krusei, C. guilliermondii, C. lusitaniae* があります。それぞれのカンジダの特徴について解説します。

C. albicans

□リスクファクター：HIV/AIDS，外科手術があります。

□院内感染のカンジダ真菌血症の約半数を占めます。アンホテリシンB，アゾール系抗真菌薬，エキノキャンディン系抗真菌薬に広く感受性があります。

C. glabrata

□リスクファクター：外科手術，固形悪性腫瘍，尿路・血管内カテーテル，アゾール系抗真菌薬での治療歴があります。

□**問題となる感染症：真菌血症**，**尿路感染**，**手術創部感染**が代表的です。また，ICU長期入院患者や悪性腫瘍のターミナルの患者でも高頻度に感染症を起こします。

□**選択すべき抗菌薬：アゾール系抗真菌薬ー特にフルコナゾール**を使用する場合，高用量を必要とするため，**バイタルサインが不安定な重篤な *C. glabrata* による感染症の場合，アンホテリシンBを使用します。**

■*C. parapsilosis*

□リスクファクター：血管内カテーテル，高カロリー輸液，皮膚感染があります。特にヨーロッパでは，小児の真菌血症の半数を占めているという報告もあります。**カテーテル部位にBiofilm形成をするため，*C. parapsilosis* の血管内カテーテル感染では完治するために抜去することが大切です。**

□**選択すべき抗菌薬：*C. albicans* 同様，アンホテリシンB，アゾール系抗真菌薬，エキノキャンディン系抗真菌薬**に広く感受性があります。

■*C. tropicalis*

□リスクファクター：白血病，好中球減少症，中心静脈ライン留置，ケトコナゾールの予防内服があります。悪性腫瘍患者に感染症を起こすことで有名です。このときの悪性腫瘍は，血液系悪性腫瘍，固形腫瘍，骨髄移植があります。***C. albicans* と比較し，播種性カンジダ真菌血症を起こすことが知られています。**

□**選択すべき抗菌薬：治療としては *C. albicans* 同様，アンホテリシンB，アゾール系抗真菌薬，エキノキャンディン系抗真菌薬**に広く感受性がありますが，最近耐性化が進んできているという報告もあります。

■*C. krusei*

□リスクファクター：悪性腫瘍，好中球減少症，骨髄移植があり，**特にアゾール系抗真菌薬の予防投与をされている患者の好中球減少症では腸管内から全身播種すると考えられています。アゾール系抗真菌薬のフルコナゾールが効きませんので，治療としてはアンホテリシンB大量投与を行う必要があります。**

■*C. guilliermondii, C. lusitaniae*

□リスクファクター：悪性腫瘍，骨髄移植，高用量ステロイドがあり，アンホテリシンB・ナイスタチンの予防投与をされている患者では感染のリスクが高くなります。また，**この2種類は，アンホテリシンBに耐性をもっていることは重要**です。そのため，**治療はアゾール系抗真菌薬であるフル**

コナゾールがメインとなります。

□深在性カンジダ感染症の治療としては，細菌感染症と比べて薬剤感受性検査が明確に示されていないところもあり，カンジダの種類により治療薬を決める必要があります。

表 2-27 のようになっています。

表 2-27　Candida 属の抗真菌薬への感受性

	フルコナゾール	イトラコナゾール	ボリコナゾール	アンホテリシン B	エキノキャンディン
C. albicans	S	S	S	S	S
C. glabrata	S-DD	R	S-I	S-I	S
C. parapsilosis	S	S-DD	S-I	S-I	S-I
C. tropicalis	S	S	S	S	S
C. krusei	R	R	S-I	S-I	S
C. guilliermondii	S	S	S	R	S
C. lusitaniae	S	S	S	R	S

エキノキャンディン：ミカファンギン，カスポファンギン
S：感受性あり，S-DD：増量により感受性あり，R：耐性，
S-I：試験管内 *in vitro* での活性は低いが臨床的に有効

■クリプトコッカス *Cryptococcus neoformans*

□土壌，トリの糞など広く自然界に存在する酵母 Yeast であり，土壌やトリの糞を吸入することで感染します。

□10〜20%は免疫不全のない患者でもみられますが，クリプトコッカス感染症を見た場合，免疫不全－特に細胞性免疫不全の基礎疾患を考える必要があります。具体的には，HIV 感染症や悪性リンパ腫，成人 T 細胞白血病など血液腫瘍です。

□**問題となる感染症：脳炎，髄膜炎，肺感染，皮膚感染**があります。特に HIV 患者では再発性髄膜炎が問題となります。髄膜炎，脳炎では髄液墨汁染色で厚い莢膜をもつ二重リングの球菌が観察されることもありますが，血液や髄液のクリプトコッカス抗原を調べることが重要です。

□**治療のオプション：①アンホテリシン B，②アンホテリシン B＋フルシトシン併用，③フルコナゾール，④フルコナゾール＋フルシトシン併用**があります。その中でも重篤なクリプトコッカス髄膜炎(水頭症併発，意識障害，髄液パーカーインク染色陽性)の治療で最も有効なのは，**アンホテリシン B とフルシトシン併用を 2〜6 週間行い，安定したらフルコナゾール**を数カ月投与する治療です。

■アスペルギルス *Aspergillus* species（*A. fumigatus, A. flavus, A. niger, A. terreus*）

□自然界の土壌に広く存在し，腐った植物に特にみられる糸状菌 Mold です。胞子を形成し，飛散します。免疫抑制状態の患者や慢性呼吸器疾患の患者が菌糸を吸入することで起こります。

□**骨髄移植に関連した侵襲性肺アスペルギルス症（Invasive pulmonary aspergillosis : IPA）の場合，病棟に隣接する場所で建築改修工事が行われていると，明らかに発症率が上昇するといわれています。**

□また環境のいたるところに存在するため，特に病院内の空調設備を定期的に点検することや，改修工事の際には気流を遮断するなどの対策によりアスペルギルス感染症を減少することができます。

□**問題となる感染症**：呼吸器関連のアスペルギルス感染症として，アレルギー反応である，①**アレルギー性気管支肺アスペルギルス症**（Allergic bronchopulmonary aspergillosis : ABPA），そして感染症として，②**アスペルギローマ**，③**侵襲性肺アスペルギルス症**（IPA），④**慢性壊死性肺アスペルギルス症**（Chronic necrotizing pulmonary aspergillosis : CNPA）があります。それ以外の感染症として**外耳炎**，**アレルギー性真菌性副鼻腔炎**があります。

□ABPA は，喘息患者の 1～2%，欧米では嚢胞性線維症患者の 1～15%でみられ，喘鳴，気管支拡張症が臨床症状としてあり，検査で血中好酸球増多，血清 IgE 上昇，アスペルギルスに対する特異的 IgE，IgG 抗体上昇で診断をつけます。

□アスペルギローマは，画像（胸部 X 線，胸部 CT）にて，特徴的な菌球 Fungas ball 形成がみられ，生検で診断します。

□IPA は，骨髄移植後および化学療法での好中球減少症状態の真菌による肺炎，および移植片対宿主病（Graft versus host disease : GVHD）での肺炎としても最も多い疾患です。

□診断は，血液培養陽性がまれであり，診断が非常に難しく，最も重要な検査として生検により病理組織診断と培養検査が重要となります（特に IPA と CNPA）。

□画像検査では，胸部 X 線，胸部 CT での典型的な肺所見として halo sign，空洞形成，真菌性肺分画症があり，このような所見があれば 90%程度 IPA の診断がつくといわれています。

□近年，侵襲性肺アスペルギルス症の診断として，Platelia キットによるアスペルギルスサンドイッチ ELISA 法での血清のガラクトマンナン測定が，特異度が高く有効といわれています。

□アスペルギルス感染症の大部分は *A. fumigatus* であり，治療としては**アンホテリシンB，ボリコナゾール，イトラコナゾール，ミカファンギン，カスポファンギン**があります。**侵襲性肺アスペルギルス症では，アンホテリシンB，ボリコナゾールが有効ですが，最近のスタディではボリコナゾールのほうが有効率，全生存率も優れた結果が出ています。**

□**近年認識されてきた慢性壊死性肺アスペルギルス症もアンホテリシンB，ボリコナゾールが有効と考えられます。**

□その一方で，**アスペルギローマでは外科的切除が必要となります。アレルギー反応のアレルギー性気管支肺アスペルギルス症ではステロイド投与やイトラコナゾール投与があります。**

□またアスペルギルスの中で，**アンホテリシンB耐性の *A. terreus* については，ボリコナゾールが有効である**ことも知っておいて損はないでしょう。

■ムーコル　Mucormycosis (Zygomycosis) (*Rhizopus, Mucor, Absidia, Apophysomyces, Cunninghamella*)

□自然界の土壌に広く存在します。感染はきわめてまれなのですが，**コントロール不良の糖尿病患者や腎不全で尿毒症の患者，好中球減少症および免疫抑制剤大量投与中の患者で感染症を起こします。**

□**特に糖尿病性アシドーシスや尿毒症で，アシドーシス改善にもかかわらず意識状態が改善しない場合，ムーコルによる真菌性副鼻腔炎の中枢神経播種を考える必要があります。**

□**問題となる感染症**：3つあり，①副鼻腔から浸潤し血行性に散布され，脳内播種する。**真菌性副鼻腔炎(副鼻腔から浸潤し血行性播種，脳内播種)，②侵襲性肺炎，③皮膚軟部組織感染**を起こします。

□治療として，**アンホテリシンBと外科的デブリドマン**があります。しかし，診断がついても致死率が非常に高い疾患です。また原疾患の改善(糖尿病性アシドーシス，尿毒症，好中球減少症など)および大量に免疫抑制剤を使用している場合は免疫抑制状態の解除が，治療のためにはとても重要になります。

□ムーコルに対しては，アゾール系抗真菌薬であるボリコナゾール，フルコナゾールなど，またエキノキャンディン系抗真菌薬のカスポファンギン，ミカファンギンは**効果がない**ことも重要です。

□欧米での骨髄移植患者で，アンホテリシンBにかわってボリコナゾールがカンジダ，アスペルギルスをはじめとする真菌感染症に用いられるようになり，そのような患者でブレークスルーするような形で真菌感染が起こったときにはムーコル症を考える必要があります。近年では，新しいトリアゾール系抗真菌薬であるポサコナゾールが，アンホテリシンB無効のムーコル症のケースに効果があったという報告もあります。

■ニューモシスチス *Pneumocystis jiroveci*

□以前は原虫に分類されていました。遺伝子上は真菌に近いということで，現在は真菌に分類されます。また，以前はニューモシスチスカリニ *Pneumocystis carinii* と呼ばれていましたが，**名称もニューモシスチス・ジロベッチー *Pneumocystis jiroveci* と改められています。**自然環境中に広く存在しています。

□**ニューモシスチス肺炎は，HIV患者でCD 4 T細胞が200以下になったときに頻繁に起こります。症状として徐々に進行する呼吸困難，乾性咳嗽，持続する微熱が特徴です。**

□**突然の胸痛を伴う呼吸困難の場合は，ニューモシスチス肺炎で気胸が起こった可能性を示唆します。**その一方で，**免疫抑制剤使用中の患者や血液疾患患者でのニューモシスチス肺炎は急速に進行する呼吸困難で発症し，HIV患者の場合とは臨床症状の進行の速さが異なります。**

□診断は，喀痰または気管支鏡による気管支洗浄液から栄養型ならライト・ギムザ染色で，シストはメセナミン銀染色による細胞診を行います。最近ではモノクローナル抗体を用いて診断する方法もあります。

□治療は，**①ST合剤，②クリンダマイシン＋プリマキン，③ペンタミジン，④アトバクオン**があります。日本で手に入る治療薬としては，①ST合剤か，③ペンタミジンがよく使われています。また重症な呼吸不全を伴う場合，ステロイド投与が症状・予後改善につながります。

Column

臨床感染症の醍醐味

感染症のコンサルトがあると，病棟に出向いていってカルテチェックのうえで患者さんの診察を行うことになります。人との出会いは，誰でも初対面が重要なのは言うまでもありませんが，“感染症・ばい菌の医者”という説明で患者さんと向き合うと響きが悪く，あまりよい印象をもたれないようです。ですので，患者さんには“熱をみる医者”という自己紹介をしています。

臨床感染症の醍醐味は，現在の医療で専門分化が進んでいく中，頭のてっぺんから足の先まで臓器を越えて，全身をみて考えなければいけないことです。非常に大きな魅力だと思います。この，全身を評価しなければいけない姿勢が総合診療医のそれとオーバーラップする部分があるのではないかと密かに思っています。そのうえで，各専門医と協力して診療にあたる信頼関係があってこそコンサルテーションの業務が円滑にいきます。

真菌 Fungi

Candida 属（*C. albicans, C. glabrata, C. parapsilosis, C. tropicalis, C. krusei, C. guilliermondii, C. lusitaniae*）

存在：口腔，腸管，皮膚

感染症：肺感染(血行性播種)，眼内炎，心内膜炎，肝・脾膿瘍，消化管感染(鵞口瘡，食道炎など)，尿路感染，腟炎，皮膚感染症(オムツ皮膚炎，爪囲炎など)

Candida 感染のリスクファクター

C. albicans：HIV/AIDS，外科手術

C. glabrata：外科手術，固形悪性腫瘍，尿路・血管内カテーテル，アゾール系抗真菌薬での治療歴，尿路感染

C. parapsilosis：血管内カテーテル，高カロリー輸液，皮膚感染

C. tropicalis：新生児・小児，悪性腫瘍，白血病，好中球減少症，骨髄移植

C. krusei：悪性腫瘍，好中球減少症，骨髄移植，アゾール系抗真菌薬での治療歴

C. guilliermondii：アンホテリシンB・ナイスタチンでの治療歴

C. lusitaniae：悪性腫瘍，骨髄移植，高用量ステロイド，アンホテリシンB・ナイスタチンでの治療歴

● **抗菌薬**：

局所投与：クロトリマゾール，ナイスタチン，アンホテリシンBシロップなど

全身投与：

C. albicans – フルコナゾール，カスポファンギン，ミカファンギン，アンホテリシンB

C. glabrata – アンホテリシンB，カスポファンギン，ミカファンギン，ボリコナゾール

C. parapsilosis – フルコナゾール，カスポファンギン，ミカファンギン，アンホテリシンB

C. tropicalis – フルコナゾール，カスポファンギン，ミカファンギン，アンホテリシンB

C. krusei – アンホテリシンB，カスポファンギン，ミカファンギン，ボリコナゾール

C. guilliermondii – フルコナゾール，カスポファンギン，ミカファンギン，ボリコナゾール

C. lusitaniae – フルコナゾール，カスポファンギン，ミカファンギン，ボリコナゾール

Candida 属の抗真菌薬への感受性(表 2-27 再掲)

	フルコナゾール	イトラコナゾール	ボリコナゾール	アンホテリシン B	エキノキャンディン
C. albicans	S	S	S	S	S
C. glabrata	S-DD	R	S-I	S-I	S
C. parapsilosis	S	S-DD	S-I	S-I	S-I
C. tropicalis	S	S	S	S	S
C. krusei	R	R	S-I	S-I	S
C. guilliermondii	S	S	S	R	S
C. lusitaniae	S	S	S	R	S

エキノキャンディン：ミカファンギン，カスポファンギン
S：感受性あり，S-DD：増量により感受性あり，R：耐性，
S-I：試験管内 *in vitro* での活性は低いが臨床的に有効

■クリプトコッカス *Cryptococcus neoformans*

存在：土壌，鳥の糞
感染症：脳炎，髄膜炎，肺感染，皮膚感染
●**抗菌薬**：アンホテリシン B，フルシトシン，フルコナゾール

■アスペルギルス *Aspergillus* species(*A. fumigatus, A. flavus, A. niger, A. terreus*)

存在：土壌
感染症：肺感染(アスペルギローマ，侵襲性肺アスペルギルス症，慢性壊死性肺アスペルギルス症)，
(アレルギー反応)アレルギー性気管支肺アスペルギルス症
外耳道炎，アレルギー性真菌性副鼻腔炎
●**抗菌薬**：アンホテリシン B，ボリコナゾール，イトラコナゾール，ミカファンギン，カスポファンギン

■ムーコル Mucormycosis(Zygomycosis)(*Rhizopus, Mucor, Absidia, Apophysomyces, Cunninghamella*)

存在：土壌
感染症：真菌性副鼻腔炎(副鼻腔から浸潤し血行性播種，脳内播種)，侵襲性肺炎，皮膚軟部組織感染
●**抗菌薬**：アンホテリシン B，ポサコナゾール

■ニューモシスチス *Pneumocystis jiroveci*

存在：自然環境
感染症：ニューモシスチス肺炎
●**抗菌薬**：ST 合剤，クリンダマイシン＋プリマキン，ペンタミジン，アトバクオン

3章　臨床抗菌薬学―総論

抗菌薬の作用機序

この章から，臨床で用いる抗菌薬の総論に入ります。

各抗菌薬の特徴は各論でお話ししますので，この第一節では大きく作用部位のことや，抗菌薬投与方法の原則から解説します。

抗菌薬の作用機序

表 3-1　抗菌薬の作用機序

(1) 細胞壁合成阻害薬：βラクタム系，バンコマイシン，ダプトマイシン
(2) 蛋白合成阻害薬
　リボソーム 30S サブユニット：テトラサイクリン系，アミノグリコシド系
　リボソーム 50S サブユニット：クリンダマイシン，マクロライド系，ケトライド系，ストレプトグラミン系，オキサゾリジン誘導体，クロラムフェニコール
(3) DNA・RNA 合成阻害
　DNA 合成：メトロニダゾール，DNA gyrase－ニューキノロン
　RNA 合成：DNA-dependent RNA polymerase－リファンピシン
　核酸合成：葉酸代謝阻害－ST 合剤

□**表 3-1** の 3 通りに分かれます。

ここで重要な点は，(1)細胞壁合成阻害か，(2)細胞内に入って作用するかの大きく 2 つに分けて考える必要があります。なぜならば，細胞壁をもたない微生物，細胞内寄生をする微生物では基本的に(1)の細胞壁合成阻害薬は効果がないからです。

□その点を注意して**図 3-1** の作用部位を頭に入れましょう。

□もう一点，作用部位が同じ抗菌薬では拮抗してしまう可能性があることが挙げられます。

□現在，リボソーム 50S サブユニットに作用する**マクロライド系**，**クリンダマイシン**，**クロラムフェニコール**は併用すると作用が減弱すると考えら

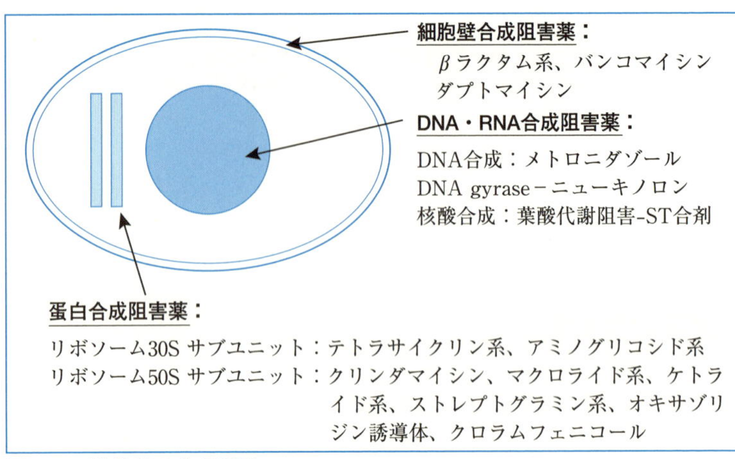

図 3-1　抗菌薬の作用部位

れており，一緒に併用しないようにする必要があります。

□一方，細胞壁合成阻害作用のあるβラクタム系とバンコマイシンは作用する部位が異なるため併用は可能です。最近の知見では，細菌性髄膜炎にバンコマイシンと3世代セフェムを併用するとバンコマイシンの髄液移行が上がり効果がよいということもいわれています。

単剤療法 vs. 併用療法

抗菌薬の併用療法にはどのようなメリット，デメリットがあるでしょうか。

□併用療法の目的としては，①相乗効果がある場合，②抗菌活性のスペクトラムを広げる場合があります。

□またデメリットとしては，①コストがかかる，②投薬ミスが起こる，③投与回数が増えコメディカルの仕事量が増える，④薬物相互作用に十分な注意が必要，となります。

■こう合わせて考えると，抗菌薬の使用にあたっては「**特別な理由がない限り単剤療法のほうが好ましい**」といえます。そのような点をふまえたうえで，現時点で併用療法については適応となる感染症として**表 3-2** を把握しておきましょう。

表 3-2　抗菌薬併用療法の適応となる感染症

- **グラム陽性，グラム陰性菌を広範囲にカバーしなければいけない好中球減少時の発熱**
  例：抗緑膿菌活性のある 3 世代セフェム＋アミノ配糖体
- **腹腔内・骨盤内感染症といった多菌種による感染症**
  例：クリンダマイシン＋アミノ配糖体
- **相乗効果をねらうことで治療を行う必要がある重症および治療困難な感染症**
  例：腸球菌感染症でのペニシリン／バンコマイシン＋アミノ配糖体
  感染性心内膜炎でのペニシリン／セフェム／バンコマイシン＋アミノ配糖体
  細菌性髄膜炎でのバンコマイシン＋3 世代セフェム＋リファンピシン
  生体異物感染でのニューキノロン＋リファンピシンなど
- **単剤治療ではすぐに耐性菌がでてしまう感染症**
  例：結核に対するリファンピシンを含めた 4 剤投与
  クリプトコッカス髄膜炎に対するフルシトシン＋アンホテリシン B など

Column

アメリカを目指せ！…それでも日本で続ける理由

渡米して初期研修，専門医研修を受ける医師が増えてきています。一時期，アメリカでの初期研修が華やかに話題になったことも影響してだと思います。私は英語に自信がなく，飛び出すチャンスもなく日本で 6 年間医師をしています。ただ，医学生最後の春休みと，医師として 3 年目の終わりに 2 回にわたってアメリカの医療現場で短期間ながら勉強できる機会がありました。

日本以上に専門分化しているところや日々口頭でのレクチャーで耳学問として学べる環境，ディスカッションを大切にしているところ，百科事典なみに博識かつ能弁な上級医の存在など，日本に持ち帰って生かせることが沢山あることを知り，とてもよい経験ができました。その一方で，専門医にコンサルトしないと訴訟で負ける，非感染症医だと抗菌薬があまりにブロードスペクトラムでスタートするなどの“守りに入った姿勢”も目につきました。

アメリカ一辺倒で日本の現状を大きく逸脱することもなく，現在の日本の多くの医療機関で行われている専門医指向の現場での片手間に行われる普遍性に乏しい一般医学知識の共有でもない，新しい医学教育，臨床医療教育，職業人としての医師養成の方法を，今なら日本で作り出せると考えています。それを目指す方々も沢山出てきましたし，応援したい気持ちです。

そういう私も，アメリカに代表される欧米の普遍性・問題解決型のアルゴリズムのもと，日本の現場を十分配慮した形での日々の臨床を展開できればと思っています。

組織移行性と消化管からの吸収

全身の臓器の中でも，抗菌薬の移行について注意が必要な臓器として，中枢神経系および前立腺について解説します。ほかには「硝子体内への移行」もありますが，特殊領域なので本書では取り上げません。

髄液移行性

細菌性髄膜炎の治療を考えるうえで，「手持ちの中でどの抗菌薬が髄液へ移行するか」を十分理解していないと治療がうまくいきません。

□**表 3-3** を参照して下さい。このとき炎症がなくても髄液への移行がよいものと，髄膜炎など髄膜の炎症がある場合に移行性が上がるものを分けて理解するとよいでしょう。

□血液脳関門 BBB(Blood-Brain Barrier)が脂溶性に富んでいることが，抗菌薬の髄液移行を制限する理由と考えられています。

表 3-3　抗菌薬の髄液移行における注意点

(1) 髄液移行のよい抗菌薬
クロラムフェニコール，ST 合剤，メトロニダゾール，リファンピシン，ミノサイクリン
(2) 炎症時のみ髄液移行する抗菌薬
ペニシリン G，アンピシリン，3 世代セフェム，バンコマイシン
(3) 髄液移行が悪いもの
アミノ配糖体，1・2 世代セフェム系，マクロライド系，クリンダマイシン

前立腺への移行性

ここでも前立腺が脂溶性に富んでいることが抗菌薬の前立腺移行を制限する理由と考えられています。

□一般的に ST 合剤，ニューキノロンが最も前立腺への移行性がよいのですが，急性前立腺炎や菌血症を併発するような状態ではβラクタム系，アミノ配糖体も十分に前立腺に移行すると考えられています(**表 3-4**)。

□慢性前立腺炎など炎症が激しくない場合は移行性のよいものを選ぶ必要があり，また長期投与が必要となってきます。それ以上に治療失敗例が多いので，そのような場合，前立腺結石など，いわゆる“異物 Foreign body”を考えて泌尿器科にコンサルトする必要があります。

表 3-4　抗菌薬の前立腺移行における注意点

(1) 前立腺移行のよい抗菌薬 ST 合剤，ニューキノロン，マクロライド，クリンダマイシン **(2) 炎症時のみ前立腺移行する抗菌薬** βラクタム系(ペニシリン，セフェム，モノバクタム，カルバペネム)，アミノ配糖体

バイオアベイラビリティ Bioavailability

最後に，前節(感染症の診断・治療)でふれた，注射から経口投与へのスイッチとも関係する消化管からの吸収がよい抗菌薬には何があるのかを説明します。

□抗菌薬の消化管からの吸収およびその抗菌活性がどの程度であるかを示す指標にバイオアベイラビリティ Bioavailability があります。バイオアベイラビリティが 100%だと，静注同等の内服抗菌薬の活性があることを意味します。これについては「抗菌薬マップ」でのバイオアベイラビリティがどの程度かの記載を併読してください。

□**表 3-5** に良好なバイオアベイラビリティをもつ経口抗菌薬の一覧を示します。この中には食事や 2 価のイオンとキレートして吸収が落ちるものがありますので，食事と一緒に内服してよいのか空腹時に内服すべきなのかを分けて理解して下さい。

□ニューキノロン，リファンピシン，ドキシサイクリン，ミノサイクリンは空腹時に内服すると吸収がよいといわれています。

表 3-5　良好なバイオアベイラビリティをもつ経口抗菌薬

アモキシシリン，ニューキノロン，リファンピシン，ドキシサイクリン，ミノサイクリン，クリンダマイシン，メトロニダゾール，ST 合剤，クロラムフェニコール，リネゾリド，マクロライド(特にクラリスロマイシン，アジスロマイシン)，フルコナゾール，フルシトシン，ボリコナゾール

□臨床の現場でよく悩む場面として，起因菌がはっきりしていないけれども，起因菌と考えられる菌種すべてをブロードスペクトラムの抗菌薬でカバーした治療で全身状態が落ち着いたときにどのように注射から内服へ変更するか，ということがあります。

□1 つの考え方としては，消化管からの吸収効率，抗菌活性を把握したうえで，**注射薬と同様の抗菌スペクトラムをもつ内服抗菌薬**に変更するとよいでしょう。

□例えば，明らかにペニシリン耐性肺炎球菌でない市中肺炎で定型・非定型が分からず，3世代セフェム＋マクロライド系で治療し軽快した場合，マクロライド系か2世代テトラサイクリン系か3世代ニューキノロン系内服に変更すればよいわけです。常に耐性菌については考慮しておく必要がありますが，耐性率が低い一般の市中感染であればどの菌をカバーできているのかのみでまずはよいでしょう。

Column

生きるということ，病院で死ぬということ

重症感染症も含め，重症なケースのケアにおいては，最善の医療処置を施しても亡くなる患者さんがいることを否が応にも認めざるをえません。ICU/CCUで亡くなる場合，治療の中止や差し控えによって導かれることも多く，死が差し迫っていることを予測できる状況にあります。そのような立場にいると，予測できるからこそ患者さんやその家族にとって，これからどのようになっていくのかの舵取りの役割を果たさなければいけないことがあります。その責任の重さから，予測できなければよかった，知らなければ楽なのにというつらい気持ちになったりとさまざまな感情が交錯します。差し迫った死を医師もナースも患者さんも家族も受容せざるをえないケースを担当することが，年間数例はあります。

病院に入院する患者さんは，退院して元気になる方もいますし，病院で最期を迎える方もいます。今さらながら，死にゆく患者さんに付き添っていくために，特に重症であればあるほど，“生きるということがどのようなことなのか，死ぬということがどのようなことなのか”について主治医として，医師として，人として，自分自身なりに幾度となく悩みます。心は揺れ動きます。いまだにはっきりとした答えは見つかりません。そんなことを考えると圧倒的な絶望感にのみこまれたり，どうしようもない虚無感にさいなまれることもあります。

ある患者さんの，亡くなる直前の“先生，ありがとう。私のことを忘れないでね”という言葉を思い出します。誰もひとりで生きていけないし，死ぬということがひとりぼっちの孤独な出来事であってほしくないし，誰かの心の中で生き続けることができれば安心して死を受容できる，死を乗り越えられるような気もします。

最近は医師になって本当によかったという思いと，あまりの責任の重さになるべきでなかったかもという思いが複雑に絡まります。良くなっていく方にも悪くなっていく方にも目を背けることなく，自分のベストを尽くせればと思う日々です。

時間依存性と濃度依存性

一般的に，抗菌薬を投与すると血中・感染臓器濃度と時間推移は**図 3-2** のようになると考えられます。

時間依存性 Time above MIC

時間依存性は，最小発育阻止濃度（minimal inhibitory concentration：MIC）以上の血中濃度をいかに保つかにより抗菌活性をもたせることです。

- 感染臓器での抗菌薬濃度が MIC 以上である限り，抗菌活性を持ち続けるということです。
- そのため，これらの抗菌薬を使用するにあたって，**十分な投与量と適切な投与間隔が重要となります。**理想的には緩徐に持続静注することで達成できると考えられます。

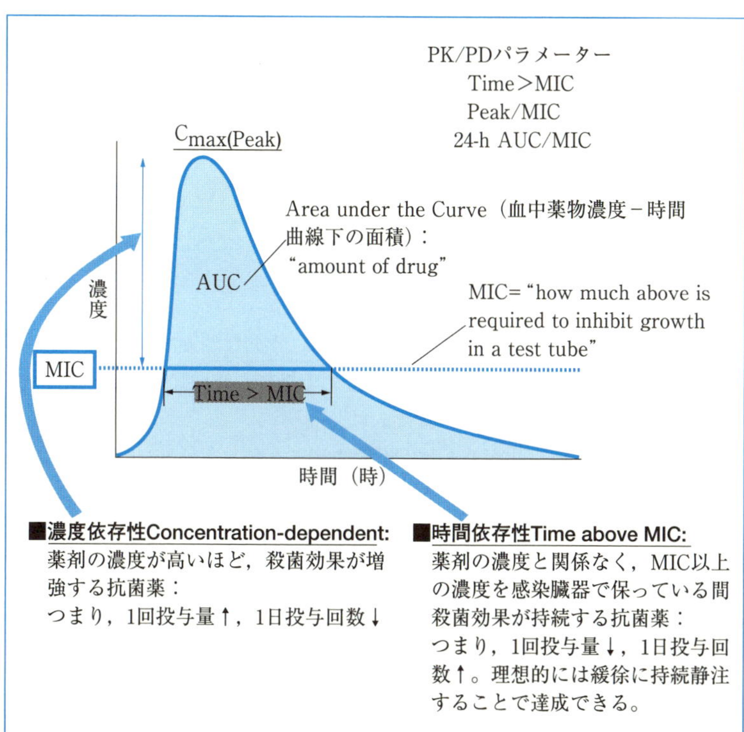
PK/PDパラメーター
Time＞MIC
Peak/MIC
24-h AUC/MIC
Cmax(Peak)
Area under the Curve（血中薬物濃度－時間曲線下の面積）：
"amount of drug"
AUC
濃度
MIC= "how much above is required to inhibit growth in a test tube"
MIC
Time > MIC
時間（時）
■濃度依存性Concentration-dependent:
薬剤の濃度が高いほど，殺菌効果が増強する抗菌薬：
つまり，1回投与量↑，1日投与回数↓
■時間依存性Time above MIC:
薬剤の濃度と関係なく，MIC以上の濃度を感染臓器で保っている間殺菌効果が持続する抗菌薬：
つまり，1回投与量↓，1日投与回数↑。理想的には緩徐に持続静注することで達成できる。

図 3-2　時間依存性と濃度依存性

□**時間依存性の抗菌薬：βラクタム系，バンコマイシン，クリンダマイシン，マクロライド系**が挙げられます。そのため，これらの抗菌薬－特にβラクタム系などは，頻回の投与回数を必要とします。

□時間依存性では，MIC 以上の濃度をいかに保つかが重要になるため，例えば，感染性心内膜炎の治療でペニシリン感受性の溶連菌が起因菌の場合，大量ペニシリン G の 24 時間持続点滴などを行うこともあるわけです。

□24 時間持続静注ではボトル内のペニシリン G の活性が落ちる可能性もあり，400 万単位 4 時間ごとの投与が一般的であります。

濃度依存性 Concentration dependent

濃度依存性は，1 回当たりの最高血中濃度(ピーク値)が抗菌活性を決め，血中濃度が高いほどより殺菌効果が得られます。

□さらに，血中濃度が上昇することで，MIC 以下の PAE(Post-antibiotic effect)も高めるといった特徴があります。PAE については後述(抗菌薬各論のアミノ配糖体)します。

□**濃度依存性の抗菌薬：アミノ配糖体，ニューキノロン，メトロニダゾール，クロラムフェニコール**があります。

□アミノ配糖体では，濃度依存性の考えから，3 回/日投与から 1 回/日投与に変えることにより，ピーク値を高くし，最低血中濃度(トラフ値)を低くすることで抗菌活性を高め，副作用を軽減する効果が認められてきています。トラフ値がどうも副作用と関連しているようです。

細胞内寄生体に効果のある抗菌薬

細胞内で抗菌薬が効力を発揮するためには，十分な濃度で細胞内に入ることが可能であり(このとき細胞の貪食などの機能が必要)，さらに微生物内への移行も可能である必要があります。

□そう考えると，微生物がどんどん増殖することが殺菌効果を発揮するのに必要な「細胞壁合成阻害薬」であるβラクタム系抗菌薬では，細胞内寄生体にはあまり効果がないことも理解できるでしょう。しかし，サルモネラに対するアンピシリンなど例外はあります。**表 3-6** に一覧を示します。

表 3-6　細胞内寄生体に効果のある抗菌薬

テトラサイクリン系，クロラムフェニコール，ST 合剤，ニューキノロン，マクロライド系，クリンダマイシン，リファンピシン

Renal adjustment を必要としない抗菌薬 －肝代謝 vs. 腎代謝

腎機能低下時の抗菌薬の注意

腎機能低下時に投与量を調整する(renal adjustment)必要がない抗菌薬について解説します。次節「クレアチニンクリアランス推定値」と併せて読んで下さい。

□患者の腎機能に関係なく，**表 3-7** の抗菌薬は投与量を調整することなく使用することができると考えられています。つまり，慢性腎不全や急性腎不全併発の感染症症例で投与量，投与間隔について常用量を用いてよいことになります。

□しかし，ここでも投与量を決定する場合に，前節のテーマ：濃度依存性と時間依存性には着目しておく必要があります。

表 3-7　腎機能低下時に投与量調整の必要がない抗菌薬

- **βラクタム系**：
  ペニシリン；ナフシリン
  セファロスポリン；セフォペラゾン，セフトリアキソン
- **ニューキノロン系**：モキシフロキサシン
- **マクロライド系**：エリスロマイシン，クラリスロマイシン，アジスロマイシン
- **テトラサイクリン系**：ドキシサイクリン，ミノサイクリン
- **ケトライド系**：テリスロマイシン
- **その他**：クリンダマイシン，メトロニダゾール，クロラムフェニコール，リネゾリド，キヌプリスチン・ダルホプリスチン，リファンピシン

□この中でも，**セフェム系のセフォペラゾン，セフトリアキソン**および，**ニューキノロンのモキシフロキサシンが** renal adjustment を必要としない点は，セフェム系の大部分，ニューキノロンの大部分が腎機能低下に合わせて投与量を調整する必要があることを考えると驚きです。よく憶えておきましょう。

肝排泄と腎排泄の抗菌薬の注意

□一般的に，腎排泄の抗菌薬では腎機能低下時に投与量の調節が必要です。

□一方，肝排泄の抗菌薬では急性肝炎，劇症肝炎，肝硬変(特に ChildB～C)

の状態では投与量の調節が必要です。

□腎機能低下時の場合，クレアチニンクリアランスである程度調整が可能なのですが，肝機能低下時の場合よい指標は残念ながらありません。

■肝障害時，腎障害時の抗菌薬投与のためのTipsは**表3-8**のとおりです。

表3-8　肝・腎障害時の抗菌薬投与の注意点

肝障害時の抗菌薬の投与について ・臨床的に非常に重篤な肝障害がある場合は，肝排泄の抗菌薬は1日投与量を50%に減らす ・肝障害時はできるだけ腎排泄型の抗菌薬を使用する **腎障害時の抗菌薬の投与について** ・Ccrが40〜60 mL/minのときは，腎排泄の抗菌薬の投与量を50%に減らすが，投与間隔は変えない ・Ccrが10〜40 mL/minのときは，腎排泄の抗菌薬の投与量を50%に減らし，投与間隔も2倍にのばす ・腎障害時はできるだけ肝排泄型の抗菌薬を使用する

■肝排泄と腎排泄の抗菌薬については，**表3-9**を参照して下さい。

表3-9　肝排泄と腎排泄の抗菌薬

・主に肝排泄型の抗菌薬 セフォペラゾン，セフトリアキソン，クロラムフェニコール，クリンダマイシン，ドキシサイクリン，エリスロマイシン，メトロニダゾール，ナフシリン，リファンピシン，サルファメトキサゾール **・主に腎排泄型の抗菌薬** アミノ配糖体，アズトレオナム，セファロスポリン系抗菌薬(セフォペラゾン，セフトリアキソン以外)，イミペネム，ニューキノロン(モキシフロキサシン以外)，ペニシリン系抗菌薬，トリメトプリム，テトラサイクリン系抗菌薬(ドキシサイクリン以外)，バンコマイシン

クレアチニンクリアランス推定値

前節「肝代謝 vs. 腎代謝」で取り上げた，腎代謝のときに抗菌薬投与量・投与間隔を決定させるうえで重要になってくるクレアチニンクリアランス推定値について解説します。

□βラクタム系を中心として，腎排泄型の抗菌薬では投与間隔を決めるためにクレアチニンクリアランスを見積もることが大切になります。

□クレアチニンクリアランス……腎臓内科医でなければ，まともに 24 時間蓄尿して調べたりしないかもしれませんが，臨床場面で遭遇する感染症患者は急性期であるため，たとえ 24 時間蓄尿してクレアチニンクリアランスを出しても 1 日 1 日変化するため，あてにならないことをぜひ知っておいてください。

□じゃあ，どうするか？

□その簡単な推定式として，以下の Cockcroft-Gault の式があります。

クレアチニンクリアランス推定値

$$\mathrm{Ccr(mL/min)} = \frac{(140-(\text{年齢}))\times(\text{理想体重})}{72\times〔\text{血清クレアチニン値}(\mathrm{mg/dL})〕}$$

＊女性なら上の式に×0.85

□理想体重は，BMI 22 以上の場合，22×〔身長(m)〕^{2} で計算したらよいでしょう。理想体重よりやせていたらそのままの値を使います。

□「クレアチニン値が正常だから，腎機能は正常」や，「クレアチニン値が高いから腎排泄型の抗菌薬は使えない」というのは，両方とも誤りです。上の式を使って，腎排泄型の抗菌薬を適切に使用してください。

□初回投与量は通常の量でかまいません。腎機能が悪いと排泄が遅れるだけですから。最初の血中濃度を上げる点には関係しないわけです。

重要な事項ですので練習しておきましょう。

練習 1

25 歳男性，身長 175 cm，体重 90 kg，血清クレアチニン 1.2 mg/dL

練習 2

90 歳女性，身長 145 cm，体重 30 kg，血清クレアチニン 0.5 mg/dL

□さて，推定クレアチニンクリアランスはそれぞれどれくらいでしょう？

■**クレアチニン正常＝クリアランス正常の“ワナ”**に気付きましたか。

□このクレアチニンクリアランス推定式も研修医時代にどれだけ手間暇かけてやったかで大きく力のつき方が異なります。抗菌薬投与前にぜひ計算を！

□クレアチニンクリアランスを見積もったら，あとは“熱病”(サンフォード)などのガイドデータをながめて投与量・投与間隔を決めてください。

応用篇：練習3

「練習1，2」の患者に，①アンピシリン・スルバクタム，②バンコマイシンをそれぞれ投与する場合の1回投与量と投与間隔を決定して下さい。(以下のGFR＝Ccrと考えてください)

＊アンピシリン・スルバクタムの用量調整

GFR＞80 mL/min：アンピシリンで1～2 g　6時間ごと
GFR 50～80 mL/min：アンピシリンで1～2 g　8時間ごと
GFR 10～50 mL/min：アンピシリンで1～2 g　8時間ごと
GFR＜10 mL/min：アンピシリンで1～2 g　12時間ごと

＊バンコマイシンの用量調整

GFR＞80 mL/min：1 g　12時間ごと
GFR 50～80 mL/min：1 g　12～24時間ごと
GFR 10～50 mL/min：1 g　1～2日ごと
GFR＜10 mL/min：1 g　3日ごと

「練習1～3の答えは，皆さんで考えてみて下さい」

Column

感染症入門セミナー

このレクチャーノーツができるきっかけとなった，毎年夏と冬に定期的に開催される「感染症入門セミナー」について。

2002年春先に，当時私が初期研修医として勤務した麻生飯塚病院の院内での「感染症勉強会」が発端で，その後，病院を越えて全国規模で「感染症入門セミナー」として始まりました。いつしか学生の長期休暇である夏と冬休みに決まって開催されるようになり，現在では2006年2月で，院内および院外開催を含めて22回目を迎えています。2005年冬からは，亀田総合病院総合診療感染症科岩田健太郎先生，静岡がんセンター感染症科大曲貴夫先生らと合同で開催することになり，規模がどんどん膨らんでいます。参加対象者は医学部5，6年生，研修医，医師です。

数日間の合宿形式のセミナーで，“よく学び，よく遊ぶ”をモットーに自由な雰囲気を大切にしています。本書を読んで感染症セミナーに関心をもたれたら，感染症(IDATEN)メーリングリストへの参加をお勧めします。

薬剤熱と抗菌薬無効時の対応

本章最後のまとめとして，薬剤熱と，抗菌薬開始後に患者の状態が悪くなった場合，効果がなかった場合にどうするかについて解説します。

薬剤熱 Drug fever

薬剤熱 Drug fever とはなんでしょう？

□筆者が，研修医・学生に質問した中で返ってきた答えは，

・薬を投与しているときの「好酸球増多を伴う発熱」

・薬を投与しているときの「肝機能異常を伴う発熱」

・薬を投与しているときの「あまり重症ではない発熱」

などなどいろいろありました。近からずも遠からずといった観があります。

□薬剤熱を考えるうえでポイントとなる事項は以下のとおりです。

薬剤熱ルールその1：
まずは疑うことからはじまる。疑わないと診断はつかない。

薬剤熱ルールその2：
薬剤熱を疑うきっかけとしては，
①薬剤熱を起こす薬剤が投与されている。
②発熱しているが，全身状態が良好である。
③薬剤中止後 48～72 時間で軽快する。
④比較的徐脈 Relative bradycardia がみられることがある。
＊薬剤熱でも CRP 上昇，白血球数上昇(左方移動を伴う)はある。また薬剤熱で好酸球増多，肝機能障害がみられるのは全体の 50%程度である。

□つまり，発熱前に原因薬剤が投与されていて，中止とともに解熱するということが重要になってきます。つまり**臨床診断であって，確実な検査値も検査所見もない**わけです。

□筆者の経験で，「好酸球増多を伴っておらず，薬剤投与 4 日目では起こらないのではないかと主治医とディスカッションになった」ケースが，結局，薬剤熱→Stevens-Johnson 症候群と最悪のパターンとなったケースもありました。不必要な薬の投与は控えたいものです。

比較的徐脈 Relative bradycardia

体温の上昇とくらべて不適切に徐脈であるとき，比較的徐脈 Relative bradycardia といい，**表 3-10** より脈拍が少ない場合を指します。しかし，**房室ブロック，ペースメーカ装着，β遮断薬，Ca 拮抗薬内服中の患者にはあてはめてはいけません。**

表 3-10　比較的徐脈の基準

脈拍(回/分)	体温
150	41.1°C(106°F)
140	40.6°C(105°F)
130	40°C(104°F)
120	39.4°C(103°F)
110	38.9°C(102°F)

℃＝[(°F－32)×5]/9

この表について，華氏の1桁目から1を引いて，10倍し，100を足したものが脈拍というふうに覚えます。

□**例：104°Fなら→(4−1)×10＋100＝130**

□さらに薬剤熱で重要なことは，「**臨床の現場での薬剤熱 No.1 は抗菌薬による！**」ということです。

表 3-11　薬剤熱を引き起こす薬の例

よくみられる	あまりみられない	まれにしかない
硫酸アトロピン	アロプリノール	サリチル酸
アンホテリシンB	アザチオプリン	副腎皮質ステロイド薬
L-アスパラギナーゼ	シメチジン	アミノ配糖体
バルビツレート	ヒドララジン	マクロライド系抗菌薬
ブレオマイシン	ヨード	テトラサイクリン系抗菌薬
メチルドパ	イソニアジド	クリンダマイシン
利尿薬	リファンピシン	クロラムフェニコール
ペニシリン系抗菌薬	ストレプトキナーゼ	ニューキノロン系抗菌薬
セフェム系抗菌薬	イミペネム	リネゾリド
フェニトイン	バンコマイシン	ビタミン剤
プロカインアミド	Ca 拮抗薬	
インターフェロン製剤	β遮断薬	
	NSAIDs	

□特にβラクタム系は重要です。

“なんとなしにβラクタム系入っていませんか？　2日前から発熱しているあなたの患者さんに…”

□熱がでやすいものには，**硫酸アトロピン**，**アンホテリシンB**，**抗癌剤**(**アスパラギナーゼ**，**ブレオマイシン**)，**バルビツレート**(脳外科術後の鎮静にバルビツールを使っている場合，術後の発熱の鑑別で必ず考えましょう)，**降圧薬**(**利尿薬**，**メチルドーパ**)，**抗痙攣薬**(**フェニトイン**，**カルバマゼピン**)，**抗菌薬**(**ペニシリン系**，**セフェム系**，**サルファ剤**)，**抗不整脈薬**(**キニジン**，**プロカインアミド**)などなど重要です(**表3-11**)。

□フェニトインなどは，熱も出すはリンパ節が腫れるは……「もー！」という感じです。偽リンパ腫などという病名が付いていたりもします。

□メチルドーパ，プロカインアミド，サルファ剤などでは，薬剤性ループスというように発熱，皮疹でSLEに似た症状を出すことがあります。注意しましょう。

薬剤性高体温

薬剤熱とは分けて考えなければならないものに，「薬剤性高体温」があります。

□これは薬物の作用によって高体温をきたすものであり，長期投与や大量投与の場合にしばしばみられるものです。

□各機序と主な薬剤性高体温を起こす薬剤については**表3-12**を参照して下さい。

表3-12　薬剤性高体温の原因となる主な薬剤

①筋活動亢進により高体温を起こす薬剤
アンフェタミン，MAO阻害薬，コカイン，リチウム，抗精神病薬(ブチロフェノン系，フェノチアジン系)，三環系・四環系抗うつ薬，ハロセン，サクシニルコリン，MDMA，LSD，フェンシクリジン(PCP)，ストリキニーネ，イソニアジド，交感神経賦活薬(テオフィリン，エフェドリンなど)
②代謝亢進により高体温を起こす薬剤
サリチル酸，甲状腺ホルモン，交感神経賦活薬，アルコール離脱，鎮静薬・睡眠薬離脱
③体温中枢障害により高体温を起こす薬剤
アルコール，抗精神病薬(フェノチアジン系)，吸入・静注麻酔薬
④熱放散障害により高体温を起こす薬剤
抗コリン薬，筋弛緩薬，抗精神病薬，交感神経賦活薬

抗菌薬無効時の対応

最後に，抗菌薬無効時に考えることとして**表 3-13** の 9 項目を検討してください。

表 3-13　治療無効の場合の原因と対応

(0) 感染症ではなく，薬剤熱，悪性腫瘍，自己免疫疾患などの非感染性疾患
対応：診断を再考する。
(1) 抗菌薬無効の感染症＝大部分のウイルス感染症
対応：抗菌薬を中止する。
(2) 抗菌薬選択の誤り（抗菌スペクトラム，カバーが不適切），投与量・投与経路の誤り
対応：抗菌薬の変更・追加，投与経路・投与量の変更
(3) 排膿ドレナージができていない，異物除去ができていない
対応：外科的ドレナージ，デブリドマン，異物除去を行う。
(4) 感染巣へ薬物が到達しない，細胞内増殖菌による感染
対応：抗菌薬の変更
(5) 2 種類以上の起因菌による感染
対応：抗菌薬を併用もしくは変更
(6) 免疫不全や糖尿病など宿主防御能の低下
対応：健常者の感染症に比べて軽快にかかる時間が緩徐であることを理解する。
(7) 長期抗菌薬療法中の重複感染，真菌感染症合併
対応：抗菌薬の併用もしくは変更，安定しているならば中止。抗真菌薬併用
(8) 起因菌の耐性化
対応：抗菌薬の併用もしくは変更，薬剤感受性の再確認

□日常臨床でしばしばみられるものとして，感染症以外の疾患で診断自体が間違っている場合，ウイルス感染症に延々と抗菌薬が投与されている場合があります。また，感染症として抗菌薬を使用していても，スペクトラムやカバーが不適切であったり，投与量が不十分であることもよくみられます。

■ですので，抗菌薬投与にもかかわらず全身状態が改善しない，解熱しない場合，むやみやたらに起因菌の耐性化と思ってブロードスペクトラムの抗菌薬にかえていくことよりも，上記の**表 3-13** を順番に検討してもらうことで解決することがほとんどでしょう。

4章　臨床抗菌薬学―各論

βラクタム系(1)－ペニシリン系

抗菌薬各論となる本章でおさえるべき重要なポイントは，以下の2点です。

1．各抗菌薬のスペクトラム
2．各抗菌薬の副作用・薬物相互作用

そして，読者が医師ならば，この3番目も欠かせません。

3．投与量と投与回数，投与方法
＊日本の保険適用量は少なすぎたり，投与回数が薬力学 Pharmacodynamics を無視していることが多く，注意が必要

□1．の「スペクトラム」を理解・暗記するためには，第2章で分類した，**6種類の分類法（1．GPC，2．GPB，3．GNC，4．GNB，5．Anaerobes，6．Others）**がキーになります。

□つまり，細かく1つひとつの感受性のある微生物を覚えるのではなく，**“抗菌薬マップ上の6分類の中で，どのマスに有効であるのか”**を理解することが大切です。
これらはぜひ付録の抗菌薬マップを用いて，ビジュアルに目に訴えかけながら，ときには色を塗りながら理解していきましょう。繰り返す！これが大切です。

□また読者が医師であれば，「自分の病院には，どの系統の薬がどのような商品名で置いてあるか」を常日頃からチェックしましょう。
抗菌薬マップでは，FDAで承認されているドース，投与間隔を参考までに掲載しています。

□これから，以下の15種類について順番に解説を進めていきます。

1. βラクタム系：ペニシリン
2. βラクタム系：セフェム(セファロスポリン)
3. βラクタム系：モノバクタム，カルバペネム
4. アミノ配糖体
5. ニューキノロン
6. マクロライド
7. テトラサイクリン
8. バンコマイシン
9. クリンダマイシン
10. メトロニダゾール
11. クロラムフェニコール
12. ST合剤
13. 新しい抗菌薬：リネゾリド，シナシッド，テリスロマイシン
14. リファンピシン
15. 最新の抗菌薬：ダプトマイシン，エルタペネム，チゲサイクリン，リファキシミン，コリスチン

■共通して重要となる点は，「**細部にこだわらず，おおざっぱに抗菌スペクトラムをおさえること**」です。

ペニシリン

まずはβタラクタム系のペニシリンからはじめましょう。

「なにを今さら，ペニシリンなんて過去の抗菌薬でしょう。ペニシリンなんかたいしたことないじゃん」なんて言う前に……

質問1
ペニシリンの5種類(4種類)の分類は？
質問2
ペニシリンが今でも第一選択となる感染症は？【4つ挙げよ】

□さて，正解は？……この項を最後まで読んでいただければわかるはずです。

□ここで，由緒正しいペニシリンの知識について簡単にまとめておきましょう。

□Flemingが，*Penicillium notatum*から作られる物質が黄色ブドウ球菌の成長を阻害することを見つけたのが，1929年です。ここから抗菌薬の歴史が始まったわけです。しかし精製が難しかったため，実際にヒトに応用されたのは，1941年のイギリスのFloreyらによって行われました。その後，抗菌薬として世界で使われるようになったのです。

□ペニシリンの分類は，大きく4つに分かれます(**表4-1**)。

表4-1　ペニシリンの分類

(1)**天然ペニシリン**(ペニシリンG)
(2)**ペニシリナーゼ耐性ペニシリン**(抗黄色ブドウ球菌用ペニシリン)：メチシリン，オキサシリン，ナフシリン，クロキサシリン，ジクロキサシン
(3)**広域ペニシリン**
　a．アミノペニシリン：アンピシリン，アモキシシリン，バカンピシリン
　b．カルボキシペニシリン：カルベニシリン，チカルシリン
　c．ウレイドペニシリン：メズロシリン，アズロシリン，ピペラシリン
(4)**ペニシリン・βラクタマーゼ阻害薬**：クラブラン酸，スルバクタム，タゾバクタム
＊広域ペニシリンを抗緑膿菌活性のない**アミノペニシリン**，抗緑膿菌活性のある**カルボキシペニシリン・ウレイドペニシリン**の2つに分けることもある

□おおざっぱに，“ふつう”のペニシリンは「1. GPC(グラム陽性球菌)」をターゲットにして作られた抗菌薬だと考えて下さい。

□ですので，最も初期に作られたペニシリンGは，まさにグラム陽性球菌のレンサ球菌，ブドウ球菌をねらっています。

ペニシリンはGPC(グラム陽性球菌)カバーの抗菌薬である！

□それから**スペクトラムを「4. GNB(グラム陰性桿菌)」方面に広げること**と，**ペニシリンを分解するペニシリナーゼに対して抗菌活性を維持する**という目的を達成させるためいろいろな工夫が行われ，(2)～(4)のようなペニシリンが生まれた，というように理解するとよいでしょう。

□またペニシリンが臨床で非常に重要な抗菌薬であり続ける理由として，**体内のほとんどの組織への移行性の高さ**があります。

□ペニシリンの移行性の悪い組織としては，①**前立腺**，②**目**，③**炎症のない髄液**くらいで，その他の組織へは非常に良好な移行性がみられます。
では，上記の事項を頭に入れて，1つひとつみていきましょう。

天然ペニシリン(ペニシリンG)

ペニシリンG，ペニシリンGベンザチン，そしてペニシリンV(フェノキシメチル・ペニシリン)があります。しかし，国内ではペニシリンGのみが使用可能です(点滴静注および内服あり)。

□ペニシリンGと，後述する「アミノペニシリン(アンピシリン，アモキシ

シリン)」のスペクトラムは簡単にいうと，GPC用です。

□GPCの3種類のうち，**レンサ球菌と腸球菌がスペクトラムのメインに**なります。腸球菌には安定しているアミノペニシリンのほうが好まれます。

□**ブドウ球菌は早い段階でペニシリナーゼを産生するようになったため，天然ペニシリン，広域ペニシリンは効きません。**

□またレンサ球菌のうち，肺炎球菌についてはMIC＜0.1のペニシリン感受性肺炎球菌には切れ味よく効きますが，それ以上の耐性をもっている肺炎球菌には一般的に効きません。大量投与にすると効果が再度出てきます。特にMIC≦2.0くらいまでは十分に対応できます。

□**ペニシリンGの弱点**：胃液で分解されてしまい，消化管からの吸収は非常に悪いということです。そのため，胃液で分解されず吸収効率を良くしたペニシリンVを使うほうがよいとされていますが，国内ではペニシリンVは使用できません。

□また，国内で使用可能な点滴静注用のペニシリンGは，ベンジルペニシリンカリウムという製剤であり，**100万単位当たり1.7 mEqのカリウムを含んでいる**ため，腎機能障害がある患者に使用する場合，大量投与時には注意が必要です。点滴静注のスピードも注意が必要です。

□3つの天然ペニシリンのうち「ペニシリンGベンザチン」は，ベンザチンとペニシリンGの混合製剤であり，**筋肉注射により低濃度のペニシリンを長期間にわたって効果を保持することができるタイプのペニシリン**です。

□ペニシリンを「低濃度で長時間持続させる必要のある感染症はなんだろう？」と思われるかもしれません。最もよい適応は，①**梅毒(第1，2期，潜伏期)**，②**レンサ球菌による咽頭炎・蜂窩織炎**，③**リウマチ熱の予防投与**が挙げられます。国内では，このペニシリンがないため，梅毒を確実に治療できる最適な抗菌薬がありません。

天然ペニシリンの抗菌活性については，「アミノペニシリン」の項でふれます。

ペニシリナーゼ耐性ペニシリン — 抗黄色ブドウ球菌用ペニシリン(メチシリン，オキサシリン，ナフシリン，クロキサシリン，ジクロキサシリン)

このペニシリンは，日本では販売中止となっています(薬価が非常に安すぎて製薬会社は利益がでないためというのが理由です)。

□といっても，知っておきたい方のためにふれておきます。「世界標準の感染症治療」を行うには，このクラスのペニシリンについては絶対知っておくべき抗菌薬です。

□天然ペニシリンが出てまもなく，ペニシリナーゼを産生することで不活化するブドウ球菌が出現しました。そのため，ペニシリナーゼに対して耐性をもったペニシリンが作られました。

□ペニシリンの基本骨格は，①**チアゾリジン環**，②**βラクタム環**，③**アシル基側鎖**の3つから構成されます。そのアシル基側鎖を半合成し，立体構造が変わってペニシリナーゼに耐性をもたらすことに成功しました。

□種類として，点滴静注のオキサシリンとナフシリン，そして内服のクロキサシリンとジクロキサシリンがあります。

□スペクトラムは，**GPCのレンサ球菌およびブドウ球菌のみ**です。つまり，グラム陰性菌には抗菌活性をもちません。

□特に**メチシリン感受性黄色ブドウ球菌(MSSA)および表皮ブドウ球菌(MSSE)には第一選択となる抗菌薬**です。

□ここで多くの方が誤った認識を持たれている，「**MSSAでもMRSAでも，ペニシリンよりもバンコマイシンのほうが効果的である**」という誤解を解きましょう。

□MRSAの場合，次に話すようにペニシリン結合蛋白の変異のため，ペニシリンは効果が期待できません。そのため，やむなくバンコマイシンを使用するしかありません。

□しかし**MSSAならば，殺菌作用の速さ，値段の安さ，少ない副作用と，どれをとってもペニシリンのほうが上です**。ですので，MSSAの治療にバンコマイシンは使ってはいけません。そういった意味でも，このクラスのペニシリナーゼ耐性ペニシリンはMSSA治療に必須の抗菌薬です。

□ペニシリナーゼ耐性ペニシリンが再度使用可能となるまでは，国内ではやむなくMSSAの場合，1世代セフェムのセファゾリンを使用せざるを得ません。

□**ペニシリナーゼ産生とは異なる耐性のメカニズム**〔ペニシリン結合蛋白(PBP 2aの変異)〕をもつ細菌であるペニシリン耐性肺炎球菌(PRSP)やメチシリン耐性ブドウ球菌(MRSA)には，残念ながら効きません。

□ペニシリナーゼ耐性ペニシリンの特徴として，肝代謝であることが挙げられます。そのため，腎機能低下の場合もrenal adjustment(123頁)を必要としません。

□日本では，アンピシリン・クロキサシリン(ビクシリンS)というアミノペニシリン＋ペニシリナーゼ耐性ペニシリンの合剤が今でもありますが，この組み合わせがどの程度効果があるのか不明である点と，「日本のみの合剤であって純粋なペニシリナーゼ耐性ペニシリンでない点」を考慮すると，自分の病院にたとえ置いてあったとしても使用についてはお勧めできません。

□メチシリン感受性黄色ブドウ球菌(MSSA)については，オキサシリン，ナフシリンともに切れ味抜群(世界的には第一選択)のためぜひ欲しいところですが…2005年12月現在，日本では発売されていないわけです。これは非常に困ったことです。

広域ペニシリン

広域ペニシリンが作られた経緯として，天然ペニシリンよりもグラム陰性桿菌に活性をもたせたいねらいがありました。そこでアミノペニシリン，カルボキシペニシリン，ウレイドペニシリンの3系統の出現となったのです。

□しかし，この広域ペニシリンにも2つの弱点が早々と見つかりました。それは以下の2点です。

①ブドウ球菌が産生するペニシリナーゼに耐性でない

②グラム陰性桿菌の多くが産生するβラクタマーゼへの抵抗性はまちまちである

□グラム陽性球菌については天然ペニシリン同様に，レンサ球菌と腸球菌のカバーになってしまい，また，グラム陰性桿菌よりのスペクトラムを広げてはいるものの抗菌活性はまちまちである感じがぬぐえません。その観点から3系統を眺めてみましょう。

アミノペニシリン(アンピシリン，アモキシシリン，バカンピシリン)

□最初に作られた広域ペニシリンがアミノペニシリンです。

□アンピシリンは，ペニシリンGに比べ腸球菌に対してより抗菌活性があります。また，グラム陰性桿菌の大腸菌，サルモネラ，プロテウス，赤痢，リステリア，インフルエンザ桿菌(βラクタマーゼ非産生)にも感受性があったのですが，現在の耐性菌が多い時代では残念ながら第一選択とはなりません。感受性があれば，変更して用いる薬剤と考えられます。

□そのような経過から，現時点においてペニシリンGに比べ，アミノペニシリン(特にアンピシリン)が重宝される点は以下の2つの感染症治療にあります。

①腸球菌

②リステリア

□天然ペニシリンとアミノペニシリンの抗菌スペクトラムは，**表4-2**となります。

表 4-2　天然ペニシリン，アミノペニシリンの抗菌スペクトラム

・グラム陽性球菌…レンサ球菌，腸球菌
・グラム陽性桿菌…リステリアなど
・グラム陰性球菌…髄膜炎菌
・横隔膜より上の嫌気性菌

＊ペニシリンが第一選択となる感染症については表 4-3

□**注意事項**：アミノペニシリンに属するアモキシシリン(サワシリン)は，アンピシリンのプロドラッグであり，消化管からの吸収は，アモキシシリン(Bioavailability 90%)>>アンピシリン(Bioavailability 50%)です。特に消化管からの吸収がよいため，逆に副作用である下痢の頻度はアンピシリンに比べ減っています。

□内服なら必ずアモキシシリンを処方して下さい。例外的にアンピシリンの内服を使用するケースとしては，腸管内で十分効かせる場合－特に赤痢をアンピシリンで治療する－のみです。

□ペニシリン G とアミノペニシリンを含めた，ペニシリンが選択肢となる感染症について**表 4-3** にまとめます。

表 4-3　ペニシリンが選択肢となる感染症

＜グラム陽性球菌＞
・*Enterococcus faecalis*(ペニシリナーゼ非産生株)：ペニシリン G，アンピシリン，ふつうはアミノ配糖体を併用
・*E. faecium*：ペニシリン G，アンピシリン，ふつうはアミノ配糖体を併用
・*Staphylococcus aureus*：
　ペニシリナーゼ非産生株：ペニシリン G
　ペニシリナーゼ産生株：オキサシリン，ナフシリン
・*S. epidermidis*：
　ペニシリナーゼ非産生株：ペニシリン G
　ペニシリナーゼ産生株：オキサシリン，ナフシリン
・*Streptococcus pyogenes*(group A, B, C, and G)：ペニシリン G
・Viridans streptococci：ペニシリン G
・*S. bovis*：ペニシリン G
・*S. pneumoniae*(ペニシリン感受性)：ペニシリン G

＜グラム陽性桿菌＞
・*Bacillus anthracis*：ペニシリン G
・*Clostridium perfringens*：ペニシリン G
・*C. tetani*：ペニシリン G
・*Erysipelothrix rhusiopathiae*：ペニシリン G
・*Listeria monocytogenes*：アンピシリン＋アミノ配糖体

＜グラム陰性球菌＞
・*Neisseria meningitidis*：ペニシリン G

＜グラム陰性桿菌＞
・*Proteus mirabilis*：アンピシリン

・*Eikenella corrodens*：アンピシリン
・*Fusobacterium*：ペニシリン G
・*Pasteurella multocida*：ペニシリン G
・*Pseudomonas aeruginosa*：ピペラシリン+アミノ配糖体
・*Spirillum minus*：ペニシリン G
・*Streptobacillus moniliformis*：ペニシリン G

<その他>

・*Actinomyces israelii*：ペニシリン G
・*Borrelia burgdorferi*(ライム病)：アモキシシリン
・*Leptospira*：ペニシリン G
・*Treponema pallidum*(梅毒)：ペニシリン G

■カルボキシペニシリン(カルベニシリン，チカルシリン)

□カルボキシペニシリンの中でも，チカルシリンは抗緑膿菌活性が強いといわれています。

□ペニシリンが選択肢となる感染症，またスペクトラムとして，インドール陽性プロテウス，エンテロバクター，プロビデンシア，モルガネラがあります。

□副作用としては，血小板機能異常，低 K 血症，Na 負荷があります。

□日本ではこのカルボキシペニシリン系がないことと，カルボキシペニシリンよりも副作用を減らし，グラム陰性桿菌に対して抗菌活性を高めたウレイドペニシリンが使用可能なため，これ以上ふれません。

■ウレイドペニシリン(メズロシリン，アズロシリン，ピペラシリン)

□カルボキシペニシリンのグラム陰性桿菌への活性をさらに高め，副作用(血小板機能異常，低 K 血症，Na 負荷)を少なくしようとして開発されたのがウレイドペニシリンです。

□このペニシリンも抗緑膿菌活性をもっています。この中でも日本で唯一使用可能なピペラシリンについて詳述します。

□ピペラシリンの抗菌スペクトラム：ペニシリン G，アンピシリンに比較して，グラム陽性球菌のレンサ球菌，腸球菌には活性が低いといわれています。そのぶん β ラクタマーゼ非産生のインフルエンザ桿菌，淋菌に活性があります。

□腸内細菌科のなかで，クレブシエラ，エンテロバクター，セラチアの大部分に感受性がありますが，緑膿菌以外のこれらをカバーする目的ならば，3・4 世代セフェムやニューキノロンのほうが無難です。

□また，バクテロイデス・フラジーリス，フゾバクテリウム，クロストリジウム，ペプトストレプトコッカスなど，多くの嫌気性菌にも活性があります。しかし，後述するβラクタマーゼ阻害薬との合剤のほうを選択したほうが嫌気性菌カバーにはより適しているといえるでしょう。

□重症の腸内細菌科を中心としたグラム陰性菌感染症の治療にピペラシリンを用いる場合，耐性の問題やカバーの問題から単剤で使用するのは避けるべきです。そのため，ピペラシリンをグラム陰性菌の重症感染症で用いる場合，基本的にはアミノ配糖体やニューキノロンとの併用をお勧めします。

□またアミノ配糖体を組み合わせる場合，**混合させずに時間をあけて投与しなければいけない**という注意点があります。アミノ配糖体(ゲンタマイシンやトブラマイシン)をピペラシリンと一緒に投与すると，ピペラシリンの活性が落ちてしまうからです。

□ピペラシリンのスペクトラムは，**表 4-4** です。

表 4-4　ピペラシリンの抗菌スペクトラム

・グラム陰性桿菌〔腸内細菌科のみならず，緑膿菌なども含まれる(院内感染の“SPCE”※アシネトバクターは除く)〕
・グラム陽性球菌(黄色ブドウ球菌は除く)
・横隔膜より上の嫌気性菌(場合によってバクテロイデス・フラジーリスといった横隔膜より下も含む)

□ピペラシリン単独での適応となる感染症：**肺炎，菌血症，尿路感染症，骨髄炎，軟部組織感染症**があります。緑膿菌をターゲットにしないならば，他の抗菌薬を選択したいところです。また，緑膿菌にウレイドペニシリン単剤で治療を行うと治療中に耐性化を獲得するという報告もあります。

□緑膿菌を含めて，グラム陰性桿菌を強力に治療する場合ならば，アミノ配糖体(ゲンタマイシン，トブラマイシンなど)との併用をお勧めします。

□日本であまりピペラシリンが効果のある抗菌薬として積極的に使われていないのは，①保険での使用量があまりに少なすぎる，また②投与間隔に問題があることと関係しています(1 日 2～4 g)。**世界標準としては，最低 2 g 6 時間ごと(8 g)から 4 g 4 時間ごと(24 g)が必要です。**

ペニシリン・βラクタマーゼ阻害薬(クラブラン酸，スルバクタム，タゾバクタム)

(1)～(3)まで，天然ペニシリンから始まり徐々にスペクトラムを広げていこうとしてさまざまなペニシリンが市場に発売されていきましたが，さらなる広域なスペクトラムおよび抗菌活性の維持目的のためには，大きなブレークスルーが必要でした。

□そこで，βラクタム環を開裂する細菌が作るβラクタマーゼを阻害することで本来のペニシリンの殺菌作用を維持させるように考えるようになったのです。そしてできたのが，ペニシリン・βラクタマーゼ阻害薬の合剤です。

□βラクタマーゼ阻害薬には，①クラブラン酸，②スルバクタム，③タゾバクタムの 3 種類があります。日本国内で発売されているこの合剤は 3 種類あります(**表 4-5**)。

表 4-5　国内で出ているβラクタマーゼ阻害薬合剤

・アモキシシリン・クラブラン酸(オーグメンチン)…内服
・アンピシリン・スルバクタム(ユナシン)…静注，内服
・ピペラシリン・タゾバクタム(タゾシン)…静注

□アモキシシリン・クラブラン酸は，基本的にはアンピシリンのスペクトラムに加え，**表 4-6** のように

表 4-6　アモキシシリン・クラブラン酸の抗菌スペクトラム

・多くの腸内細菌(大腸菌，クレブシエラ，インフルエンザ桿菌，プロテウス)
・横隔膜上下の嫌気性菌(バクテロイデスも含む)
・MRSA でない黄色ブドウ球菌(←GPC のブドウ球菌も含まれている！)

スペクトラムが広くなっています。

□このグループの薬はペニシリンの顔をしていますが，市中感染症で大切な 3 種類である，

- **GPC 全般**
- **GNB(院内感染の“SPACE”は除く)**
- **嫌気性菌(横隔膜上下)**

をすべてカバーしていることになります。

□また，GNC(*N. gonorrheae*，*N. meningitidis*，*M. catarrhalis*)もカバーしています。非常にブロードスペクトラムの薬です。βラクタマーゼ阻害薬により，MSSA が作るペニシリナーゼにも効果があり，MSSA もカバーできるようになっているため，ペニシリン・βラクタマーゼ阻害薬の合剤はブドウ球菌にも活性があります。

■アモキシシリン・クラブラン酸(オーグメンチン)

□欧米で 1984 年から使用可能となった経口のペニシリン・βラクタマーゼ

阻害薬です。消化管からの吸収も良好です。動物咬傷・ヒト咬傷など多菌腫による感染症に最適な経口抗菌薬です。その他の適応は後述します。

□国内では，「アモキシシリン：クラブラン酸＝250 mg：125 mg」の合剤です。ただし世界的には「500 mg：125 mg」の合剤が標準です。そのため，オーグメンチンにアモキシシリン 250 mg を 1 カプセル追加内服させるとことでアモキシシリン：クラブラン酸＝500 mg：125 mg の製剤と同量にするように使うことがあります(あくまで筆者のプラクティスです)。

■アンピシリン・スルバクタム(ユナシン)

□欧米で 1987 年から使用可能となった点滴静注用のペニシリン・βラクタマーゼ阻害薬です。皮膚・軟部組織感染症(特に糖尿病性足病変)，腹腔内感染症，骨盤内感染症，下気道感染症(特に誤嚥性肺炎)といった多菌腫による入院治療が必要な市中感染症に十分な効果が確認されています。

□さらに，院内感染で問題になるグラム陰性桿菌である“SPACE”の中で，**アシネトバクター *Acinetobacter* にも活性がある**ことは注目すべき点です。

■ピペラシン・タゾバクタム(タゾシン)

□抗緑膿菌活性のある“ピペラシリン”がβラクタマーゼ阻害薬と合剤になっているため，院内感染で問題になる〝SPACE〞全般に活性があり，非常にブロードな抗菌薬となっています。

□**抗菌スペクトラム**：GPC として黄色ブドウ球菌(MRSA を除く)，レンサ球菌全般，腸球菌(VRE を除く)があり，緑膿菌を含む GNB 全般，GNC 全般，そして嫌気性菌全般に抗菌活性があります。その一方で特殊なβラクタマーゼ(器質拡張型：Extended Spectrum β Lactamase : ESBL)を産生するような緑膿菌，セラチア，エンテロバクター，シトロバクター，モルガネラなどには効果がないといわれています。

□しかし，それらを除けば，後段で紹介する「カルバペネム系抗菌薬」に匹敵するくらいブロードスペクトラム(言いかえれば，“皆殺し”に近い)抗菌薬です。使用に際しては慎重に検討する必要があります。

□また日本では使えませんが，チカルシリン・クラブラン酸があり，この抗菌薬に限っては，多剤耐性緑膿菌から分離された *Stenotrophomonas maltophilia* に抗菌活性があります(第一選択は ST 合剤)。

□**一般的に，ペニシリン・βラクタマーゼ阻害薬の適応と考えられる感染症としては，多菌種による感染症が挙げられます。**

□典型的には，内服薬であるアモキシシリン・クラブラン酸の適応は**中耳炎，副鼻腔炎，気管支炎，尿路感染症，皮膚・軟部組織感染症，動物咬傷**があります。

□アンピシリン・スルバクタムの適応は，前掲のように**皮膚・軟部組織感染症，腹腔内・骨盤内感染症，尿路感染症，下気道感染症**があります。ただし基本的には多菌種による感染症(特に腹腔内・骨盤内感染症)に威力を発揮します。

□しかし，**アンピシリン・スルバクタムは，院内感染で問題になる緑膿菌はカバーできていないので注意が必要です。**

□また，βラクタマーゼが関与しない耐性菌(PRSP，MRSA など)には当然アンピシリン以上の効果は期待できません。

□ピペラシリン・タゾバクタムは，**腹腔内・骨盤内感染症，皮膚・軟部組織感染症，糖尿病性足病変，骨髄炎，重症の市中肺炎，院内発生の肺炎，好中球減少症の菌血症**に適応があります。緑膿菌へもスペクトラムはありますが，**重症の緑膿菌感染症では必ずアミノ配糖体など，もう1種類抗緑膿菌活性のある抗菌薬をかぶせる形で対応する必要があります。**

□しかし，起因菌が1種類に決定された場合は速やかに狭域スペクトラムの抗菌薬に変更する必要があります。

□最後に，ペニシリン系の副作用についてまとめておきましょう(**表 4-7**)。

表 4-7　ペニシリン系の副作用

- **アレルギー反応**
  アナフィラキシー，じんましん，薬剤熱，遅延性過敏症状，血清病(ペニシリンG)
- **消化器症状**
  嘔気・嘔吐，下痢，偽膜性腸炎
- **肝毒性**
  肝酵素上昇(ペニシリナーゼ耐性ペニシリン)
  うっ滞性黄疸(ウレイドペニシリン系)
- **血液異常**
  溶血性貧血，顆粒球減少，血小板減少，血小板機能異常
- **神経症状**
  痙攣，神経筋異常
- **腎症状**
  間質性腎炎
- **血栓静脈炎**(ペニシリナーゼ耐性ペニシリン)

□注意すべきは**「アレルギー反応」**です。どれか1種類のペニシリンにアレルギー反応がある場合，交叉反応があるためほかのペニシリンにもアレルギーがあると考えるべきです。

□ですので，十分な「薬剤アレルギー歴」を確認する必要があります。また

アナフィラキシーは投与後10～20分で出現するため，ペニシリン投与後約30分間は観察する必要があります。

□またペニシリンにⅠ型の即時型過敏反応(アナフィラキシーなど)がある患者の3～5%にセフェム系との交叉反応があると考えられ，このような患者には基本的にはセフェム系も投与してはいけません。

□**投与量・投与間隔および代謝**については，基本的にペニシリンは，以下の3つの観点から考える必要があります。

- 半減期が短い
- 腎排泄である(ペニシリナーゼ耐性ペニシリンは例外で肝排泄)
- 時間依存性(Time above MIC)

□ほかの抗菌薬に比べ，1回量以上に「投与回数」に注意を払う必要があります。

□また日本で，「セフェム系に比べ，ペニシリン系の効果が弱い」と誤解されている原因の1つに，保険で承認されているペニシリンの投与量・投与間隔に問題があります。

□ペニシリンは，「十分な投与量」を「適切な投与間隔」で使用するならば，現在のブロードな時代にはもう使用されない不要の抗菌薬ではありません。いまもなお，本当に良い抗菌薬です。不当な扱いを国内でされているのをみるにつけ，いつか解決しなければいけないと思っています。

□抗菌薬マップの「ペニシリン投与量」の項も合わせて参照して下さい。

Column

ケースで考える抗菌薬のチョイス：蜂窩織炎

乳癌の既往のある66歳女性。左腋下リンパ節郭清されている。3日前から左上腕，前腕の浮腫が増強。当日から熱感を伴うようになり自発痛も強い。

>>ペニシリンG200万単位×4
　もしくはアンピシリン(ビクシリン)1g×4
　もしくはセファゾリン(セファメジンα)1g×3

□蜂窩織炎の起因菌では，皮膚常在の黄色ブドウ球菌および連鎖球菌(A，B，C，G群)が重要であり，これらをカバーする必要あり。
□しかし，リンパ浮腫に伴う蜂窩織炎に限っては連鎖球菌がメインになる。
□そのため，ブドウ球菌カバーなしで連鎖球菌のみカバーするペニシリンG，アンピシリン単独スタートも選択肢になる。
□しかし，反応が悪い場合，ブドウ球菌カバーをするように変更する必要あり。
□抗菌薬以外での対症療法である「**RICE(Rest：安静，Icing：冷却，Compression：圧迫，Elevation：挙上)**」はことのほか蜂窩織炎マネージメントで重要。

ケースで考える抗菌薬のチョイス：腹腔内感染症

50歳男性。急性虫垂炎の虫垂穿孔で外科に入院。術前からセフォテタン(ヤマテタン)2g×2投与され，虫垂切除術＋腹腔内洗浄を施行された。術後3日目から再度右下腹部痛増強，腹部造影CTにて切除周囲に膿瘍形成。

>>クリンダマイシン(ダラシン)600mg×3にセフタジジム2g×2
　もしくはシプロフロキサシン(シプロキサン)300mg×2併用
>>ピペラシリン・タゾバクタム2.5g×3にピペラシリン2g×3併用
　上記を投与しながら，外科的ドレナージ

□腹腔内膿瘍のケースでも市中発症と院内発症の場合，起因菌をどこまで考えるかは非常に重要なポイント。腹腔内は好気性・嫌気性グラム陰性桿菌カバーが必須。
□いわゆる“SPACE+α”までカバーするほうがドレナージの培養結果で起因菌が判明するまでは無難。
□嫌気性菌は培養で陽性にならない可能性もあるため，培養陰性でもカバーはし続ける必要がある。
□嫌気性菌カバーが可能な抗菌薬は，クリンダマイシン，メトロニダゾール，βラクタム・βラクタマーゼ阻害薬，セファマイシン系，カルバペネム系がある。
□膿瘍形成しており，基本的には**抗菌薬のみでは完治しない**と考えるべきでありドレナージをおく必要がある。
□ドレナージせずに抗菌薬を漫然と投与するのは，時間と医療費の損失が大きい。ドレナージをしぶる外科医には積極的にドレナージを勧める。

1. β-lactams

A. Penicillins

i. Natural Penicillins (Penicillin G)

<①GPC>	<②GPB>
Streptococci **Enterococci**	**Listeria**
<③GNC>	<④GNB>
N. meningitidis	

<⑤Anaerobes>

Diaphragm	
Upper	
Lower	

<⑥Others> Syphilis　Borrelia　Leptospira

<Usual Dosing & Dosing Adjustments>

ペニシリンG(バイシリンG，ペニシリンGカリウム)

- **成人の使用量**：4 g(160万単位)内服6時間ごと，200〜400万単位点滴静注4時間ごと

  Bioavailability：5%以下
- **用量調整**：
  GFR＞80 mL/min：上記の成人の使用量
  GFR 50〜80 mL/min：常用量
  GFR 10〜50 mL/min：常用量
  GFR＜10 mL/min：50〜200万単位点滴静注4〜6時間ごと
- **血液透析**：50〜200万単位点滴静注4〜6時間ごと＋透析後に50万単位追加
- **腹膜透析**：50〜200万単位点滴静注4〜6時間ごと
- **肝機能低下時**：重篤な肝機能障害に腎機能障害を併発している場合，減量を考慮

<MEMO>

1st choice for Syphilis, Meningococcal infection and *Pasteurella multocida* infection.

ii. Amino Penicillins（Ampicillin / Amoxicillin）

＜①GPC＞	＜②GPB＞
Streptococci **Enterococci**	**Listeria**
＜③GNC＞ **N. meningitidis**	＜④GNB＞

＜⑤Anaerobes＞	Upper
Diaphragm	Lower

＜⑥Others＞	Borrelia　Leptospira

＜Usual Dosing & Dosing Adjustments＞

①アモキシシリン（サワシリン）

- **成人の使用量**：市中肺炎；500 mg 内服 3 回/日
  尿路感染症；250～500 mg 内服 3 回/日
  皮膚・軟部組織感染症；250～500 mg 内服 3 回/日
  ペニシリン中等度耐性肺炎球菌；3～4 g/日を 3 回に分けて
  Bioavailability：90％
- **用量調整**：GFR＞80 mL/min：上記の成人の使用量
  GFR 50～80 mL/min：250～500 mg 内服 12 時間ごと
  GFR 10～50 mL/min：250～500 mg 内服 12～24 時間ごと
  GFR＜10 mL/min：250～500 mg 内服 12～24 時間ごと
- **血液透析**：250 mg 内服 1 回/日，透析後に
- **腹膜透析**：250 mg 内服 12 時間ごと

②アンピシリン（ビクシリン）

- **成人の使用量**：1～2 g 点滴静注 4～6 時間ごと　Bioavailability：—
- **用量調整**：GFR＞80 mL/min：1～2 g 点滴静注 4～6 時間ごと
  GFR 50～80 mL/min：常用量
  GFR 10～50 mL/min：1～2 g 点滴静注 8 時間ごと
  GFR＜10 mL/min：1～2 g 点滴静注 12 時間ごと
- **血液透析**：1～2 g 点滴静注 12 時間ごと，透析時は透析後に投与
- **腹膜透析**：250 mg 点滴静注 12 時間ごと

＜MEMO＞

Useful for Enterococcal infection（with an aminoglicoside）and *Listeria* infection.

iii. Penicillin / β-lactamase inhibitor (Ampicillin sulbactam / Amoxicillin clavulanate / Piperacillin tazobactam)

＜①GPC＞	＜②GPB＞ **Listeria**
＜③GNC＞	＜④GNB＞ **Enterobacteriaceae**　**Acinetobacter**

＜⑤Anaerobes＞	Upper
Diaphragm	Lower

＜⑥Others＞	

＜Usual Dosing & Dosing Adjustments＞

①アモキシシリン・クラブラン酸(オーグメンチン)

- **成人の使用量**：アモキシシリンで 250～500 mg 内服 3 回/日
  〔アメリカでは 625 mg(アモキシシリン：クラブラン酸＝500 mg：125 mg)製剤がある〕
  Bioavailability：90 / 60％
- **用量調整**：
  GFR＞80 mL/min：アモキシシリンで 250～500 mg 内服 3 回/日
  GFR 50～80 mL/min：常用量
  GFR 10～50 mL/min：アモキシシリンで 250～500 mg 内服 12 時間ごと
  GFR＜10 mL/min：アモキシシリンで 250～500 mg 内服 24～36 時間ごと
- **血液透析**：アモキシシリンで 500 mg＋クラブラン酸 250 mg の半分を透析前＋透析後に半分を追加
- **腹膜透析**：常用量

＊国内では，アモキシシリン：クラブラン酸＝250 mg：125 mg に

②アンピシリン・スルバクタム(ユナシン)

- **成人の使用量**：
  軽症から中等度感染症；1.5 g(アンピシリン 1 g，スルバクタム 0.5 g)点滴静注 6 時間ごと

中等度から重症感染症；3 g（アンピシリン 2 g，スルバクタム 1 g）点滴静注 6 時間ごと

Bioavailability：—

- **用量調整**：

GFR＞80 mL/min：上記の成人の使用量

GFR 50～80 mL/min：アンピシリンで 1～2 g 点滴静注 8 時間ごと

GFR 10～50 mL/min：アンピシリンで 1～2 g 点滴静注 8 時間ごと

GFR＜10 mL/min：アンピシリンで 1～2 g 点滴静注 12 時間ごと

- **血液透析**：アンピシリンで 1 g 点滴静注 12 時間ごと＋透析後にアンピシリン 2 g 追加投与
- **腹膜透析**：常用量
- **肝機能低下時**：重篤な肝機能障害に腎機能障害を併発している場合，減量を考慮

③ピペラシリン・タゾバクタム（タゾシン）

- **成人の使用量**：3.375 g 点滴静注 6 時間ごと

院内肺炎，緑膿菌感染症，重症感染症；3.375 g 点滴静注 4 時間ごと，もしくは，4.5 g 点滴静注 6 時間ごと

〔アメリカでは 3.375 g（ピペラシリン：タゾバクタム＝3 g：0.375 g），4.5 g（ピペラシリン：タゾバクタム＝4 g：0.5 g）製剤がある〕

Bioavailability：—

- **用量調整**：

GFR＞80 mL/min：上記の成人の使用量

GFR 50～80 mL/min：常用量

GFR 10～50 mL/min：2/0.25 g 点滴静注 6 時間ごと，重症感染症：4/0.5 g 点滴静注 8 時間ごと

GFR＜10 mL/min：2/0.25 g 点滴静注 8 時間ごと，重症感染症：4/0.5 g 点滴静注 12 時間ごと

- **血液透析**：2.25 g 点滴静注 8 時間ごと＋透析後に 0.75 g 追加投与，重症感染症：3.375 g 点滴静注 8 時間ごと＋透析後に 0.75 g 追加投与
- **腹膜透析**：2.25 g 点滴静注 8 時間ごと，重症感染症：3.375 g 点滴静注 8 時間ごと
- **肝機能低下時**：重篤な肝機能障害に腎機能障害を併発している場合，減量を考慮

＊国内では，ピペラシリン：タゾバクタム＝2 g：0.5 g に

＜MEMO＞

Pip/Tazo effective for “SPACE”.

iv. Anti-Pseudomonal Penicillins (Piperacillin)

<①GPC>	<②GPB>
Streptococci **Enterococci**	**Listeria**
<③GNC>	<④GNB>
N. gonorrheae **N. meningitidis**	**Enterobacteriaceae** **SPCE**

<⑤Anaerobes>

Diaphragm	
	Upper
	Lower

<⑥Others>

<Usual Dosing & Dosing Adjustments>

ピペラシリン(ペントシリン)

- **成人の使用量**：中等度から重症感染症；3～4 g 点滴静注 4～6 時間ごと(1日最大量 24 g)
  肺炎，緑膿菌感染症；4 g 点滴静注 4 時間ごと
  Bioavailability：－
- **用量調整**：
  GFR＞80 mL/min：上記の成人の使用量
  GFR 50～80 mL/min：常用量
  GFR 10～50 mL/min：3 g 点滴静注 8 時間ごと，重症感染症：3 g 点滴静注 6 時間ごと
  GFR＜10 mL/min：3 g 点滴静注 12 時間ごと，重症感染症：3 g 点滴静注 8 時間ごと
- **血液透析**：2 g 点滴静注 8 時間ごと＋透析後に 1 g 追加投与，重症感染症：3 g 点滴静注 8 時間ごと＋透析後に 1 g 追加投与
- **腹膜透析**：2 g 点滴静注 8 時間ごと，重症感染症：3 g 点滴静注 8 時間ごと

<MEMO>

v. Anti-Staphylococcal Penicillins（Methicillin / Cloxacilin / Nafcillin）

＜①GPC＞ Streptococci　Staphylococci	＜②GPB＞
＜③GNC＞	＜④GNB＞

＜⑤Anaerobes＞	Upper
Diaphragm	Lower

＜⑥Others＞	

＜Usual Dosing & Dosing Adjustments＞

Nafcillin（Nafcillin）

- **成人の使用量**：
  MSSA 感染性心内膜炎；2 g 点滴静注 4 時間ごと
  軟部組織感染症；1～2 g 点滴静注 4～6 時間ごと
  Bioavailability：－
- **用量調整**：
  GFR＞80 mL/min：上記の成人の使用量
  GFR 50～80 mL/min：常用量
  GFR 10～50 mL/min：常用量
  GFR＜10 mL/min：常用量
- **血液透析**：常用量
- **腹膜透析**：常用量
- **肝機能低下時**：重篤な肝機能障害に腎機能障害を併発している場合，減量を考慮

＊ナフシリンは国内になし

＜MEMO＞

＊NOT Selling in Japan

βラクタム系(2)－セフェム系

セフェム系の世代による分類と静注セフェム系抗菌薬

臨床の現場で最も使われている抗菌薬で，非常に安全性が高く，スペクトラムも広いという特徴があります。

□スペクトラムごとに世代が決まっているという特徴もある一方，同一世代でも個々の抗菌薬で微妙にスペクトラムが異なる面もあります。読者自身の病院・施設で採用されているセフェム系の世代および各抗菌スペクトラムを確認する必要があります。

□多数ありますが，本当に使いこなさなければいけないセフェムは**3，4種類**です。

□安全性は高いとはいえ，**ペニシリン系に即時型のアレルギー反応がある患者には決して使ってはいけません。**

□作用機序としては，ほかのβラクタム系同様，ペプチドグリカン合成を阻害することで殺菌的に作用します。細胞壁合成阻害が作用の中心です。そのため，ペニシリン結合蛋白の変異による耐性化やβラクタマーゼ(AmpCβラクタマーゼ，基質拡張型βラクタマーゼ(ESBL)などさまざまあり)産生では，セフェム系によっては失活してしまいます。

セフェムの開発は耐性菌との闘いの歴史でもあるわけです。

□セフェム系の歴史は，ペニシリンを改良してセフェム系が生まれたように考えがちですが，発見の経緯は異なります。Brotzuが下水道からの海水から微生物を分離しているときに偶然抗菌活性がある真菌*Cephalosporium acremonium*を発見したことに端を発します。そして最初のセフェム系であるセファロチンが1962年に市場にでました。

□その後，改良を加え現時点では第1～4世代までのセフェム系が登場するまでになりました。欧米ではセフェムのことをセファロスポリン(Cephalosporins)とまとめていいます。

□各世代の代表的なセフェム系は**表4-8**のとおりです。

表4-8　各世代の代表的なセフェム系

第1世代
　静注薬：セファゾリン
　内服薬：セファレキシン，セファドロキシル
第2世代
　静注薬：セフォチアム，セフォテタン，セフメタゾール

内服薬：セフロキシム，セファクロル

第3世代

静注薬：セフォタキシム，セフトリアキソン，セフチゾキシム，セフォペラゾン，セフタジジム

内服薬：セフィキシム，セフジニル，セフチブテン，セフポドキシム，セフジトレン・ピボキシル

第4世代

静注薬：セフェピム

□各世代の特徴(静注薬)については，以下のとおりです。

＜第1世代＞

- グラム陽性球菌で，レンサ球菌，ブドウ球菌(ペニシリナーゼ産生ブドウ球菌を含む)に活性が高く，一部のグラム陰性桿菌(大腸菌，インドール陰性プロテウス)にも活性があります。
- かつてはクレブシエラにも感受性がありましたが，現在では，エンピリックに使うのは耐性化が進んでいるためお勧めできません。感受性試験結果をふまえてから使うべきです。

＜第2世代＞

- 腸内細菌科および呼吸器系(インフルエンザ桿菌，モラキセラ属)のグラム陰性菌へのスペクトラムを広げたもの。またペニシリン中等度肺炎球菌にも若干活性が高まっている特徴があります。
- 2世代のサブタイプとして，嫌気性菌(特に *Bacteroides fragilis* といった横隔膜より下の嫌気性菌)に活性を高めたセファマイシン系があります。それにはセフォキシチン，セフメタゾール，セフォテタンがあるのですが，最近では耐性化が進んでいるので投与する場合，感受性について注意が必要です。

＜第3世代＞

- βラクタマーゼを産生するグラム陰性菌に対する広範囲なカバーが可能であり，大部分の腸内細菌科に活性があります。
- またサブタイプとしてのセフォペラゾンとセフタジジムは抗緑膿菌活性があり，病院内感染での起因菌になる緑膿菌感染症に重要な抗菌薬となっています(特にセフタジジム)。
- セフォタキシム，セフトリアキソンはグラム陽性球菌のレンサ球菌系PRSP，黄色ブドウ球菌にはそれなりに活性があるのですが，セフタジジムについてはレンサ球菌への活性が非常に低く，ブドウ球菌への活性もほぼないに等しい点は注意する必要があります。
- セフォペラゾンは3世代ですが，髄液移行性が非常に悪いため髄膜炎では使用してはいけません。

＜第4世代＞

- 3世代の抗緑膿菌活性を保ちつつグラム陽性球菌への抗菌力も増したもの。
- 「1世代＋3世代＝4世代」とまとめると覚えやすいでしょう。

・スペクトラムおよび抗菌活性については，基本的に3世代のセフォタキシム，セフトリアキソンといったオーソドックスなものにセフタジジムを付加した，またはセフタジジムにセファゾリンを付加したように理解する仕方もよいでしょう。

□2世代のセファマイシン系を除くと，嫌気性菌(特に横隔膜より下のバクテロイデス・フラジーリス)に対する活性はセフェム全般で非常に低くなっています。

□嫌気性菌もカバーする場合，ほかのクリンダマイシンやメトロニダゾールなどを併用する必要があります。

□世代ごとに大きな特徴をつかんだら，今度はセフェム系全般の大きな特徴である以下の4点をおさえましょう。

セフェム系ルール：

1. 世代が進むにつれて，グラム陰性菌への活性が高くなり，グラム陽性菌への活性が低下している(1世代→3世代)。
2. 4世代は「1+3→4」と覚える(つまり，「セファゾリン＋セフタジジムのスペクトラム」。または，「セフトリアキソン＋セフタジジム」のように)。
3. セフェム系は，グラム陽性球菌の腸球菌，グラム陽性桿菌のリステリア菌，細胞内寄生体のマイコプラズマ，クラミジア，レジオネラに無効である(腸球菌，リステリアあたりはカルバペネム系で大幅に改善されています。ですが，腸球菌，リステリアの治療は基本的にペニシリンです。細胞内寄生体に対してはマクロライド，テトラサイクリン，ニューキノロンを用います)。
4. 脳脊髄液への移行性がよいのは3世代以降であり，1，2世代は髄膜炎の治療に使ってはいけない。

□これらの特徴を示すと**図4-1**のようになります。

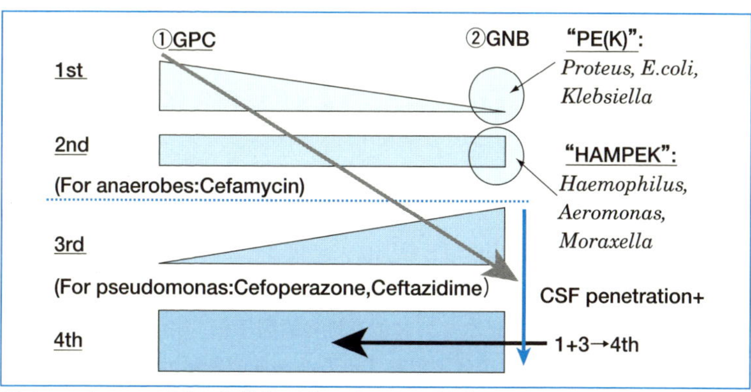

図4-1　セフェム系の各世代ごとの大まかな抗菌スペクトラム

□**セフェム系抗菌薬が適応となる感染症：以下の6つです。**

1. **市中肺炎**

βラクタマーゼ産生インフルエンザ桿菌とペニシリン耐性肺炎球菌の問題から2，3世代セフェムを用いることが多いです。この場合，非定型肺炎の起因菌をカバーするためほかの抗菌薬と併用します。

2. **細菌性髄膜炎**

3・4世代セフェム(セフトリアキソン，セフォタキシム，セフタジジム，セフェピム)を用いますが，リステリアも起因菌として考える場合はアンピシリン併用，PRSP・MRSAも起因菌として考える場合はバンコマイシン併用を忘れないようにしましょう。

近年，成人の細菌性髄膜炎(ステロイドを用いるためリファンピシリン併用)も重要な適応疾患となります。

3. **好中球減少患者の発熱(セフタジジム，セフェピム)**
4. **性行為感染症ー特に淋菌(ペニシリン耐性の問題からセフトリアキソン，セフィキシム，セフポドキシム，セフロキシムを用います)**
5. **手術の化学予防(セファゾリン)**
6. **HACEKによる感染性心内膜炎**(3世代セフェムーセフトリアキソンが1回/日投与ですむため，患者を入院させる必要がなく非常に有効)

□静注薬による治療からの変更として，経口セフェム系を用いることもあります：尿路感染症，腹腔内感染症など。

□セフェム系は，時間依存性(Time above MIC)であり，大部分が**腎代謝**による尿排泄のため，腎機能低下では投与量を変更する必要があります。

□しかし，3世代のセフトリアキソン，セフォペラゾンは**肝代謝**であり，腎機能低下の患者でも投与量を変更する必要がありません。多くのβラクタム系抗菌薬が腎代謝であり，Renal adjustmentを必要としているので例外的といえます。

□副作用としては，過敏反応ー皮疹，じんましん，血清病(特に，経口セフェムのセファクロル)，薬剤熱があり，また世代が下にいくにつれて下痢など消化器症状がでます。また長期使用で偽膜性腸炎を起こします。

□特に3世代セフェムを漫然と使っていると，偽膜性腸炎を併発するリスクが上昇します。

□またセフェム系全般の副作用とは別に，世代ごとの特殊な副作用をおさえる必要があります。

□**セファマイシン系ではビタミンK依存性凝固因子(II，VII，IX，X因子)産生抑制およびビタミンK代謝阻害するため出血の危険性が増加します。**また**抗嫌酒薬のジスルフィラム様作用(皮膚紅潮，頻脈，嘔気・嘔吐，発**

汗など)があるためアルコール飲酒は避けなければいけません。

□3世代のセフトリアキソンは，胆汁増加により胆泥を形成し胆石発作を起こすとされており，**胆石患者には禁忌**です。

□セフェム系はとても重要な抗菌薬です。最後に繰り返して抗菌スペクトラムを復習しておきましょう。

第1世代
- グラム陽性球菌ではレンサ球菌，ブドウ球菌
- グラム陰性桿菌の一部(“PE(K)”：インドール陰性プロテウス，大腸菌，クレブシエラ：クレブシエラは感受性がでるまで2・3世代以上のセフェム系のほうが無難)

第2世代
- グラム陽性球菌ではレンサ球菌，ブドウ球菌だが，グラム陽性球菌は1世代のほうがよい。
- グラム陰性球菌では髄膜炎菌，モラキセラ属
- グラム陰性桿菌の一部(“HA(E)MPEK”：1世代に加え，インフルエンザ桿菌，エロモナス，エンテロバクター，モラキセラ属：エンテロバクターは3世代以降が無難)
- 1世代と2世代の最も重要な違いは，インフルエンザ桿菌，モラキセラカタラーリスへの感受性であり，呼吸器系のグラム陰性菌への活性が高まっている点です。

第2世代嫌気性菌用ー“セファマイシン系”
- 2世代に加え，横隔膜上下の嫌気性菌(特に *Bacteroides fragilis* に対して)
- 逆にいうと，このクラス以外のセフェム系は嫌気性菌感染症治療には単独使用は不適切

第3世代
- 髄液移行性がよい(第1，第2世代との大きな違い)
- グラム陽性球菌ではレンサ球菌，ブドウ球菌
- グラム陰性球菌ではナイセリア属，モラキセラ属
- グラム陰性桿菌では腸内細菌科を広範囲にカバーしており，セラチアもカバーしている。

第3世代緑膿菌用
- 緑膿菌を含めたグラム陰性桿菌全般に活性
- グラム陽性球菌(特にレンサ球菌)に対して著しく活性が低い。

第4世代：「1＋3＝4」
- 第3世代同様，グラム陰性桿菌全般(緑膿菌を含む)
- 第3世代セフェムの活性をもちつつ，グラム陽性球菌にも活性がある。

経口セフェム系抗菌薬

代表的な経口セフェムとその特徴は，**表 4-9** を参照して下さい。

表 4-9　経口セフェム系とその特徴

抗菌薬	コメント
第 1 世代	
・セファレキシン (Bioavailability：99%)	・ブドウ球菌，レンサ球菌への活性が高い。歴史，実績とも十分。しかし，内服回数が多い(4 回/日)のが欠点
・セファドロキシル (Bioavailability：99%)	・2 回/日でよく，活性はセファレキシンと同等
第 2 世代	
・セフロキシム (Bioavailability：52%)	・インフルエンザ桿菌，モラキセラに高い活性あり。口腔内，気道への移行性が良好
・セファクロル (Bioavailability：80%)	・血清病の副作用あり。インフルエンザ桿菌の耐性が高率であり，1 世代セフェムと変わらない。
第 3 世代	
・セフィキシム (Bioavailability：50%)	・ブドウ球菌と肺炎球菌に活性弱い。淋菌治療の第 1 選択
・セフジニル (Bioavailability：16%)	・3 世代セフェムで肺炎球菌とブドウ球菌への活性が高い
・セフポドキシム (Bioavailability：50%)	・3 世代セフェムで肺炎球菌とブドウ球菌への活性が高い。
・セフジトレン・ピボキシル (Bioavailability：16%)	・肺炎球菌，ブドウ球菌への活性はセフジニルとセフポドキシム同様。インフルエンザ桿菌，モラキセラにも高い活性。牛乳アレルギーに禁忌
・セフチブテン (Bioavailability：80%)	・グラム陰性菌にはそこそこ活性があるが，肺炎球菌とブドウ球菌への活性が低い。

□基本的には，静注セフェムと同様にスペクトラムを考えればよいです。第 1 世代－GPC がメイン，第 3 世代－GNB がメイン，となります。

□経口セフェムの場合，使用の適応をしっかり考えないと無用にブロードスペクトラムの抗菌薬を乱発するリスクがあります。

□3 世代の経口セフェムについてはいくつか注意が必要です。これらは非常にブロードスペクトラムになりますが，耐性菌・院内感染菌で重要な MRSA，緑膿菌，腸球菌，嫌気性菌には活性がありません。その他の細胞内寄生体であるレジオネラ，マイコプラズマ，クラミジアにもβラクタム系である以上，当然活性がありません。

■セフェムの経口薬の使用方法としては，**点滴静注薬から経口薬への切り替えの場合**が自験例から多いように考えています。

□経口抗菌薬でエビデンスがあるものが少ない中，経口セフェムで治療する対象となり得る市中感染症として，**呼吸器感染症(中耳炎，副鼻腔炎，咽頭炎，気管支炎，肺炎)，皮膚・軟部組織感染症(蜂窩織炎・丹毒，動物咬傷)，尿路感染，感染性心内膜炎の化学予防**があります。

□しかし，これらの感染症では第一選択となる抗菌薬はセフェム系ではないことを理解しておく必要があり，耐性菌の問題からもむやみに経口セフェム系を投与することは避けたいものです。

□**表 4-10** に代表的な外来加療となる市中感染症と第一，第二選択薬の組み合わせを掲載します。経口のセフェムは第二選択薬であることがほとんどです。

表 4-10　経口抗菌薬で外来治療が可能な感染症と選択すべき抗菌薬

感染症	第一選択薬	第二選択薬
中耳炎	アモキシシリン	アモキシシリン・クラブラン酸，ST 合剤，2・3 世代セフェム，アドバンスト・マクロライド
レンサ球菌性咽頭炎	ペニシリン G	マクロライド，1 世代セフェム，クリンダマイシン
副鼻腔炎	アモキシシリン	ST 合剤，アモキシシリン・クラブラン酸，2・3 世代セフェム
動物咬傷・ヒト咬傷	アモキシシリン・クラブラン酸	2 世代セフェム,ドキシサイクリン
感染性心内膜炎予防	アモキシシリン	クリンダマイシン，セファレキシン，アジスロマイシン
市中肺炎	アドバンスト・マクロライド，ニューキノロン，ドキシサイクリン	アモキシシリン・クラブラン酸，2・3 世代セフェム
気管支炎 (基本的には抗菌薬不要)	ドキシサイクリン，ST 合剤，アモキシシリン	アドバンスト・マクロライド，ニューキノロン,2･3 世代セフェム
皮膚・軟部組織感染 (蜂窩織炎)	1 世代セフェム	アドバンスト・マクロライド，セフポドキシム，セフジニル，アモキシシリン・クラブラン酸
尿路感染症	ニューキノロン，ST 合剤	アモキシシリン,1･2 世代セフェム

＊市中肺炎でマクロライド系が第一選択になっているが，日本ではマクロライド耐性肺炎球菌が 70%程度存在するため，第一選択として単剤治療は不適切な場合が多い。

＊アドバンスト・マクロライド＝クラリスロマイシン，アジスロマイシン

b. Cephalosporins

i. 1st generation (Cefazolin)

<①GPC>	<②GPB>
Streptococci　Staphylococci	
<③GNC>	**<④GNB>**
N. gonorrheae	"PEK (indole-negative Proteus, E. coli, Klebsiella)"

<⑤Anaerobes>	
Diaphragm	Upper
	Lower

<⑥Others>	

<Usual Dosing & Dosing Adjustments>

セファゾリン（セファメジンα）

- **成人の使用量**：0.5～2.0 g 点滴静注 6～8 時間ごと
  Bioavailability：ー
- **用量調整**：
  GFR＞80 mL/min：0.5～2.0 g 点滴静注 6～8 時間ごと
  GFR 50～80 mL/min：0.5～1.5 g 点滴静注 8 時間ごと
  GFR 10～50 mL/min：0.5～1.0 g 点滴静注 8～12 時間ごと
  GFR＜10 mL/min：0.25～0.75 g 点滴静注 18～24 時間ごと
- **血液透析**：透析後に 1.0 g 追加投与
- **腹膜透析**：0.5 g 点滴静注 12 時間ごと
- **肝機能低下時**：データなし。常用量でよいと考えられている。

<MEMO>

Antibacterial spectrum of cephalosporins

- For Streptococcal infection, Penicillins ≧ Cephalosporins
- As the generation increases, the gram-negative coverage ↑ and the gram-positive coverage ↓
- Ineffective for Enterococcus and Listeria.

ii. 2nd generation（Cefotiam / Cefuroxime）

＜①GPC＞ **Streptococci** **Staphylococci**	＜②GPB＞
＜③GNC＞ **N. meningitidis** **M. catarrhalis**	＜④GNB＞ **"HAMPEK〔Haemophilus, Aeromonas, Moraxella（GNC）〕"**

＜⑤Anaerobes＞	Upper
Diaphragm	Lower

＜⑥Others＞	

＜Usual Dosing & Dosing Adjustments＞

セフォチアム（パンスポリン）

- **成人の使用量**：0.5〜1.5 g 点滴静注 8 時間ごと
  Bioavailability：ー
- **用量調整**：
  GFR＞80 mL/min：1〜2 g 点滴静注 8 時間ごと
  GFR 50〜80 mL/min：常用量
  GFR 10〜50 mL/min：0.75〜1.5 g 点滴静注 8〜12 時間ごと
  GFR＜10 mL/min：0.75 g 点滴静注 24 時間ごと

＊欧米にはセフォチアムは存在しないため，同じ 2 世代セフェムのセフロキシムにならって用量調整を書いていることに注意。

＜MEMO＞

＜Anti-Anaerobes：Cefotetan / Cefoxitin / Cefmetazole＞

＜①GPC＞ **Streptococci**　**Staphylococci**	＜②GPB＞
＜③GNC＞ **M. catarrhalis**	＜④GNB＞ **“HAMPEK＋MP（Morganella, Providencia）”**

＜⑤Anaerobes＞	
Diaphragm	Upper
	Lower

＜⑥Others＞	

＜Usual Dosing & Dosing Adjustments＞

セフォテタン（ヤマテタン）

- **成人の使用量**：
  - 尿路感染症；0.5～1.0 g 点滴静注 12 時間ごと
  - 軽度から中等度感染症；1 g 点滴静注 12 時間ごと
  - 重症感染症；2～3 g 点滴静注 12 時間ごと（最大量 6 g/24 時間）
  - Bioavailability：ー
- **用量調整**：
  - GFR＞80 mL/min：上記の成人の使用量
  - GFR 50～80 mL/min：常用量
  - GFR 10～50 mL/min：1～2 g 点滴静注 24 時間ごと
  - GFR＜10 mL/min：1～2 g 点滴静注 24～48 時間ごと
- **血液透析**：0.5～1.0 g 点滴静注 1 回/日＋透析後に 1 g 追加投与
- **腹膜透析**：1 g 点滴静注 1 回/日

＜MEMO＞

iii. 3rd generation（Cefotaxime / Ceftriaxone）

＜①GPC＞	＜②GPB＞
Streptococci　**Staphylococci**	
＜③GNC＞	＜④GNB＞
	Enterobacteriaceae　**“SAE”**

＜⑤Anaerobes＞	Upper
Diaphragm	
	Lower

＜⑥Others＞	

＜Usual Dosing & Dosing Adjustments＞

①セフトリアキソン(ロセフィン)

- **成人の使用量**：1～2 g 点滴静注 1 回/日(最大量 4 g/日)
  髄膜炎；2 g 点滴静注 12 時間ごと　Bioavailability：－
- **用量調整**：GFR＞80 mL/min：上記の成人の使用量
  GFR 50～80 mL/min：常用量
  GFR 10～50 mL/min：常用量
  GFR＜10 mL/min：常用量
- **血液透析**：1～2 g 点滴静注 24 時間ごと(透析後の追加投与の必要なし)
- **腹膜透析**：常用量
- **肝機能低下時**：重篤な肝機能障害に腎機能障害を併発の場合 2 g を最大容量とする

②セフォタキシム(セフォタックス)

- **成人の使用量**：中等度から重度感染症；1～2 g 点滴静注 8 時間ごと
  髄膜炎；2 g 点滴静注 4～6 時間ごと
  淋菌感染症(尿道炎，子宮頸管炎)；500 mg×1
  淋菌感染症(直腸)；1 g×1　Bioavailability：－
- **用量調整**：GFR＞80 mL/min：上記の成人の使用量
  GFR 50～80 mL/min：常用量
  GFR 10～50 mL/min：1～2 g 点滴静注 6～12 時間ごと
  GFR＜10 mL/min：1～2 g 点滴静注 12 時間ごと
- **血液透析**：1～2 g 点滴静注 1 回/日＋透析後に 1 g 追加投与
- **腹膜透析**：0.5～2 g 点滴静注 1 回/日

＜Anti-Pseudomonal : Ceftazidime / Cefoperazone＞

＜①GPC＞	＜②GPB＞
Streptococci※ **Staphylococci**	
＜③GNC＞	**＜④GNB＞**
M. catarrhalis	**Enterobacteriaceae** **"SPAE"**

＜⑤Anaerobes＞	Upper
Diaphragm	Lower

＜⑥Others＞	

＜Usual Dosing & Dosing Adjustments＞

セフタジジム(モダシン)

- **成人の使用量**：
  中等度から重症感染症；1 g 点滴静注 8～12 時間ごと
  尿路感染症；500 mg 点滴静注 8～12 時間ごと
  重症感染症や髄膜炎；2 g 点滴静注 8 時間ごと(最大量 8 g/日)
  Bioavailability：－
- **用量調整**：
  GFR＞80 mL/min：上記の成人の使用量
  GFR 50～80 mL/min：常用量
  GFR 10～50 mL/min：1 g 点滴静注 12～24 時間ごと
  GFR＜10 mL/min：0.5 g 点滴静注 24～48 時間ごと
- **血液透析**：1 g ローディングし，透析後に 1 g 追加投与

＜MEMO＞

＊Ceftazidime 8-16 times less active than cefotaxime, ceftriaxone, effective for penicillin-sensitive streptococci.

iv. 4th generation（Cefepime）（"1st＋3rd→ 4 th"）

＜①GPC＞	＜②GPB＞
Streptococci **Staphylococci**	
＜③GNC＞	＜④GNB＞
	Enterobacteriaceae **"SPCE"**

＜⑤Anaerobes＞	Upper
Diaphragm	
	Lower

＜⑥Others＞	

＜Usual Dosing & Dosing Adjustments＞

セフェピム(マキシピーム)

- **成人の使用量**：1～2 g 点滴静注 12 時間ごと
  緑膿菌感染症や中枢神経系感染症；1～2 g 点滴静注 8 時間ごと
  軽度から中等度尿路感染症；0.5～1 g 点滴静注 12 時間ごと
  Bioavailability：－
- **用量調整**：
  GFR＞80 mL/min：上記の成人の使用量
  GFR 50～80 mL/min：0.5～2.0 g 点滴静注 24 時間ごと
  GFR 10～50 mL/min：0.5～1.0 g 点滴静注 24 時間ごと
  GFR＜10 mL/min：0.25～0.5 g 点滴静注 24 時間ごと
- **血液透析**：透析後に 1～2 g 点滴静注
- **腹膜透析**：1～2 g 点滴静注 48 時間ごと

＜MEMO＞

βラクタム系(3)－モノバクタム，カルバペネム系

ペニシリン，セフェム系がβラクタムの王道でありこれなしには日常臨床が回らないとしたら，本節で解説するモノバクタム系とカルバペネム系は，“ちょっと変わった”βラクタムと考えるべきでしょう。

- **モノバクタムはグラム陰性桿菌単独の感染症，カルバペネム系はもう治療選択肢に「後がない」多菌種による複合感染症や，同じく「後がない」敗血症での選択となります。**
- まず，日常診療でコモンに出遭う感染症患者では第一選択にはなりません。このあたり，誤解のないようにしてください。いつでも誰でもカルバペネム系では困ります。

モノバクタム系

アズトレオナム(アザクタム)の1種類しかありません。

- 経口投与では吸収が悪いため，静注薬のみです。
- アズトレオナムの抗菌スペクトラムは非常に特徴的です。好気性のグラム陰性菌のみに有効です。院内感染で問題となる緑膿菌やセラチア，シトロバクター，エンテロバクターにも効果があります。
- しかし，グラム陰性桿菌の *Acinetobacter* や多剤耐性緑膿菌として分離された *B. cepacia*，*S. maltophilia* には効果がありません。
- また体内分布として脳脊髄液への移行性については非炎症時にはほとんど移行しませんが，炎症時には40%と移行率が上昇します。グラム陰性桿菌の髄膜炎に臨床的に用いる場合，非常に高用量を必要とします。
- **適応となる感染症**：基本的に好気性のグラム陰性菌に活性があるため，アミノ配糖体と同様な使い方になります。**ほかのβラクタムと併用しても相乗効果はありません。**しかし，**アミノ配糖体のように腎毒性，耳毒性はありません。**クリンダマイシンと併用して腹腔内・骨盤内感染症に用います。または単独で尿路感染症に用いることもあります。
- **「アミノ配糖体から副作用を取り除いた抗菌薬」**という理解でよいでしょう。
- アズトレオナムが適応となる感染症についてはほかの抗菌薬が十分使用可能なため，アズトレオナムを第一選択とする感染症が見あたらないのも事実です。
- **副作用**：皮疹があります。ただ，同じβラクタム系に属しながらも**ほかの**

βラクタム系(ペニシリン，セフェム)と交叉アレルギーがないため，ほかのβラクタムにアレルギーがある患者にも安心して使えるという利点はあります。しかし，例外的に**3世代セフェムで抗緑膿菌活性のあるセフタジジムとは交叉アレルギーがある**ため，その点は注意が必要です。

□腎代謝のため，腎機能低下のときには用量の調整が必要です。

カルバペネム系

世界的に売られているカルバペネム系抗菌薬として，イミペネム・シラスタチン(チエナム)とメロペネム (メロペン)に2つについて本項では触れます。

□ほかに国内で発売されているカルバペネム系抗菌薬が3種類ありますが，イミペネムとメロペネムと比べほとんど違いがないため割愛します。

□また，欧米ではもう1種のカルバペネム系としてエルタペネムがあります。これはイミペネムともメロペネムとも異なるカルバペネム系抗菌薬なので，別項に後述(242頁)します。

□カルバペネム系抗菌薬は，土壌に存在する *Streptomyces cattleya* から分離されたチエナマイシンの誘導体です。

□イミペネム自体は腎臓のジヒドロペプチダーゼⅠによって加水分解され，その代謝物が腎毒性をもつため，ジヒドロペプチダーゼ阻害薬としてシラスタチンを加えた合剤(シラスタチン自体は抗菌活性はありません)としてイミペネム・シラスタチンになっています。

□一方，メロペネムはジヒドロペプチダーゼで加水分解されません。

□**抗菌スペクトラム**：非常にブロードスペクトラムです。グラム陽性球菌ではブドウ球菌，レンサ球菌(中等度耐性および一部の高度耐性肺炎球菌を含む)，セフェム系と異なりイミペネムでは腸球菌の *E. faecalis*(メロペネムは腸球菌に無効)，またグラム陽性桿菌のリステリア，ロドコッカス・エクイ(メロペネムは無効)もカバーしています。しかし，カルバペネム系はMRSA・MRSE，VRE，*Corynebacterium jeikeium* はカバーできていません。MRSA・MRSEおよび *C. jeikeium* に対してはバンコマイシンが適応となります。

□VREについては，現在ではリネゾリドやシナシッドが適応となります。

□グラム陰性菌については，グラム陰性球菌の髄膜炎菌，淋菌，モラキセラ属はカバーしており，またグラム陰性桿菌についても腸内細菌科全般と大部分の緑膿菌および院内感染で問題となるエンテロバクター，セラチア，アシネトバクター，シトロバクターをカバーしています。メロペネムは

Burkholderia cepacia もカバーしています。

□嫌気性菌については，*Bacteroides fragilis* を含んで横隔膜の上下を隈なくカバーできています。*Bacteroides* に対する活性は，メトロニダゾールおよびペニシリン・βラクタマーゼ阻害薬の合剤と同様95%以上あります。しかし，嫌気性菌でも *Clostridium difficile* はカバーしていませんので，偽膜性腸炎は起こりうるわけです。

□その他の，細胞壁をもたない微生物・細胞内寄生体であるレジオネラ，クラミジア，マイコプラズマは，**細胞壁合成阻害作用と関係しないためカバーできません**。これはとても重要です。カルバペネム系のスペクトラムを理解するうえで，カバーできていない微生物を理解することのほうが重要です(**表4-11**)。

表4-11　カルバペネム系の抗菌スペクトラム外の微生物

グラム陽性球菌：
MRSA，MRSE，VRE(イミペネムは *E. faecalis* もカバー)
グラム陰性桿菌：
多剤耐性緑膿菌：*Stenotrophomonas maltophilia*, *Burkholderia cepacia* (メロペネムは *B. cepacia* もカバー)
その他：
細胞壁をもたない微生物・細胞内寄生体(*Mycoplasma*, *Legionella*, *Chlamydophila*)

□イミペネムとメロペネムで，*in vitro* ではイミペネムのほうがグラム陽性球菌に活性が強く，メロペネムのほうがグラム陰性桿菌には活性が強いとされます。ただ臨床的な差はほとんど感じません。

□イミペネムを使って治療中に緑膿菌が耐性化するといわれています。一方，メロペネムは治療中の緑膿菌の耐性化は起こさないともいわれています。

□**適応となる感染症**：以上のことより，特殊な場合に限られます。**「もう後がない」多菌種による複合感染症(院内発症の誤嚥性肺炎，気管内挿管中の院内肺炎，複雑性腹腔内感染症，糖尿病足病変からの壊死性筋膜炎など)や後がない敗血症(つまり院内感染で問題となる緑膿菌も含めてカバーする必要がある場合)，またはほかのβラクタム系が効かないグラム陽性球菌感染症，好中球減少症の発熱時での選択となり，一般の市中感染症では適応になりません。**

□近年では急性壊死性膵炎に予防的にイミペネムを投与した場合，敗血症になる率が低下したという報告もあります。さらにカルバペネム系抗菌薬にアミノ配糖体やニューキノロンを併用すると相乗効果があるという報告もあります。

□**副作用**：消化器症状(嘔気，嘔吐，下痢)，皮疹，薬剤熱，痙攣発作(特にイミペネム)があります。しかしイミペネムによる痙攣の副作用の報告後から，特に中枢神経系感染症や痙攣の既往，腎機能低下のケースで厳格に投与量を調整したときに，痙攣誘発率がメロペネムと差がなかったという報告もあります。

□中枢神経系感染症(髄膜炎，脳膿瘍など)で，カルバペネム系を使用する場合，メロペネムが使われることが多いでしょう。ただし，日本での適応量では「2 g×3 回/日」はオーバーになります。

□イミペネムもメロペネムも腎代謝のため，腎機能低下時は投与量調整の必要があります。

Column

ケースで考える抗菌薬のチョイス：市中肺炎

65 歳の男性。来院前日夕に突然の悪寒戦慄が出現。その後咳および痰が出現。来院時は意識朦朧としており，胸部 X 線で両肺野に浸潤影。SpO2 70%台。採血で急性腎不全の所見。

＞＞セフトリアキソン(ロセフィン)2 g×1
にアジスロマイシン(ジスロマック)500 mg×1，2〜5 日目まで 250 mg×1 を加える

＞＞アジスロマイシン内服不可能な場合，アジスロマイシンにかえて，シプロフロキサシン(シプロキサン)300 mg×2 をセフトリアキソンに併用

□市中肺炎の起因菌は，①肺炎球菌，②インフルエンザ桿菌，③モラキセラ，④レジオネラ，⑤肺炎クラミジア，⑥マイコプラズマ。

□特に重症の肺炎の場合，肺炎球菌，レジオネラ，そして上記にはないがブドウ球菌は必ずカバーする必要がある。

□肺炎球菌の菌血症を伴う肺炎では，βラクタム単剤よりもβラクタム＋マクロライドのほうが死亡率が低かったというスタディがある。

□筆者は，例え喀痰グラム染色で肺炎球菌と分った場合でも ICU 管理が必要な重症肺炎の場合，上記の 6 つをカバーするようにβラクタム＋マクロライド(ないしはニューキノロン)をルーチンに使用している。

□重症肺炎で考慮すべき黄色ブドウ球菌は MSSA がメインであるが，その一方で現在は市中発症の MRSA が問題になってきている。

□市中発症 MRSA の肺炎では，急速に進行し両肺野に浸潤影を伴い膿瘍形成もみられる報告が多い。そのため市中発症 MRSA 肺炎の疑いがある場合，

＞＞バンコマイシン 1 g(15 mg/kg)×2 を上記に併用

c. Monobactam（Aztreonam）

＜①GPC＞	＜②GPB＞
＜③GNC＞	＜④GNB＞ ＊ **Enterobacteriaceae** **SPCE**

＜⑤Anaerobes＞

Diaphragm

Upper
Lower

＜⑥Others＞

＜Usual Dosing & Dosing Adjustments＞

アズトレオナム（アザクタム）

- **成人の使用量**：
  グラム陰性菌感染症；1〜2 g 点滴静注 8 時間ごと
  尿路感染症；0.5〜1 g 点滴静注 8〜12 時間ごと
  重症感染や髄膜炎；2 g 点滴静注 6〜8 時間ごと
  Bioavailability：−
- **用量調整**：
  GFR＞80 mL/min：上記の成人の使用量
  GFR 50〜80 mL/min：1〜2 g 点滴静注 8〜12 時間ごと
  GFR 10〜50 mL/min：1〜2 g 点滴静注 12〜18 時間ごと
  GFR＜10 mL/min：1〜2 g 点滴静注 24 時間ごと
- **血液透析**：250 mg を透析後に追加
- **腹膜透析**：1〜2 g ローディングし，250〜500 mg 点滴静注 8 時間ごと
- **肝機能低下時**：20〜25%に減量することを推奨

＜MEMO＞

No gram-positive or antianaerobic activity.

No cross allergenicity with penicillins, β-lactams ; safe to use in penicillin allergic patients.

Isolated cross-reactivity described in ceftazidime-allergic patients.

d. Carbapenem (Imipenem cilastatin / Meropenem)

<①GPC>	<②GPB> Listeria
<③GNC>	<④GNB> Enterobacteriaceae　"SPACE"

<⑤Anaerobes>	Upper
Diaphragm	Lower

<⑥Others>	

<Usual Dosing & Dosing Adjustments>

①イミペネム・シラスタチン(チエナム)

- **成人の使用量**：
  尿路感染症；250～500 mg 点滴静注 6 時間ごと
  軽症～中等度感染症；500 mg 点滴静注 6～8 時間ごと
  重症感染症；1 g 点滴静注 6～8 時間ごと
  Bioavailability：－
- **用量調整**：
  GFR＞80 mL/min：上記の成人の使用量
  GFR 50～80 mL/min：0.5 g 点滴静注 6～8 時間ごと
  GFR 10～50 mL/min：0.5 g 点滴静注 8～12 時間ごと
  GFR＜10 mL/min：0.25～0.5 g 点滴静注 12 時間ごと
- **血液透析**：0.25 g 点滴静注 12 時間ごと＋透析後に 0.25 g 追加投与
- **腹膜透析**：0.25 g 点滴静注 12 時間ごと

②メロペネム(メロペン)

- **成人の使用量**：
  1 g 点滴静注 8 時間ごと
  重症感染症と中枢神経系感染症；2 g 点滴静注 8 時間ごと
  Bioavailability：－

● **用量調整**：

GFR＞80 mL/min：上記の成人の使用量

GFR 50～80 mL/min：常用量

GFR 10～50 mL/min：26～50 mL/min：1 g 点滴静注 12 時間ごと
10～25 mL/min：0.5 g 点滴静注 12 時間ごと

GFR＜10 mL/min：0.5 g 点滴静注 24 時間ごと

● **血液透析**：透析後に常用量

● **腹膜透析**：0.5 g 点滴静注 24 時間ごと

＜MEMO＞

＊"Kill ALL Organisms!"

＊Organisms NOT Killing

GPC　MRSA, MRSE, *E. faecium*, *E. faecalis*（Imipenem effective）

GNB　Multi-resistent Pseudomonas-*Burkholderia cepacia*（Meropenem effective）, *Stenotrophomonas maltophilia*

Organisms Without Cell Wall　*Mycoplasma*, *Chlamydia*, *Legionella*, etc.

アミノ配糖体－ゲンタマイシン，トブラマイシン，アミカシン

歴史的には，Waksmanが1943年にストレプトマイシンを発見したことに始まります。その後，1957年にネオマイシンとカナマイシンが発見されました。

□大きなブレークスルーとして，アミノ配糖体－グラム陰性桿菌全般，緑膿菌に活性のあるゲンタマイシンが1963年に発見され，グラム陰性桿菌の治療法が大きく確立することになります。

□その後，1968年にトブラマイシン，1972年にアミカシン，1975年にネチルマイシン，さらに，ジベカシン，シソミシン，イセパマイシンと次々と開発され製品化されました。

□本項では，抗緑膿菌活性があり世界的に使われているアミノ配糖体として，特にゲンタマイシン，トブラマイシン，アミカシンの3つについて解説します。

□**アミノ配糖体の作用機序**：リボソーム30Sサブユニットに不可逆的に結合することで蛋白合成阻害作用を発揮します。このリボソームへの結合は酸素依存であることが，アミノ配糖体は好気性菌にしか効かない理由となっています。

□つまり，**嫌気性条件やpHが低い状態ではアミノ配糖体は作用しないことになります**。ですので，嫌気性菌による膿瘍ではアミノ配糖体の利用価値は低いといわざるをえません。

□**このリボソームへの結合は，グラム陽性球菌の細胞壁阻害薬を併用した場合に促進されます。グラム陽性球菌(ブドウ球菌，腸球菌)で，βラクタム系抗菌薬と併用することで相乗作用を発揮するのはそのためです。**

□濃度依存性であり，抗菌薬の血中濃度がMIC(minimal inhibitory concentration．最小発育阻止濃度)以下となっても殺菌作用があるPostantibiotic effect(PAE)もあります。

□消化管からの吸収は悪いため，アミノ配糖体は静注薬で用います。

□腎排泄であり，腎機能低下では投与量を調整する必要があります。また近位尿細管細胞内に高濃度で蓄積するため，腎毒性として近位尿細管障害に伴う非乏尿性急性腎不全を起こします。**特に，投与5〜7日以降で尿量はあるもののクレアチニン値が上昇してくる場合，アミノ配糖体による腎毒性を疑わなければいけません。**

□**一般的には可逆性ですが，長期大量投与の場合，不可逆性の腎不全を起こ**

す危険性があります。

□移行性については，脳脊髄液への移行は不良であり，髄膜炎の治療では使えません。

■**グラム陰性桿菌による重篤な中枢神経系感染症の場合は，髄腔内投与を行うことがあります。気管分泌物への濃度も低く，肺炎といった呼吸器感染症にアミノ配糖体単独での治療は適しません。**また硝子体内・前立腺・胆汁への移行も悪く，膿瘍では前述のように効果を発揮できません。

■**抗菌スペクトラム**：アミノ配糖体自体は，グラム陽性球菌のブドウ球菌，好気性のグラム陰性桿菌全般(大腸菌，クレブシエラ，プロテウス，モルガネラ，プロビデンシア，およびSPACE：セラチア，緑膿菌，アシネトバクター，シトロバクター，エンテロバクター)，および一部の抗酸菌〔アミカシンが，特にノカルジア，MAC感染症，迅速発育抗酸菌(*M. chelonae, M. fortuitum*)〕に効果があります。

■**ゲンタマイシン，トブラマイシン，アミカシンは，緑膿菌も含めたグラム陰性桿菌全般に活性があり，非常に重要な抗菌薬です。**

□この3つは，基本的には腸内細菌科および緑膿菌など院内感染で問題となるグラム陰性桿菌に対して同様の活性をもっています。*in vitro*では，緑膿菌活性はトブラマイシンがより強く，セラチアに対してはゲンタマイシンがより強いといわれていますが，臨床的にこの違いがどうかといわれると不明です。

□多剤耐性緑膿菌から分離された，*Burkholderia cepacia* と *Stenotrophomonas maltophilia* にはどのアミノ配糖体も耐性であり，一般的には効きません。

□グラム陰性桿菌に対するアミノ配糖体の活性は，以前と大きく変わらず非常に良好です。しかし，腸球菌に対する感受性は徐々に落ちてきています。これは，腸球菌の感染性心内膜炎を治療する場合に非常に重要な問題をはらんでいます。

■**βラクタム系と相乗効果のあるアミノ配糖体は，ゲンタマイシンとストレプトマイシンの2種類です。**そして，腸球菌の感染性心内膜炎には，ペニシリンGかアンピシリン，またはバンコマイシンにこれらのアミノ配糖体を組み合わせて治療を行います。

■**ゲンタマイシンのMICが500μg/mL以上，ストレプトマイシンのMICが2,000μg/mL以上のときに耐性とします。**分離された腸球菌の各アミノ配糖体へのMICがこの値以上の場合，相乗効果はないといわれています。アミノ配糖体高度耐性の腸球菌は確実に増加傾向であることが示されています。

■スペクトラムをまとめると，**表4-12**のようになります。

表 4-12　アミノ配糖体の抗菌スペクトラム

・グラム陽性球菌ではブドウ球菌(腸球菌には相乗作用を目的にゲンタマイシン，ストレプトマイシンを使用)
・グラム陰性桿菌では全般に有効(*B. cepacia*，*S. maltophilia* は除く)
・グラム陽性球菌のレンサ球菌，嫌気性菌，その他の細胞内寄生体には無効

□**適応となる感染症**：ここ 10 年の間に，より安全にグラム陰性菌をターゲットにした広域βラクタム(ペニシリン，セフェム，モノバクタム，カルバペネム)およびニューキノロンが出現したことによってアミノ配糖体の役割は減少してきています。

□やはり，副作用の腎毒性，耳毒性がネックになっています。
この腎毒性は可逆性であること，耳毒性であるめまい・聴力低下などで不可逆性であることは知っておく必要があります。

□またもう 1 つの副作用として神経筋接合部を遮断するため，神経筋接合部疾患(重症筋無力症など)の患者での使用時には注意が必要です。

ゲンタマイシン

ゲンタマイシン Gentamicin が使われるのは，腸内細菌科および緑膿菌によるグラム陰性桿菌による重症の院内感染が適応となります。この場合，相乗効果を期待するためにβラクタム系と併用して使用します。

□適応として，**表 4-13** の事項があります。

表 4-13　ゲンタマイシンの適応

1. アンピシリン，ペニシリン，バンコマイシンと併用して腸球菌および高度耐性 Viridans レンサ球菌の感染性心内膜炎の治療
2. アンピシリンやバンコマイシンと併用して尿路・消化管検査時の感染性心内膜炎予防
3. 抗ブドウ球菌用ペニシリン，1 世代セフェムと併用して静脈麻薬乱用者の右心系感染性心内膜炎の治療
4. ペニシリンと併用してコリネバクテリウムによる感染性心内膜炎の治療
5. バンコマイシン，リファンピシンと併用してコアグラーゼ陰性ブドウ球菌による人工弁感染性心内膜炎の治療
6. 抗緑膿菌ペニシリンと併用して重症の緑膿菌感染症の治療
7. ドキシサイクリンと併用してブルセラの治療
8. セフトリアキソンと併用してペニシリン感受性レンサ球菌の感染性心内膜炎の治療

□基本的には，βラクタム系，バンコマイシンと併用して相乗作用をねらった使い方がメインとなります。

□もし単独で使う場合は，尿路感染症および野兎病があります。

□投与方法などもよく分かっており，相乗作用の面からも，ゲンタマイシンは使い慣れたいアミノ配糖体です。

トブラマイシン

トブラマイシン Tobramycin は，腎毒性が低いとされています。また抗菌活性としては，緑膿菌とアシネトバクターに強く，セラチアには弱いといわれています。

□ゲンタマイシンに耐性の微生物は，トブラマイシンにも耐性であると考える必要があります。そのため，**ゲンタマイシン耐性の場合，自動的にトブラマイシン耐性**となります。

□**ゲンタマイシンと異なり，βラクタム系との併用による相乗作用（特に腸球菌）はない点も知っておきたいところです。**

アミカシン

アミカシン Amikacin は，ほかのアミノ配糖体に耐性であっても使える点が注目すべきところです。**ゲンタマイシン耐性のグラム陰性桿菌に使用可能なアミノ配糖体です。**

□**アミカシンも，βラクタム系との併用による相乗作用（特に腸球菌）はない点も，知っておきたいところです。**

MDD と SDD

□**MDD（Multiple Daily Dosing）**は，1日に何度か投与する従来からの方法（3回/日）がほとんどです。このとき理想体重に基づいてローディングしていきます。

□推定クレアチニンクリアランスである Cockcroft-Gault の式を用います。

□また，投与中は頻回にピーク値とトラフ値を測定する必要があります。

・ピーク値…30分かけて静注後30分してからの血中濃度
・トラフ値…次回静注直前の血中濃度

□一方，副作用を減少させて，効果はそのまま維持する方法として，**1日1回投与法：SDD（Single Daily Dosing）**が提唱されるようになりました。

□1日1回投与する方法は，アミノ配糖体の濃度依存性－つまり，高用量で高濃度なら殺菌効果が高い－をうまく利用した投与法といえます。

□また，アミノ配糖体が長時間にわたるPAEをもっていることも利用しています。さらに，高い血中濃度が長時間持続しないことで腎・耳への蓄積も少なく，それによって副作用を軽減できるからです。

□日本ではアミノ配糖体の投与量が予想以上に少ないため，アミノ配糖体の恩恵を受けるような投与法をぜひ確立してほしい(したい)と考えます。

□また，重症患者でアミノ配糖体を用いる場合，Ccrが変化するので，こまめにアミノ配糖体の血中濃度を測定して投与量を調整していく必要があります。

アミノグリコシドの投与計画

実践的には，初期投与量として，

- ゲンタマイシン，トブラマイシン：ODD　5～7 mg/kg　24時間ごと　MDD　1.7 mg/kg　8時間ごと
- アミカシン：ODD　15 mg/kg　24時間ごと　MDD　7.5 mg/kg　12時間ごと

で開始し，2回目以降に前後で血中濃度を判定し，目標血中濃度を**表4-14**になるようにします。

表4-14　目標とするピーク，トラフ値

	ODD	MDD
ゲンタマイシン トブラマイシン	ピーク：16～24 μg/mL トラフ：<1 μg/mL	ピーク：4～10 μg/mL トラフ：1～2 μg/mL
アミカシン	ピーク：56～64 μg/mL トラフ：<1 μg/mL	ピーク：15～30 μg/mL トラフ：5～10 μg/mL

□**表4-15**の場合を除いて，**アミノ配糖体のSDDが推奨**されています。

表4-15　従来のMDDが推奨される場合

(1)腸球菌による感染性心内膜炎，(2)妊婦，(3)小児，(4)重度の腎機能低下，(5)好中球減少症時，(6)重症の緑膿菌感染症，(7)重度の熱傷，(8)腹水貯留，(9)重度の敗血症，(10)ほかに腎毒性のある薬物投与(アンホテリシンB，シスプラチン，造影剤，NSAIDs)を受けている患者，(11)抗酸菌感染症，(12)重度の肝機能障害に投与する場合

2．Aminoglycosides（Anti − Pseudomonal : Gentamicin / Tobramycin / Amikacin）

＜①GPC＞ **Staphylococci**	＜②GPB＞
＜③GNC＞	＜④GNB＞ **Enterobacteriaceae**　**"SPE"**　**F. tularensis**

＜⑤Anaerobes＞	Upper
Diaphragm	Lower

＜⑥Others＞	

＜Usual Dosing & Dosing Adjustments＞

①ゲンタマイシン（ゲンタシン）

- **成人の使用量**：
  1日1回投与法：5〜7 mg/kg 点滴静注
  軽症〜中等度感染症；1.7 mg/kg 点滴静注 8 時間ごと（目標ピーク値＞6 μg/mL）
  重症感染症；2 mg/kg 点滴静注 8 時間ごと（目標ピーク値＞8 μg/mL）
  βラクタム系と相乗効果を期待した投与法；1 mg/kg 点滴静注 8 時間ごと
  Bioavailability：−
- **用量調整**：
  GFR＞80 mL/min：上記の成人の使用量
  GFR 50〜80 mL/min：常用量 60〜90％を点滴静注 8〜12 時間ごと，ないしは，100％量を 12〜24 時間ごと（血中濃度をモニター）
  GFR 10〜50 mL/min：常用量 30〜70％を点滴静注 12 時間ごと，ないしは，100％量を 24〜48 時間ごと（血中濃度をモニター）
  GFR＜10 mL/min：常用量 20〜30％を点滴静注 24〜48 時間ごと，ないしは，100％量を 48〜72 時間ごと
- **血液透析**：透析後に 1.0〜1.7 mg/kg 点滴静注

②トブラマイシン（トブラシン）

● **成人の使用量**：

1日1回投与法：5～7 mg/kg 点滴静注

軽症～中等度感染症；1.7 mg/kg 点滴静注8時間ごと（目標ピーク値＞6 μg/mL）

重症感染症；2 mg/kg 点滴静注8時間ごと（目標ピーク値＞8 μg/mL）

敗血症，緑膿菌感染症，肺炎；2 mg/kg 点滴静注8時間ごと（目標ピーク値＞8 μg/mL），

Bioavailability：ー

● **用量調整**：

GFR＞80 mL/min：上記の成人の使用量

GFR 50～80 mL/min：常用量60～90％を点滴静注8～12時間ごと，ないしは，100％量を12～24時間ごと（血中濃度をモニター）

GFR 10～50 mL/min：常用量30～70％を点滴静注12時間ごと，ないしは，100％量を24～48時間ごと（血中濃度をモニター）

GFR＜10 mL/min：常用量20～30％を点滴静注24～48時間ごと，ないしは，100％量を48～72時間ごと

● **血液透析**：透析後に1.0～1.7 mg/kg 点滴静注

③アミカシン（アミカマイシン）

● **成人の使用量**：

15 mg/kg/日を1回，2回，3回/日に分けて点滴静注。目標ピーク値；15～30 μg/mL（呼吸器感染症，重症感染症では30 μg/mL）

Bioavailability：ー

● **用量調整**：

GFR＞80 mL/min：上記の成人の使用量

GFR 50～80 mL/min：常用量60～90％を点滴静注12時間ごと，ないしは，100％量を12～24時間ごと（血中濃度をモニター）

GFR 10～50 mL/min：常用量30～70％を点滴静注12～18時間ごと，ないしは，100％量を24～48時間ごと（血中濃度をモニター）

GFR＜10 mL/min：データなし

● **血液透析**：透析後に2.5～3.75 mg/kg 点滴静注

＜MEMO＞

For Gentamicin, Streptomycin

-Synergistic with penicillins (ampicillin) for Enterococcal and Listeria infection!

-Synergistic with β-lactams and Vancomycin!

ニューキノロン－最新のニューキノロンまで

キノロン系(オールドキノロンとニューキノロンをまとめて)は，いろいろな分け方があります。本節では，代表的なキノロン系の抗菌薬と，第1から4世代という形での分類を解説します。

開発の歴史

□当初は，キノロン自体グラム陰性桿菌である腸内細菌科を中心にスペクトラムをもっていました。

□抗菌活性は，世代が進むにつれてグラム陽性球菌(特に第3世代以降でレンサ球菌－特に肺炎球菌をカバー)，その他を含むようになりました。

□第2世代の一部のニューキノロンでは，緑膿菌を中心とした院内感染で問題になるグラム陰性桿菌にもスペクトラムがあります。

□第4世代にいたっては嫌気性菌までカバーするようになっています。このスペクトラムが広がっていく大きな流れは，βラクタム系のセファロスポリンが世代とともにグラム陽性球菌からグラム陰性桿菌にシフトしていったのと「逆の流れ」になっています。そう考えると理解しやすいでしょう(表 4-16)。

表 4-16　キノロン系の世代分類

第1世代
ナリジクス酸
スペクトラム：GNB-腸内細菌科

第2世代
ノルフロキサシン，シプロフロキサシン，オフロキサシン
スペクトラム：GNB-腸内細菌科，緑膿菌(シプロフロキサシン)，GPC-黄色ブドウ球菌，非定型(クラミジア，マイコプラズマ，レジオネラ)

第3世代
レボフロキサシン，スパルフロキサシン，ガチフロキサシン
スペクトラム：GNB-腸内細菌科，緑膿菌(レボフロキサシン)，GPC-黄色ブドウ球菌，レンサ球菌(特に肺炎球菌)，非定型

第4世代
モキシフロキサシン，トロバフロキサシン，グレパフロキサシン
スペクトラム：GNB-腸内細菌科，緑膿菌，GPC-黄色ブドウ球菌，レンサ球菌(特に肺炎球菌)，非定型，Anaerobe-バクテロイデス・フラジーリス

□第1世代はグラム陰性桿菌のみに抗菌スペクトラムをもち，「オールドキ

ノロン」といいます。しかし，耐性化が起こったため，このナリジクス酸はほとんど使われていません。

□その後，**キノロン環の6位にフッ素が導入されてフルオロキノロン(Fluoroquinolones：FQs)となり，グラム陽性菌にもスペクトラムをもつこととなりました。**

□この第2世代以降が「ニューキノロン」になります。

□**第3世代ニューキノロンのガチフロキサシンで多少ですが，第4世代ニューキノロンのモキシフロキサシン，トロバフロキサシンは嫌気性菌にまで抗菌活性があり，非常にブロードスペクトラムです。**特にモキシフロキサシン，トロバフロキサシンはまた腎機能低下時も投与量を調整する必要がない非常によい抗菌薬だったのですが，トロバフロキサシンは重篤な肝障害が相次ぎ，FDAの勧告でどうしても必要なケース以外への使用は控えられるようになりました。

□第4世代のグレパフロキサシンは，QTc延長が著明であったため，アメリカの市場ではもう販売されていません。国内でもトロバフロキサシンとグレパフロキサシンは未発売です。

□以上のため，キノロンは4つの世代があるのですが，**臨床で用いるのは第2，3世代のニューキノロンが中心**となります。第2，3世代の特徴をしっかりつかむことがニューキノロン理解の第一歩です。

□国内では，第2世代としてノルフロキサシン，オフロキサシン，エノキサシン，シプロフロキサシン，ロメフロキサシン，パズフロキサシン，フレロキサシンがあります。

□第3世代としてレボフロキサシン，ガチフロキサシン，スパルフロキサシン，トスフロキサシンがあります。2005年12月から，第3ないしは第4世代になるモキシフロキサシンが国内でも使用可能となっています。

□本節では，世界的に使われている第2世代のノルフロキサシン，オフロキサシン，シプロフロキサシンおよび第3世代のレボフロキサシン，ガチフロキサシン，スパルフロキサシン，第4世代のモキシフロキサシンについて主に取り上げます。

□**ニューキノロンの作用機序**：DNAトポイソメラーゼの阻害によりDNA複製抑制により殺菌的に働きます。トポイソメラーゼはIからIVまであり，トポイソメラーゼIIは「DNAジャイレース(DNA gyrase)」といいます。グラム陰性菌ではこのDNAジャイレースを，グラム陽性菌ではトポイソメラーゼIVを阻害します。作用機序がDNAに働くため，ペニシリン耐性肺炎球菌(PRSPの耐性機序は細胞壁合成にかかわるペニシリン結合蛋白でした)にも効果があります。

□**抗菌スペクトラム**：グラム陽性菌では，第2世代ではいまいち(ブドウ球菌のみ：この理由のみでグラム陽性球菌用に第2世代ニューキノロンを使うことは特殊な状況(慢性骨髄炎など)を除いてまずない)なのですが，**第3世代ではレンサ球菌ー特に肺炎球菌にも活性があり，ペニシリン中等度・高度耐性にも効くという利点があります。またほかの市中肺炎の起因菌もカバーしていることから，第3世代のガチフロキサシン，レボフロキサシン，スパルフロキサシン，第4世代のモキシフロキサシンは「レスピラトリーキノロン」と呼ばれ，気道感染症に使われることがあります。**

□**特に，モキシフロキサシンの肺炎球菌に対するMICは，ほかのレスピラトリーキノロンに比べて低いことが特徴です。**レボフロキサシンの8倍程度よいです。ちなみに，ガチフロキサシンは，レボフロキサシンの4倍程度よいです。

□しかし，MRSA，VREなどにはニューキノロンは無効です。

□**グラム陰性菌では，球菌の淋菌，髄膜炎菌，モラキセラ属をカバーし，桿菌ではインフルエンザ桿菌や腸内細菌科全般，セラチア，エンテロバクター，シトロバクターもカバーできています。**

□**緑膿菌に対する活性としては，シプロフロキサシン≧レボフロキサシン>ガチフロキサシン＝モキシフロキサシン＝オフロキサシン，となっています。**

□また，**第4世代のモキシフロキサシン，トロバフロキサシン，グレパフロキサシンでは，*Bacteroides fragilis*を含む横隔膜上下の嫌気性菌をカバーしている**のですが，トロバフロキサシンとグレパフロキサシンは上述した理由により市場に出回っていません。

□第3世代のガチフロキサシンも，*in vitro*では嫌気性菌カバー可能といわれていますが，臨床スタディでのしっかりした効果が待たれるところです。しかし，嫌気性菌を本気でねらってキノロン単剤で治療するには，キノロンの実績がありません。ですので，**腹腔内感染症でキノロンを使う場合は，やはり嫌気性菌に活性のある抗菌薬(クリンダマイシンやメトロニダゾールなど)と併用したほうがよいでしょう。**

□**その他として，細胞内寄生体のマイコプラズマ，クラミジア，レジオネラに活性があります。**しかしシプロフロキサシンはクラミジア，マイコプラズマに対して，レボフロキサシンはマイコプラズマへの活性がほかのニューキノロンに比べ低いといわれています。

□**また重要なポイントとして，人工関節など異物が入っている患者での異物感染では，ニューキノロンはβラクタムよりも活性が強く，局所濃度も保持できるため，特にリファンピシンと併用して治療に用いることがありま**

す。

□**シプロフロキサシンが，緑膿菌に対して非常に活性が強い(ラボデータのみでは，3世代のレボフロキサシンもシプロフロキサシン同等の抗菌活性をもつといわれています)ことや，ノルフロキサシンは尿路・消化管での濃度が良好なため，尿路感染，旅行者下痢症，肝硬変時の特発性細菌性腹膜炎予防に用いられることも覚えておきましょう。**

□しかし，**現在では肝硬変時の特発性細菌性腹膜炎予防でもシプロフロキサシンが使用されることのほうがスタンダードになってきています。オフロキサシンはトラコーマクラミジアに対する活性が強く，性行為感染症，骨盤内感染症で非常に有用です。**

□投与方法については，第2世代，第3世代の大部分は腎代謝と肝代謝のため，腎障害時でも投与量を変更する必要があります。しかし，**モキシフロキサシンでは腎障害でもrenal adjustmentは必要ありません。**

□アミノ配糖体同様に，**濃度依存性(Concentration dependent)のため，投与回数を減らして1回投与量を上げる方法が重要です。**注意；残念ながら国内での添付文書では濃度依存性に沿った投与量とはなっていません。

□またグラム陰性菌に対して，PAE(Post antibiotic effect)もあります。消化管からの吸収が非常によく，静注薬と血中濃度が変わりませんので，全身状態が落ち着いたら早期に経口投与にスイッチできます。

□**組織移行については，肺，気管支，腎，前立腺，骨，生殖器ともに非常に良好です。**

□消化管からの吸収の良さ，クラミジア・マイコプラズマといった細胞壁をもたない・細胞内寄生体への活性を除くと，**第2世代ニューキノロンはアミノ配糖体(ゲンタマイシンなど)の抗菌スペクトラムに非常に似ていることに気付きましたか？**

□**適応となる感染症**：尿路感染症(膀胱炎，腎盂腎炎，前立腺炎)，性行為感染症(尿道炎，子宮頸管炎，骨盤内炎症性疾患)，腹腔内感染症，旅行者下痢症，糖尿病性足病変，慢性気管支炎急性増悪，市中肺炎，院内肺炎，化膿性関節炎，骨髄炎，その他特別な使い方としては結核(第二選択)，炭疽(シプロフロキサシン)，好中球減少時の発熱(全身状態がよく外来で経過をフォローできる場合，ニューキノロン＋ペニシリン・βラクタマーゼ阻害薬経口投与)，外耳炎(点耳薬として)などがあります。

□非常にブロードスペクトラムのため，第一選択というよりも他の抗菌薬が使用できない場合の第二選択の抗菌薬になる場合も多々あります。

表4-17に，ニューキノロンが推奨される感染症について挙げます。

表 4-17　ニューキノロンを使用すべき感染症

・尿路感染症：シプロフロキサシン
・前立腺炎：シプロフロキサシン
・尿道炎，骨盤内炎症性疾患(PID)：オフロキサシン
・腹腔内感染症：シプロフロキサシン＋メトロニダゾール(クリンダマイシン)
・旅行者下痢症：シプロフロキサシン
・細菌性下痢症：シプロフロキサシン
・糖尿病性足病変：進行した病変にシプロフロキサシンと抗嫌気性菌活性のある抗菌薬
・市中肺炎(Community-acquired pneumonia)：モキシフロキサシン，ガチフロキサシン，レボフロキサシン
・院内肺炎：シプロフロキサシン
・副鼻腔炎，再発性中耳炎，COPD 急性増悪：モキシフロキサシン，ガチフロキサシン，レボフロキサシン
・化膿性関節炎，骨髄炎：シプロフロキサシン

■さらに，どうしても必要な場面は，**表 4-18** のようになります。

表 4-18　ニューキノロン投与が「どうしても必要な」場面

①緑膿菌による複雑性尿路感染症(前立腺炎の場合も含む)に対するシプロフロキサシンによる治療
②キノロン感受性菌による嚢胞性線維症患者の呼吸器感染症
③キノロン以外の選択肢は静注薬しかない，グラム陰性桿菌による重症の骨髄炎や肺炎で経口摂取可能な場合
④好中球減少症患者で感染予防が必要な場合(キノロン使用でも Viridans レンサ球菌菌血症・敗血症およびキノロン耐性のグラム陰性菌の出現のリスクもある)
⑤多剤耐性結核および第一選択薬が無効な非定型抗酸菌感染症

■**ニューキノロンの副作用：消化器症状(嘔気・嘔吐・下痢)があります。**特にスパルフロキサシンでは光線過敏があります。トロバフロキサシンでの肝障害については上記のとおりです。**中枢神経症状として，頭痛，めまい感，不眠，いらいら，抑うつがあります。**また NSAIDs との併用で痙攣発作があります(すべてのニューキノロンで)。

■**テオフィリンとシプロフロキサシンの組み合わせ，メトロニダゾールとモキシフロキサシンの組み合わせでも痙攣が誘発されます。ニューキノロンを使用する場合，解熱鎮痛目的で NSAIDs を処方してはいけません。**

■最近の話題として，**ニューキノロンには QTc 延長があり，Torsades de pointes のトリガーとなります。リスクファクターとして，高齢者，低 K 血症，低 Mg 血症，うっ血性心不全など心疾患の既往があります。**

■特に，ほかに QTc 延長の可能性がある薬剤として，**表 4-19** があります。

これらの薬剤との併用の際には注意が必要です。

表 4-19　QTc 延長の可能性がある薬剤

- 抗アレルギー薬：アステミゾール，テルフェナジン(注；発売中止)
- 抗精神病薬：ハロペリドール，リスペリドン，クエチアピン，フェノチアジン系抗精神病薬，三環系抗うつ薬
- 抗不整脈薬：アミオダロン，ソタロール，ジソピラミド，フレカイニド，プロカインアミド，キニジン
- 抗菌薬：エリスロマイシン，クラリスロマイシン

□また，動物実験では腱断裂の報告があり，**ニューキノロン使用中に腱疼痛を訴えた場合，投薬を中止する必要があります。腱断裂のリスクファクターとして，高齢者，ステロイド使用，腎機能障害があります。**これらのリスクのある患者に投与する際には注意が必要です。

□ニューキノロンには，薬物相互作用があります。**ニューキノロン自体は消化管からの吸収は良好ですが食事や Mg，Al，Fe などではキレートを形成するため吸収が落ちます。**そのため，**内服薬は食前 1 時間か食後 2，3 時間内服としこれらのミネラルと一緒に投与しないことが重要です。薬剤でも，制酸剤や下剤には，アルミニウムやマグネシウムが含まれているため注意が必要です。**

□**特にシプロフロキサシンで，テオフィリン，カフェイン濃度が上がります。シクロスポリン，ワーファリン内服中の患者ではこまめに血中濃度・プロトロンビン時間を測定する必要があります。**

□また動物実験で軟骨びらんの報告があったため小児では使用が禁忌となっています。妊婦，授乳中でも軟骨形成に障害を起こす可能性があり禁忌です。

3. Fluoroquinolones（Ciprofloxacin, Ofloxacin, Levofloxacin, Gatifloxacin, Moxifloxacin）

＜2nd generation : Ciprofloxacin, Ofloxacin＞

＜①GPC＞	＜②GPB＞
Staphylococci	
＜③GNC＞	**＜④GNB＞**
	Enterobacteriaceae　**"SCE"**

＜⑤Anaerobes＞

Diaphragm	
	Upper
	Lower

＜⑥Others＞

Organisms Without Cell Wall　Mycoplasma, Chlamydia, Legionella, etc.

①シプロフロキサシン（シプロキサン）

- **成人の使用量**：軽症～中等度感染症；500 mg 内服 2 回/日
  重症感染症；750 mg 内服 2 回/日ないしは 400 mg 点滴静注
  8～12 時間ごと
  院内肺炎；400 mg 点滴静注 8 時間ごと
  Bioavailability：70％
- **用量調整**：GFR＞80 mL/min：常用量
  GFR 50～80 mL/min：常用量
  GFR 10～50 mL/min：0.4 g 点滴静注 18 時間ごと；0.25～0.5 g 内服 12 時間ごと
  GFR＜10 mL/min：0.4 g 点滴静注 24 時間ごと；0.25～0.5 g 内服 18 時間ごと
- **血液透析**：透析後に 250～500 mg 内服 24 時間ごと（0.2～0.4 g 点滴静注 24 時間ごと）
- **腹膜透析**：250～500 mg 内服 24 時間ごと（0.2～0.4 g 点滴静注 24 時間ごと）

＜MEMO＞

＊Ciprofloxacin : Best activity for *P. aeruginosa*

＜3rd generation（Respiratory quinolones）: Levofloxacin, Gatifloxacin＞

＜①GPC＞	＜②GPB＞
Staphylococci （Streptococci-Respiratory Quinolones）	
＜③GNC＞	＜④GNB＞
	Enterobacteriaceae **"SCE"**

＜⑤Anaerobes＞	
Diaphragm	Upper
	Lower

＜⑥Others＞	Organisms Without Cell Wall Mycoplasma, Chlamydia, Legionella, etc.

①レボフロキサシン（クラビット）

- **成人の使用量**：市中肺炎（軽症〜中等度）；500 mg 内服 1 回/日
  市中肺炎（重症）；750 mg 内服 1 回/日
  複雑性皮膚・軟部組織感染症および院内肺炎；750 mg 内服 1 回/日　Bioavailability：99%
- **用量調整**：
  GFR＞80 mL/min：500〜750 mg 内服 24 時間ごと
  GFR 50〜80 mL/min：500〜750 mg 内服 24 時間ごと
  GFR 10〜50 mL/min：500〜750 mg　1 回内服後，250 mg 内服 24 時間ごとないしは，750 mg 内服 48 時間ごと
  GFR＜10 mL/min：500〜750 mg　1 回内服後，250〜500 mg 内服 48 時間ごと
- **血液透析**：500〜750 mg　1 回内服後，250〜500 mg 内服 48 時間ごと
- **腹膜透析**：500〜750 mg　1 回内服後，250〜500 mg 内服 48 時間ごと

②ガチフロキサシン（ガチフロ）

- **成人の使用量**：市中肺炎，単純性皮膚・軟部組織感染，複雑性尿路感染；400 mg 内服 1 回/日
  単純性淋菌感染症；400 mg 1 回内服
  Bioavailability：96%
- **用量調整**：GFR＞80 mL/min：上記の成人の使用量
  GFR 50〜80 mL/min：400 mg 内服 1 回/日
  GFR 10〜50 mL/min：200 mg 内服 1 回/日

GFR＜10 mL/min：200 mg 内服 1 回/日

- **血液透析**：200 mg 内服 1 回/日
- **腹膜透析**：200 mg 内服 1 回/日

＜MEMO＞

＊Levofloxacin : Activity for *P. aeruginosa* is comparable to ciprofloxacin.

＊Probably gatifloxacin and moxifloxacin active for anaerobes (*Bacteroides fragilis*).

＜4th generation : Moxifloxacin, Trovafloxacin＞

＜①GPC＞	＜②GPB＞
Staphylococci　(Streptococci-Respiratory Quinolones)	
＜③GNC＞	**＜④GNB＞**
	Enterobacteriaceae　**"SCE"**

＜⑤Anaerobes＞	
	Upper
Diaphragm	
	Lower

＜⑥Others＞	Organisms Without Cell Wall　Mycoplasma, Chlamydia, Legionella, etc.

＜Usual Dosing ＆ Dosing Adjustments＞

モキシフロキサシン（アベロックス）

- **成人の使用量**：400 mg 内服 1 回/日
  Bioavailability：90%
- **用量調整**：
  GFR＞80 mL/min：400 mg 内服 1 回/日
  GFR 50〜80 mL/min：常用量
  GFR 10〜50 mL/min：常用量
  GFR＜10 mL/min：常用量
- **血液透析**：常用量
- **腹膜透析**：常用量

＜MEMO＞

マクロライド系－エリスロマイシン，クラリスロマイシン，アジスロマイシン

マクロライド系のポイントとして，3項目あります。

1. 基本的なスペクトラムとして，グラム陽性球菌およびその他のマイコプラズマ，クラミジア，レジオネラがあること。アドバンストマクロライドの14員環のクラリスロマイシン，15員環のアジスロマイシンはグラム陰性菌にスペクトラムを広げてあり，さらにピロリ菌や非定型抗酸菌MAC感染症(特にクラリスロマイシン)に有効。
2. 薬物相互作用が多種に及び，使用前に必ず併用薬・投与中の薬剤のチェックが必要。
3. 日本では，びまん性汎細気管支炎などの慢性下気道感染症，慢性副鼻腔炎，滲出性中耳炎などの慢性上気道感染症に14員環マクロライドの少量長期投与療法が行われていること。

□マクロライド系が市場に出てから，50年近く経ちます(エリスロマイシンが1953年)。
14員環のエリスロマイシン，クラリスロマイシン，ロキシスロマイシン，15員環のアジスロマイシン，16員環のロイコマイシン，ジョサマイシン，ミデカマイシン，ロキタマイシンと8種類が国内では販売されていますが，世界的に使用されているエリスロマイシン，クラリスロマイシン，アジスロマイシンの3つについて，本節では解説します。

□**マクロライド系の作用機序**：微生物のリボソーム50Sサブユニットに結合し，蛋白合成阻害により静菌的に作用します。

エリスロマイシン

□**抗菌スペクトラム**：グラム陽性球菌でレンサ球菌(肺炎球菌も含むが，PRSPには無効)と黄色ブドウ球菌(MRSAを除く)があります。しかし近年，A群溶連菌もマクロライド耐性が出現しており，注意が必要です。グラム陰性菌には大部分無効ですが，淋菌と百日咳菌，カンピロバクターには効果があります。

□また，その他の細胞内寄生体であるマイコプラズマ，クラミジア，ウレアプラズマ，レジオネラおよび一部のリケッチアには効果があります。

□**肝代謝であり，チトクロームP450に関係するため，テオフィリン，ワーファリン，トリアゾラム，ブロモクリプチン，カルバマゼピン，シクロス**

ポリンの血中濃度が上がります。注意が必要です。

□**適応となる感染症**：ペニシリンにアレルギーのあるレンサ球菌・ブドウ球菌感染症(咽頭炎，皮膚感染症)および細胞内寄生体の感染症(肺炎については非定型のみでインフルエンザ桿菌，モラキセラをカバーできていないため第一選択とならない)があります。

クラリスロマイシン

□**抗菌スペクトラム**：エリスロマイシンのスペクトラムに加え，グラム陰性菌に対して活性が高まっています。**インフルエンザ桿菌，モラキセラをカバーするため，市中肺炎の治療に用いられます。**市中肺炎の起因菌でカバーすべきは，肺炎球菌，インフルエンザ桿菌，モラキセラ，マイコプラズマ，肺炎クラミジア，レジオネラです。また**エタンブトール，リファンピシンと併用して MAC(Mycobacterium avium complex)感染症に用いられます。**

□**適応となる感染症**：気道感染症－副鼻腔炎，咽頭炎，気管支炎，慢性気管支炎急性増悪，市中肺炎，MAC 感染症があります。また**ピロリ感染についてもプロトンポンプ阻害薬・H_2 ブロッカー，メトロニダゾールと併用して使用することがあります。**

□**経口投与によって消化管からの吸収はよく，食物摂取に影響を受けません。**

□半減期が長いため，2 回/日の投与ですみます(エリスロマイシンは 3 ないし 4 回/日)。

□**肝代謝であり，チトクローム P 450 に関係するため，テオフィリン，カフェイン，トリアゾラム，ミダゾラム，ジゴキシン，エルゴタミン，カルバマゼピン，シクロスポリン，ワーファリン，バルプロ酸，ジソピラミドの血中濃度が上がります。**注意が必要です。

□重要な点として，**「1 種類のマクロライドへの耐性があれば，基本的にほかのマクロライド系についても耐性」と考える必要があります。特に日本国内ではマクロライド耐性の肺炎球菌が 70％程度あるため，市中肺炎で肺炎球菌を必ずカバーすべき場合，マクロライド単剤では治療に失敗する可能性があります。**

アジスロマイシン

エリスロマイシン，クラリスロマイシンと大きく異なる点は，以下の 2 つです。

1. 1回/日投与でよく，コンプライアンスが良好なこと。
2. ほかの薬物との相互作用が少ないこと。

□**抗菌スペクトラム**：クラリスロマイシンと同じであり，あまり斬新さはありません。しいて挙げれば，若干インフルエンザ桿菌への活性が強まっている点でしょう。

□**組織移行もよく，組織内高濃度を持続できるため性行為感染症でクラミジアを治療する場合，1回投与でよいので良好なコンプライアンスが保てます。**

□欧米ではアジスロマイシンの静注薬がありますが，日本にはありません。重症肺炎の治療でβラクタムと併用する静注薬がほしいところです。なお，レスピラトリーキノロン(3世代ニューキノロン)でも同じです。

□**適応となる感染症**：性行為感染症－クラミジア感染，鼠径リンパ肉芽腫(*C. trachomatis* L1, L2, L3による)，ウレアプラズマ，骨盤内感染症(メトロニダゾールと併用)，軟性下疳があります。淋菌には抗菌活性がありますが，臨床的には100%の治癒率がないため，淋菌に対しては他の抗菌薬(セフトリアキソン，シプロフロキサシン，オフロキサシン，セフィキシム)を用います。また気道感染症として副鼻腔炎，レンサ球菌による咽頭炎，気管支炎，市中肺炎があります。MAC感染症については，クラリスロマイシン以上の効果ははっきりしません。

□最近の話題として，**ネコひっかき病の*Bartonella henselae*に対する活性があること，また下痢を起こす腸管内感染症として，腸チフス，カンピロバクター，赤痢への抗菌活性があり，ニューキノロン同様臨床で用いられることがあります。特に旅行者下痢症の原因でもあるカンピロバクターについては，タイなど東南アジアではニューキノロン耐性が問題となっており，これに対してアジスロマイシンを旅行者下痢症に用いるようになってきています。**

□**マクロライド全体での副作用：消化器症状(嘔気・嘔吐，下痢など)が中心です。**また静注のエリスロマイシンでは多くの症例で静脈炎を起こし，投与しにくい部分があります。また**エリスロマイシン，クラリスロマイシンはQTc間隔の延長があり，ほかの薬剤との併用では特に注意が必要です。**

4. Macrolides（Erythromycin / Clarithromycin / Azithromycin）

＜①GPC＞	＜②GPB＞
Streptolocci　**Staphylococci**	**Listeria**
＜③GNC＞	＜④GNB＞
N. meningitidis　**M. catarrhalis**	**H. influenzae**

＜⑤Anaerobes＞

	Upper
Diaphragm	
	Lower

＜⑥Others＞

Organisms Without Cell Wall　Mycoplasma, Chlamydia, Legionella

＜Usual Dosing & Dosing Adjustments＞

①エリスロマイシン・エチルコハク酸エステル（エリスロマイシン）

- **成人の使用量**：400～800 mg 内服 4 回/日
  Bioavailability：50％
- **用量調整**：
  GFR＞80 mL/min：400～800 mg内服 4 回/日
  GFR 50～80 mL/min：常用量
  GFR 10～50 mL/min：常用量
  GFR＜10 mL/min：常用量
- **血液透析**：常用量
- **腹膜透析**：常用量
- **肝機能低下時**：データなし，重篤な肝障害では，減量を考慮

②クラリスロマイシン（クラリシッド）

- **成人の使用量**：250～500 mg 内服 2 回/日
  MAC 感染予防 500 mg 内服 2 回/日
  Bioavailability：50％
- **用量調整**：
  GFR＞80 mL/min：250～500 mg 内服 2 回/日
  GFR 50～80 mL/min：常用量

GFR 10～50 mL/min：常用量
GFR＜10 mL/min：250～500 mg 内服 1 回/日
- **血液透析**：透析後に 500 mg 追加
- **腹膜透析**：データなし
- **肝機能低下時**：常用量。腎不全も合併している場合，減量を考慮

③アジスロマイシン（ジスロマック）
- **成人の使用量**：
市中肺炎 500 mg 内服 1 回/日，その後，4 日間 250 mg 内服 1 回/日
MAC 感染予防 1,200 mg 内服 1 回/週
クラミジア感染 1 g 内服 1 回のみ
Bioavailability：35%
- **用量調整**：
GFR＞80 mL/min：500 mg 内服 1 回/日，その後，4 日間 250 mg 内服 1 回/日
GFR 50～80 mL/min：常用量
GFR 10～50 mL/min：データなし。胆道排泄のためおそらく常用量のまま
GFR＜10 mL/min：データなし。胆道排泄のためおそらく常用量のまま
- **血液透析**：データなし。おそらく常用量のまま
- **腹膜透析**：常用量
- **肝機能低下時**：常用量

＜MEMO＞
＊Advanced macrolides (Clarithromycin and Azithromycin) effective for *Haemophilus influenzae* and *Moraxella catarrhalis*.

テトラサイクリン系ードキシサイクリン，ミノサイクリン

テトラサイクリンは，50年以上前に発見されて以来の長い歴史があり，日本ではメジャーではないですが，世界中では最も使用されている薬の1つです。その理由として，**安価でありながら，非常に驚きのスペクトラムの広さをもっていることと，2世代テトラサイクリンのドキシサイクリン，ミノサイクリンの消化管からの吸収がほぼ100%であり，内服でも静注同様の血中濃度を保てることが挙げられます。**

- **テトラサイクリンの作用機序**：微生物のリボソーム30Sサブユニットに結合してtransfer RNAの移動を阻害することで静菌的に働きます。
- 1世代のテトラサイクリンに比べ，2世代テトラサイクリン系であるドキシサイクリン，ミノサイクリンの大きな特徴は**表4-20**のとおりです。

表4-20　2世代テトラサイクロン系の特徴

・長時間作用型であり2回/日投与でよい(テトラサイクリンは4回/日投与)。
・消化管からの吸収が90〜100%である(しかし，ミルク，制酸薬，鉄剤，カルシウム，マグネシウムにより吸収が阻害されるため，これらの薬と1〜2時間ずらす内服が推奨されます)。
・ドキシサイクリンは腎機能低下に関係なく投与可能，ミノサイクリンもおそらく問題ないと考えられている。

- **抗菌スペクトラム**：グラム陽性球菌ではレンサ球菌(肺炎球菌も含む)，ブドウ球菌があります。グラム陽性桿菌はリステリア，グラム陰性球菌では髄膜炎菌，モラキセラをカバーしており，またグラム陰性桿菌ではインフルエンザ桿菌，大腸菌，ビブリオ，ブルセラなどがあります。また，横隔膜より上の嫌気性菌(*Bacteroides fragiilis* といったβラクタマーゼを産生する横隔膜より下の嫌気性菌には無効)，その他ではリケッチア，マイコプラズマ，クラミジア，スピロヘータ(ボレリア，レプトスピラ，梅毒)などもカバーできます。
- **ドキシサイクリンは，特に肺炎球菌でも中等度耐性までのPISPに感受性があること，ミノサイクリンは黄色ブドウ球菌ーMRSA，MRSEにも感受性があることが特筆すべき特徴です。**
- 変わったところでは，ドキシサイクリンは非定型抗酸菌である *Mycobacterium fortuitum*，*M. chelonei* に対し，そしてミノサイクリンは *M. marinum* に対し効果があります。
- VRE(*Enterococcus faecium*)による人工弁の感染性心内膜炎に対し，ク

ロラムフェニコールとミノサイクリン併用での治療の報告もあります。

適応となる感染症：表 4-21 を参照してください。

表 4-21　テトラサイクリン系抗菌薬の適応となる主な感染症

呼吸器感染症
・外来治療となる市中肺炎
・非定型肺炎(肺炎マイコプラズマ，肺炎クラミジア，オーム病クラミジア)
・慢性気管支炎の急性増悪
・レジオネラ症
性行為感染症
・トラコーマクラミジア(非淋菌性尿道炎，骨盤内炎症性疾患，精巣上体炎，前立腺炎，鼠径リンパ肉芽腫症 lymphogranuloma venereum)
・鼠径肉芽腫症 granuloma inguinale(*Calymmatobacterium granulomatis*)
・梅毒
全身感染症
・リケッチア感染症(ロッキー山紅斑熱，発疹チフス，Q 熱)
・ブルセラ症(リファンピシンかストレプトマイシンと併用)
・ライム病
・エールリヒア症
・回帰熱(回帰熱ボレリア)
・ビブリオ(コレラ，*V. vulnificus*，腸炎ビブリオ)
・野兎病
・細菌性血管腫(バルトネラ症)
・レプトスピラ症
その他の感染症(局所・全身)
・バンコマイシンが適応とならない MRSA，MRSE 感染(ミノサイクリン)
・*Pasteurella multocida*
・非定型抗酸菌(*M. marinum*)
・ヘリコバクター・ピロリ(次サリチル酸ビスマスとメトロニダゾールないしクラリスロマイシンと併用)
・ペスト
・ノカルジア中枢神経感染症(ミノサイクリン)
・VRE 人工弁心内膜炎(ミノサイクリン。クロラムフェニコールと併用)
・人工関節感染(ミノサイクリン。リファンピシンと併用)
その他
・尋常性痤瘡 *Acne vulgaris*
予防投与
・メフロキン耐性の熱帯熱マラリア(ドキシサイクリン)
・肺炭疽 inhalation anthrax(ドキシサイクリン)

薬物相互作用としては，重要なものとして，**①併用薬の作用増強ーワーファリン，スルホニル尿素系血糖降下薬，②テトラサイクリン系の抗菌力低下ーリファンピシン，カルバマゼピン，フェニトイン，バルビツレートがあります。**

- **副作用は，消化器症状(嘔気・嘔吐，心窩部痛)があり，特に空腹時内服で強くでることがあります。また化学性食道潰瘍があり，これについては大量の水と一緒に内服することで予防できます。**
- ドキシサイクリンのポイントは，テトラサイクリンとは異なり**日光過敏を起こさないこと**，また，**脂溶性が高いため初期投与量としてローディングが必要なこと**です(例：200 mg 2回/日 3日間など)。
- ミノサイクリンのポイントは，**食事の影響を受けず吸収がよいこと**と，**日光過敏はまれであること**。また**脂溶性が高いため中耳で高濃度となり，めまい，ふらつきが出やすいこと**です。これは，ミノサイクリンの中枢神経系への移行のよさを反映しています。そのため，**ノカルジアの中枢神経感染症にミノサイクリンが使用される場合があります。**
- **妊婦では胎児の骨形成不全，新生児・小児では，歯牙着色，エナメル質形成不全があり，禁忌です。**

Column

病院での役割① ICU/CCUとしての勤務

“ICU/CCU”としての仕事のメインは，ICU/CCUでのベッド調整，外科系で術後全身管理，専門科に属しない重症患者(多くが敗血症，多臓器不全，多発外傷など)および腎臓内科患者のマネージメントとICU重症患者の感染症サポートです。

ERとICU/CCUが直接つながっている構造のため，ERで重症と判断されればICU入室となり，各専門科での治療を早期にスタートできる形になっています。ICU入院患者の多くは心臓内科・外科の循環器疾患のケース，腎臓内科での急性・慢性腎不全のケース，脳神経外科・神経内科の脳血管障害・頭部外傷のケースです。ちょっとした判断の遅れが多臓器不全につながるため非常に緊張感が強いられる現場で勤務しています。

医師としての経験が6年間であり，まだまだ分からないこともあり学ぶことの多い毎日ですが，絶対に諦めない，ベストを尽くすという姿勢をもって，他科の上級医と協力しながら日々ICU/CCUで仕事をしています。

5. Tetracyclines (Minocycline / Doxycycline)

<①GPC>	<②GPB>
Streptolocci　Staphylococci	Listeria
<③GNC>	**<④GNB>**
N. meningitidis　M. catarrhalis	H. influenzae　E. coli　Aeromonas　F. tularensis　V. vulnificus　Brucella

<⑤Anaerobes>

Diaphragm	
Upper	
Lower	

<⑥Others>

Rickettsia

Organisms Without Cell Wall Mycoplasma, Chlamydia, Legionella, etc.

Borrelia　Leptospira　Syphilis

<Usual Dosing & Dosing Adjustments>

①ドキシサイクリン(ビブラマイシン)

- **成人の使用量**：100 mg 内服 2 回/日　Bioavailability：93%
- **用量調整**：GFR＞80 mL/min：100 mg 内服 2 回/日
  GFR 50～80 mL/min：常用量
  GFR 10～50 mL/min：常用量
  GFR＜10 mL/min：常用量
- **血液透析**：常用量
- **腹膜透析**：常用量

②ミノサイクリン(ミノマイシン)

- **成人の使用量**：100 mg 内服ないし点滴静注 2 回/日　Bioavailability：95%
- **用量調整**：GFR＞80 mL/min：100 mg 内服 2 回/日
  GFR 50～80 mL/min：常用量
  GFR 10～50 mL/min：常用量
  GFR＜10 mL/min：常用量
- **血液透析**：常用量
- **腹膜透析**：常用量

<MEMO>

バンコマイシン

バンコマイシンはグリコペプチド系になり，非常に複雑な構造式をしています。このグリコペプチド系にはテイコプラニン(タゴシッド)もあります。

□最近の話題としては，バンコマイシン中等度耐性の黄色ブドウ球菌(GISA-Glycopeptide intermediate *S. aureus*)の出現や，バンコマイシン耐性腸球菌(VREF-Vancomycin resistant *E. faecium*)があります。あまり気分のよい話ではありません。これら GISA，VREF については，第 13 節「新しい抗菌薬」で詳述します。

□**バンコマイシンの作用機序**：微生物の細胞壁のペプチドグリカン合成阻害により殺菌的に働きます。同じ細胞壁合成阻害のペニシリンとは作用部位が異なります。しかし，腸球菌に対しては静菌的作用です。ちなみにグラム陰性桿菌になぜ効かないかというと，バンコマイシンが非常に大きな分子であるため細胞外膜から中に入っていかないためです。

□また重要な点は，アミノ配糖体－特にゲンタマイシンとの併用で，黄色ブドウ球菌，腸球菌に対して，相乗作用があることです。

□**抗菌スペクトラム：グラム陽性菌全般(好気性・嫌気性を含む)**です。そのため，**MRSA，MRSE，アンピシリン耐性腸球菌の治療には非常に重要な役割をもっています。**

□**髄膜炎のときには脳脊髄液への移行はそこそこよいのですが，炎症がない場合は脳脊髄液への移行は不良です。**

□近年，小児・成人とも細菌性髄膜炎の治療においてステロイド併用(デキサメタゾン 10 mg×4 を 4 日間)が推奨されます。**ステロイド併用により，バンコマイシンの脳脊髄液への移行は非常に落ちます。**これには注意が必要です。

□**試験管内 *in vitro* の実験的には，脳脊髄液への移行について，3 世代セフェム(セフトリアキソン，セフォタキシム)，リファンピシンの併用でバンコマイシンの移行がよくなります。**そのため，**髄膜炎の治療でステロイドを併用しながらバンコマイシンを使う場合，必ず 3 世代セフェム，リファンピシンの併用をお勧めします。**

□時間依存性(Time above MIC)であり，特に，副作用である腎毒性がトラフ値(最低血中濃度)に左右されると考えられますので，**トラフを 5〜10 μg/mL 程度にする必要があります。MRSA の場合，10〜15 μg/mL 程度ともいわれています。**

□**適応となる感染症**：MRSA，*Corynebacterium jeikeium*(免疫抑制状態の

患者で，特にラインが入っている場合，ライン感染として敗血症，骨髄炎を惹起します)，PRSP(特にPRSPによる細菌性髄膜炎)があります。また，βラクタム系にアレルギーがある患者での黄色ブドウ球菌，腸球菌，レンサ球菌感染症，および，経口投与のみながら *C. difficile* による偽膜性腸炎があります。

□しかし，偽膜性腸炎の治療には，いくつかの理由によりメトロニダゾールが第一選択であることを忘れてはいけません(203頁)。

□その一方，MSSAの感染症に対しては，バンコマイシンよりも1世代セフェムやペニシリナーゼ耐性ペニシリンのほうがはるかに抗菌活性がよい，効果が強いことも知っておく必要があります。

□たしかにバンコマイシンはMRSA，MRSEの治療には不可欠ですが，それ以外のGPCねらいの抗菌薬(ペニシリン，セフェム系といったβラクタム系)に感受性がある微生物による感染症では，はるかに抗菌活性・効果が劣っているのです。

□ブドウ球菌系をバンコマイシンできっちり叩くためには，アミノ配糖体－ゲンタマイシン，リファンピシンを併用することも重要です(例：MRSEによる人工弁の感染性心内膜炎など)。

□**臨床的にまれな，グラム陽性菌の感染症でバンコマイシン耐性のものとして，*Leuconostoc*，*Lactobacillus*，*Erysipelothrix*，*Pediococcus*(これらにはペニシリンGが感受性あり)があります。**その一方で，**グラム陰性桿菌の *Chryseobacterium meningosepticum* に対してバンコマイシンは感受性があります。**

□バンコマイシンの使用にあたっては，適応を厳しく制限しないと前述のVRE，GISAが問題となります。

□**副作用は，Red man症候群（静注後の発赤)があります。**これは静注後の顔面，頸部，胸部の掻痒感，紅斑，時に低血圧を伴うものです。I型の即時型アレルギー反応とは異なる，非免疫学的機序によるヒスタミン分泌が原因とされており(アナフィラクトイド反応)，**バンコマイシンの投与速度を1時間以上かけることで予防できます。**

□また**静注による血栓性静脈炎，腎毒性(ほかの腎毒性のある薬剤－特にアミノ配糖体と併用した場合)，投与1週間頃からの薬剤熱 drug fever，投与半月から1カ月くらいからの好中球減少などがあります。**

□VREについては，2005年現在，vanA，vanB，vanC，vanDのフェノタイプに分かれます。**vanAはバンコマイシン，テイコプラニンの両方に高度耐性を示すVREです。vanBはバンコマイシン耐性であるが，テイコプラニンに感受性があるVREです。分離されたVREが運良くvanB陽性**

ならば，テイコプラニン＋アミノ配糖体による治療で効果が出る可能性があります。vanC はバンコマイシン低感受性でテイコプラニンに感受性がある VRE です。vanD は vanB に類似した VRE といわれています。

Column

病院での役割② 感染症科としての勤務

“感染症科”としての仕事のメインは，各科からのコンサルテーションです。コンサルトされる中には，ちょっとしたアドバイスであっという間によくなっていくケースから，いろいろ悩んだ末に長期戦を強いられるケース，外科系と手術・ドレナージ・デブリドメンとの併用でどうにか切り抜けられるケース，コンサルトされたがよいアイデアなく残念ながらよくならないケースまで，非常にバラエティーに富んでいます。どんなケースであれ，コンサルトしてくれる他科の医師のニーズにいかに応えるかを大切にしています。

さまざまな医師と一緒に働いていると，内科だけやっていたら遭遇しないような他科ならではの感染症やまれな感染症まで広く接することができ，とても勉強になります。また ICU/CCU で勤務していることから，超重症例も多く，それこそ“後がない”感染症にも遭遇します。

「第5章 臨床感染症のプラクティス」に，実際自分がどのようにして日々の感染症業務をこなしているかについて手の内を書いてありますので，そちらを読んでもらえればと思います。

6. Vancomycin

<①GPC> Streptococci　Staphylococci(MRSA)　Enterococci	<②GPB> Listeria
<③GNC>	<④GNB>

<⑤Anaerobes>	
Diaphragm	Upper
	Lower

・Anaerobes : Gram-positive ONLY

<⑥Others>	

<Usual Dosing & Dosing Adjustments>

バンコマイシン(塩酸バンコマイシン)

- **成人の使用量**：15 mg/kg 点滴静注 12 時間ごと(70 kg の患者で 1 g 点滴静注 12 時間ごと)

  Bioavailability：ー

- **用量調整**：

  GFR＞80 mL/min：1 g 点滴静注 12 時間ごと

  GFR 50〜80 mL/min：1 g 点滴静注 12〜24 時間ごと(血中濃度のモニター必要)

  GFR 10〜50 mL/min：1 g 点滴静注 1日〜2 日ごと(血中濃度をモニターし，トラフ値＜15〜20 μg/mL なら追加投与)

  GFR＜10 mL/min：1 g 点滴静注 3 日ごと(血中濃度をモニターし，トラフ値＜15〜20 μg/mL なら追加投与)

- **血液透析**：1〜2 g/週，高流量透析なら 2〜3 g/週必要(血中濃度をモニターし，トラフ値＜15〜20 μg/mL なら追加投与)
- **腹膜透析**：0.5〜1.0 g/週(血中濃度をモニターし，トラフ値＜15〜20 μg/mL なら追加投与)
- **肝機能低下時**：常用量

<MEMO>

＊Sensitive for *Clostridium difficile*(バンコマイシン経口投与のみ)

クリンダマイシン

主に嫌気性菌のターゲットとした抗菌薬として，クリンダマイシン，メトロニダゾール(203頁)，クロラムフェニコール(206頁)があります。クリンダマイシンは，リンコマイシンの誘導体であり，1966年に導入されました。

- 由来であるリンコマイシンは，1962年に *Streptomyces lincolnesis* から分離されました。**消化管からの吸収が非常によい抗菌薬です。**そのため，全身状態が安定したら早い段階で経口投与に変更が可能です。
- **クリンダマイシンの作用機序**：細胞内のリボソーム50Sサブユニットを阻害します。**ちょうどこの50Sサブユニットにくっつく抗菌薬として，マクロライド系とストレプトグラミン系(キヌプリスチン・ダルホプリスチン)，クロラムフェニコール(＊日常臨床ではまず使いません)があります。**
- **特にマクロライド系と併用して用いる場合に，拮抗作用があるといわれており，併用は避けなければいけません。**汎用される処方例として，重症の市中肺炎(特に誤嚥性肺炎)の治療としては，①3世代セフェム，②マクロライド系，③クリンダマイシンといった組み合わせはよくないということになります。注意が必要です。
- また，**クリンダマイシンは脳脊髄液への移行性は悪く，嫌気性菌による中枢神経系感染症の治療には不向きです。**
- **抗菌スペクトラム**：横隔膜上下の嫌気性菌全般(施設により耐性があり，横隔膜より下の嫌気性菌である *Bacteroides fragilis* には耐性率が増加しており注意が必要)－GPCの *Peptostreptococcus*，GPBなら無芽胞嫌気性菌の *Actinomyces*，*Propionibacterium*(*Actinomyces* と *Propionibacterium* はメトロニダゾールに耐性です)，*Clostridium perfringens*，GNBなら *Bacteroides*，*Prevotella*，*Porphyromonas*，*Fusobacterium* に有効です。またグラム陽性球菌－黄色ブドウ球菌，レンサ球菌に活性があります。しかし，グラム陽性球菌の腸球菌，MRSAには効きません。またグラム陰性桿菌にもまったく効果がありません。
- また，**マクロライド耐性菌では交叉耐性があり，クリンダマイシンにも耐性です。このことは多剤耐性グラム陽性球菌治療に用いるストレプトグラミン系抗菌薬であるダルフォプリスチン・キヌプリスチンにもいえますので，注意が必要**です(225頁)。
- **適応となる感染症**：中枢神経系感染症以外の嫌気性菌による感染症があります。**腹腔内・骨盤内感染症では，多菌種による感染症のため，クリンダ**

マイシンにグラム陰性桿菌を広くカバーする抗菌薬(2世代以上のセフェム・モノバクタム，ST合剤，ニューキノロン，アミノ配糖体など)と併用することで治療を行うことがあります。

□また**深部軟部組織感染症としての壊死性筋膜炎や毒素ショック症候群では，毒素の産生を抑える目的でβラクタム系抗菌薬にかぶせて使うことがあります。**また，**βラクタムにアレルギーのある患者での感染性心内膜炎の予防投与にも使用されます。**

□変わった使われ方としては，**プリマキンと併用してニューモシスチス肺炎の治療に使用されることもあります。**

□**副作用は，抗菌薬起因性腸炎(および偽膜性腸炎)と消化器症状(嘔気，嘔吐，腹鳴・腹満感，肝機能異常)があります。**また，皮疹，薬剤熱などの過敏性反応や神経筋接合部遮断作用があります。また，**静注すると心停止します。**60分以上かけて使いましょう。

□投与方法は，肝代謝のため，腎障害時でも投与量を変更する必要がありません。

□時間依存性(Time above MIC)のため，投与間隔をきっちり守ることが大切です。

Column

ケースで考える抗菌薬のチョイス：尿路感染症

卵巣癌の治療歴がある55歳女性が発熱で受診，腎盂腎炎の診断で入院した。第2世代セフェムであるセフォチアム(パンスポリン)1 g×3を投与して4日目になるが39℃台の発熱が続いている。また，左腰部の圧痛が続いている。

>>アンピシリン(ビクシリン)1 g×3に，
ゲンタマイシン(ゲンタシン)240 mg(5～7 mg/kg)×1併用し，閉塞起点の検索

□尿路感染症の中でも腎盂腎炎では高率に菌血症を伴い，また“まともに”治療を行っていても解熱するまで3日程度はかかる。

□48～72時間以内に解熱しない場合，閉塞起点や膿瘍形成の有無を探す必要があり，腹部エコーや腹部CTを積極的に行う。

□このケースでは卵巣癌の既往もあり，院内感染の要素，閉塞起点が関係する“複雑性尿路感染症”の要素を考慮すると，起因菌は大腸菌，クレブシエラ，プロテウスなどの腸内細菌科に加えて，腸球菌やセラチア，エンテロバクター，緑膿菌もカバーするほうが無難。

7. Clindamycin

<①GPC> **Streptococci** **Staphylococci**	<②GPB>
<③GNC>	<④GNB>

<⑤Anaerobes>

Diaphragm	
	Upper
	Lower

<⑥Others>　Fungi (*P. jiroveci*), Protozoa (Toxoplasmosis, etc.)

<Usual Dosing & Dosing Adjustments>

クリンダマイシン〔ダラシンS(600 mg)，ダラシンカプセル(150 mg)〕

- **成人の使用量**：
  軟部組織感染；300～450 mg 内服 3 回/日か 600 mg 点滴静注 8 時間ごと
  骨盤内炎症性疾患；900 mg 点滴静注 8 時間ごと
  Bioavailability：90%
- **用量調整**：
  GFR＞80 mL/min：上記の成人の使用量
  GFR 50～80 mL/min：常用量
  GFR 10～50 mL/min：常用量
  GFR＜10 mL/min：常用量
- **血液透析**：常用量
- **腹膜透析**：常用量
- **肝機能低下時**：重篤な肝機能障害の場合，減量を考慮

<MEMO>

メトロニダゾール

メトロニダゾールは，初期には，抗原虫薬として重宝されていました。特にトリコモナス，アメーバ赤痢，ランブル鞭毛虫では第一選択です。ですが，抗菌薬として，メトロニダゾールには嫌気性菌活性があることが分かりました。

- □嫌気性菌に対して，詳細はまだ分かっていない部分も多いのですが，DNA 合成阻害によって殺菌的な抗菌活性があります。
- □**抗菌スペクトラム**：*Bacteroides fragilis* も含めたあらゆる嫌気性菌(*Actinomyces* と *Propionibacterium* のみ除く)のみです。**特に嫌気性グラム陰性菌の代表である *Bacterodes fragilis* が関連する“横隔膜より下の好気性・嫌気性菌の混合感染”でメトロニダゾールが威力を発揮します。**その一方で，**好気性菌には全く効きませんので，混合感染の場合，好気性菌カバーの抗菌薬を必ず併用することが大切です。**
- □クリンダマイシン耐性の *Bacteroides* が増加していますが，**メトロニダゾールは 95%以上の活性があり，耐性化はまれです。**
- □**非常に吸収がよく，静注薬と内服で血中濃度が変わりません。**そのため，経口薬しかない日本でも嫌気性菌カバー目的で内服投与することが可能です。**また体中の組織への移行性(脳脊髄液も含め)も非常によい薬です。**
- □**適応となる感染症**：嫌気性菌のみをカバーするため，好気性菌をカバーするようにして嫌気性菌感染症の治療に用います。*Bacteroides* 感染症(脳膿瘍，皮膚・軟部組織膿瘍)，骨・関節感染症，腹腔内・骨盤内感染症(このとき，グラム陰性桿菌をカバーする抗菌薬を併用)，細菌性腟症，また偽膜性腸炎，抗菌薬起因性下痢，Crohn 病，*H. pylori* 除菌の治療(ほかの抗菌薬・胃酸分泌抑制薬と併用して第 2 選択)にも用います。
- □ここで特に注目したいのが，偽膜性腸炎へのメトロニダゾールの使用です。*C. difficile* による偽膜性腸炎の治療には，メトロニダゾールか経口のバンコマイシンが選択となりますが，**価格の問題**(バンコマイシンの 100 分の 1 !)，**バンコマイシン耐性菌の問題**，そして**効果もバンコマイシンと比較して大差がないこと**などを考慮すると，ぜひメトロニダゾールを使いたいものです。
- □副作用は，まれといわれています。**一般的には，中枢神経症状(痙攣，小脳失調，脳症)，末梢神経障害(可逆性)，膵炎，白血球減少症(可逆性)，消化器症状(嘔気・嘔吐，下痢)，味覚障害があります。また，嫌酒薬作用(ジスルフィラム様作用)があるため，アルコール飲酒はしてはいけません。**

□**ワーファリン内服中の場合，プロトロンビン時間が延長するため，抗凝固剤を内服中の患者では注意が必要**です。まずアレルギー過敏反応がでることはまれです。

□投与量は，肝代謝ですので腎機能に関係ありません。日本では抗原虫薬として適応があるのみなので，偽膜性腸炎や嫌気性菌感染症での使用が適応となるまでは，やむなく「トリコモナス腟炎」，「トリコモナス尿道炎」などといった保険病名で使うことが多くなってしまいます。

□**メトロニダゾールが嫌気性菌に活性があることはあまり知られていないことですが，臨床で非常に重要**です。ぜひおさえておきましょう。

Column

ケースで考える抗菌薬のチョイス：細菌性髄膜炎

70歳の男性。2，3日前から感冒症状。入院当日より悪寒戦慄，頭痛あり。腰椎穿刺で細胞数1,000，グラム染色で多形核白血球に貪食されたグラム陽性双球菌多数。

>>セフトリアキソン(ロセフィン)2 g×2
にバンコマイシン1 g×2
上記にアンピシリン(ビクシリン)2 g×4を加えてもよい

□細菌性髄膜炎は，感染症エマージェンシーの1つであり，**来院30分以内の抗菌薬スタート**をすべき。

□カバーすべき起因菌は，肺炎球菌，インフルエンザ桿菌，髄膜炎菌。それに年齢を考慮してリステリア，B群溶連菌(Streptococcus agalactiae)，グラム陰性桿菌も鑑別に入る。

□髄液のグラム染色でグラム陽性双球菌の時点で肺炎球菌推定だがPSSPかPISPかPRSPかわかるまではPRSPだと思って治療を行うことが大切。

□用意周到ならば培養結果でリステリアが否定されるまで，アンピシリンは加えておいてよい。

□しかし，最近の知見ではステロイド投与が一般的になっており，これによりバンコマイシンの髄液移行性が落ちることを心配するとリファンピシンをさらに併用するオプションもある。

>>上記投与前にデキサメタゾン(デカドロン)12 mg静注し，その後3回/日を4日間
>>さらに，リファンピシン(リファジン)300 mg×2を併用

8. Metronidazole

<①GPC>	<②GPB>
<③GNC>	<④GNB>

<⑤Anaerobes> Diaphragm	
	Upper
	Lower

<⑥Others>	Protozoa (Trichomonas, Giardia, E. histolytica)

<Usual Dosing & Dosing Adjustments>

メトロニダゾール(フラジール)1 錠 250 mg

- **成人の使用量**：250～500 mg 内服 3 回/日
  Bioavailability：100%
- **用量調整**：
  GFR>80 mL/min：250～500 mg 内服 3 回/日
  GFR 50～80 mL/min：常用量
  GFR 10～50 mL/min：常用量
  GFR<10 mL/min：常用量
- **血液透析**：常用量
- **腹膜透析**：常用量
- **肝機能低下時**：重篤な肝機能障害の場合，減量を考慮

<MEMO>

＊Sensitive for *Clostridium difficile*

＊Effective for almost all anaerobes except for *Actinomyces* spp. and *Propionibacterium* spp.

クロラムフェニコール

クロラムフェニコール自体は，非常に広域なスペクトラムと脳脊髄液への移行性がNo. 1であるにもかかわらず，その副作用（再生不良性貧血，Gray baby症候群）のため，まず先進国では使用されなくなった抗菌薬です。しかし，値段の安さとその広域なスペクトラムのため，現在でも発展途上国では広く使われています。

□第9節「クリンダマイシン」で解説したように，クロラムフェニコールもリボソーム50Sサブユニットを阻害することで蛋白合成を抑制し，静菌的に働きます。

■**マクロライドとクリンダマイシンとは拮抗しますので，万一使用する場合は併用しないようにしましょう。**

■**非常に吸収がよく，静注薬と内服で血中濃度が変わりません。また脂溶性のため，吸収後体中に分布しますが，特に脳への移行性が優れています。**たとえ髄膜炎でなくても血中濃度の30〜50%が移行するとされています。

■**抗菌スペクトラム**：横隔膜上下の嫌気性菌全般（*Peptostreptococci, Clostridium, Bacteroides, Prevotella, Porphyromonas*）に活性があります。また好気性菌についても，耐性化は進んでいるもののスペクトラムが広く，特にグラム陰性桿菌のインフルエンザ桿菌，腸チフス，ブルセラ，百日咳には抗菌活性が高く，またグラム陰性球菌の髄膜炎菌，淋菌に効果があります。またリケッチア，クラミジア，マイコプラズマ，スピロヘータにも感受性があります。

■**適応となる感染症**：もしも先進国でクロラムフェニコールが第一選択となる状況があるとするならば，**中枢神経感染症でβラクタム系にアレルギーの場合（特に髄膜炎菌による細菌性髄膜炎）**でしょう。

■最近の変わった使われ方として，**ドキシサイクリンとの併用でVRE（Vancomycin-resistant *E. faecium*）感染があります。**ただし，**リネゾリド，キヌプリスチン・ダルホプリスチン，ダプトマイシンの登場によって，VRE治療も変わってきています。**

■**副作用は，用量依存性のGray baby症候群（腹部膨満，嘔吐，チアノーゼ，呼吸抑制，弛緩性麻痺，ショック）があります。骨髄抑制として，赤血球産生抑制（用量依存性）と用量に依存しない再生不良性貧血（1/40,000例〜1/25,000例）があります。**用量依存性の骨髄抑制（赤血球，白血球，血小板減少）はそれなりにみられる副作用です。また乳幼児でのGray baby症候群は，用量依存性です。

□クロラムフェニコールが肝のCYP 450で代謝されるため，薬物相互作用がいくつかあります。**フェノバルビタールやリファンピシンと併用することでクロラムフェニコールの血中濃度が低下します。血糖降下薬のSU製剤(スルホニルウレア)の代謝が遅れ，低血糖が遷延するリスクがあります。**

□また**クロラムフェニコール自体にビタミンK合成抑制作用があるため，ワーファリン内服中の場合，プロトロンビン時間が延長します。**

□投与量については，腎機能に関係ありませんので腎不全患者での調節は不要です。

Column

病院での役割③　総合診療科での勤務

“総合診療科”としての仕事のメインは，一般内科外来と往診です。一般内科外来では初診とフォローアップが半分ずつくらいです。発熱，咳，胸痛，腹痛，関節痛などさまざまな主訴で来院される患者さんと接すると，病歴，診察から鑑別を挙げて，必要な検査を行い診断・治療へと結びつけていく，一般内科としての外来診療の醍醐味を感じます。また，フォローアップでは糖尿病，高血圧，高脂血症，高尿酸血症，喘息，肺気腫，胃潰瘍，胃食道逆流症，うつ病など，一般内科でも診療可能なケースに限って診療しています。その一方で，感染症科外来もかね，細菌性髄膜炎，脳膿瘍，肺炎，肺膿瘍，敗血症，腹膜炎，複雑性尿路感染症，人工関節感染などで入院治療終了後の外来フォローアップもしています。

往診では，外来通院が困難であったり，ターミナルで在宅での看取りを希望されるケースにかかわっています。聴診器と血圧計，パルスオキシメータといった限られた器具で診察し，本人・家族に囲まれた中で，そのときそのときで判断をしなければいけないため，ICUや病棟で勤務するのとは全く異なる緊張感があります。本人・家族から話をよく聞いたうえで，五感をフルに使って診療することは，医師としての本来の姿勢が試される場だと思っています。

9. Chloramphenicol

＜①GPC＞	＜②GPB＞
Streptococci	Listeria
＜③GNC＞	＜④GNB＞
	H. influenzae, E. coli, Shigella, Salmonella, Y. enterocolitica, F. tularensis, Brucella, Multi-resistent Pseudomonas

＜⑤Anaerobes＞

Diaphragm	
Upper	
Lower	

＜⑥Others＞

Rickettsia
Organisms Without Cell Wall Mycoplasma, Chlamydia, etc.

＜Usual Dosing & Dosing Adjustments＞

クロラムフェニコール（クロロマイセチン）1錠250 mg

- **成人の使用量**：250～500 mg 内服4回/日
  Bioavailability：90％
- **用量調整**：
  GFR＞80 mL/min：1～2 g　6時間ごと
  GFR 50～80 mL/min：常用量
  GFR 10～50 mL/min：常用量
  GFR＜10 mL/min：常用量
- **血液透析**：透析後に500 mg 内服
- **腹膜透析**：常用量
- **肝機能低下時**：重篤な肝機能障害の場合，減量を考慮。血中濃度モニター（5～20 μg/mL）

＊筆者は使用経験なし

＜MEMO＞

ST 合剤(Sulfamethoxazole-Trimethoprim)

30 年以上前から使用されている ST 合剤〔サルファメトキサゾール・トリメトプリム(TMP-SMX)〕は，以下のように葉酸合成を 2 重に阻害することで殺菌的に働きます。

さらに配合の比率が SMX：TMP で 5：1(1 錠：SMX 400 mg：TMP 80 mg)が最も有効と分かっており，合剤として使われています。

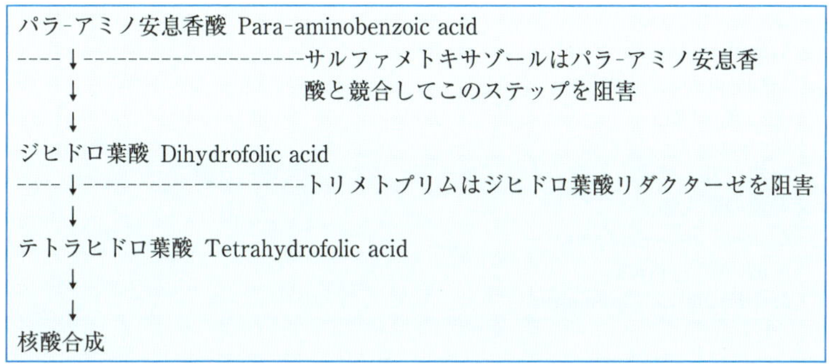

- **抗菌スペクトラム**：グラム陽性球菌では肺炎球菌，黄色ブドウ球菌，グラム陰性桿菌では院内感染で問題となる緑膿菌を除く大部分の腸内細菌科があります。またグラム陽性桿菌ではリステリア，ノカルジア，グラム陰性球菌では髄膜炎菌，モラキセラをカバーします。一方，嫌気性菌には活性がありません。このように考えると，ST 合剤は 3 世代セフェムのセフトリアキソンとスペクトラムがほぼ同じです。3 世代セフェム静注から経口投与に変更する場合は，ST 合剤はバイオアベイラビリティも良好なため，理にかなっています。
- 抗菌活性がある微生物を臨床から眺めると，(1)呼吸器関連，(2)尿路関連，(3)消化器関連，(4)その他の 4 つに分かれます(**表 4-22**)。

表 4-22　ST 合剤に感受性のある微生物

呼吸器感染関連の微生物

- *Streptococcus pneumoniae*
- *Haemophilus influenzae*
- *Moraxella catarrhalis*
- *Legionella pneumophila*
- *Pneumocystis jiroveci*

→慢性気管支炎急性増悪，市中肺炎，急性副鼻腔炎，レジオネラ，ニューモシスチス肺炎

尿路感染関連の微生物

・*Escherichia coli*
・*Morganella morganii*
・*Proteus mirabilis*
・*Klebsiella pneumoniae*
・*Enterobacter* species
→単純性尿路感染，再発性尿路感染

腸管内感染関連の微生物

・Enterotoxigenic *E. coli*
・*Salmonella typhi*(and other species)
・*Shigella* species
・*Vibrio cholerae*
・*Yersinia enterocolitica*
・*Isospora belli*
・*Cyclospora*
→旅行者下痢症，赤痢，イソスポラ症，サイクロスポーラ症

その他の微生物

・*Listeria monocytogenes*
・*Nocardia* species
・*Mycobacterium marinum*

□その他の特別な適応として，院内感染症－多剤耐性緑膿菌から分離された *Burkholderia cepacia* や *Stenotrophomonas maltophilia*，そして *Serratia marcescens* および Wegener 肉芽腫症の治療にも用いられます。

□消化管からの吸収が非常によいことも特徴です。

■**副作用としては，消化器症状(嘔気，嘔吐，下痢)，発疹(紅斑，じんましん，Stevens-Johnson 症候群，中毒性表皮壊死 TEN)，骨髄抑制(再生不良性貧血，無顆粒球症，溶血性貧血ー特に G 6 PD 欠損症)，高 K 血症があります。**クレアチニン上昇もありますが，これは腎機能障害の結果ではなく，トリメトプリムによる尿細管でのクレアチニン分泌阻害によるものと考えられています。**高 K 血症を伴っていない場合，クレアチニン上昇で必ずしも使用を避ける必要はありません。**

□薬物相互作用として重要なものとして，フェニトイン，ワーファリン，メソトレキセート，シクロスポリン，スルホニルウレア系血糖降下薬(クロルプロパミド，トルブタミド)があります。

①メソトレキセート：メソトレキセート血中濃度上昇
②フェニトイン：フェニトイン血中濃度上昇(意識障害や眼振に注意)
③スルホニルウレア系血糖降下薬：血糖降下作用の増強
④ワーファリン：抗凝固能の亢進

⑤シクロスポリン：シクロスポリン血中濃度低下

□**適応となる感染症**：上記の副作用の頻度が高いことと耐性菌の増加もあり，使用は限られてきますが，しかし，**HIV でのニューモシスチス肺炎予防やステロイド長期内服患者，骨髄移植後の予防内服など，非常に重要な役割を果たしている抗菌薬であることは変わりありません。**

□また，ST 合剤は多彩な抗菌活性があるにもかかわらず，日本では保険の適用の問題から HIV，臓器移植でのカリニ肺炎予防目的以外ではほとんど使われていない現状があります。

□投与については，腎排泄であるので腎機能にあわせて量を調整する必要があります。

Column

病院での役割④ 腎臓内科での勤務

“腎臓内科”としての仕事のメインは，病棟業務と ICU での急性血液浄化法(主に CHDF，血漿交換，PMX など)です。現在の病院は入院・外来透析患者がとても多く，さらに他科入院中の透析患者のマネージメント，シャント造設術・透析導入のケースや腎臓内科へのコンサルトも多数あるため，少ない腎臓内科医のサポートとして勤務しています。おそらく現在の病院は透析患者数(入院・外来)，急性血液浄化法の件数ともに国内でも有数だと思います。

腎臓から体全体をみる視点は，特に ICU/CCU での仕事での循環管理，ひいては内科医としての全身管理にとってとても生かされています。また透析患者の感染症は進行がとても早く，重症化するケースも多いため，感染症科医としての実力も試される場でもあります。

朝から夜遅くまで働く腎臓内科医，そしてそれをバックアップする病棟ナース，透析ナース・臨床工学士の仕事量には本当に頭が下がります。その一員に混ぜてもらっていることをとても誇りに思います。

10. Sulfamethoxazole-Trimethoprim（TMP/SMX）

＜①GPC＞	＜②GPB＞
S. pneumoniae　Staphylococci	Listeria
＜③GNC＞	＜④GNB＞
N. meningitidis　M. catarrhalis	E. coli　Klebsiella　F. tularensis　Brucella Burkholderia cepacia, Stenotrophomonas maltophilia

＜⑤Anaerobes＞

Diaphragm	
	Upper
	Lower

＜⑥Others＞

Organisms Without Cell Wall
Legionella
Protozoa（Toxoplasmosis）
Fungi（P. jiroveci）

＜Usual Dosing & Dosing Adjustments＞

トリメトプリム・サルファメトキサゾール〔バクタ（SMX 400 mg：TMP 80 mg），バクトラミン（SMX 400 mg：TMP 80 mg）〕

● **成人の使用量**：

尿路感染症・旅行者下痢症；2錠内服2回/日

ニューモシスチス肺炎；トリメトプリム換算で，15 mg/kg/日を8時間ごと内服ないし点滴静注

ニューモシスチス予防；1〜2錠内服1回/日

トキソプラズマ予防；2錠内服1回/日

ノカルジア症；トリメトプリム換算で，10〜15 mg/kg/日を8時間ごと

Bioavailability：98%

● **用量調整**：

GFR＞80 mL/min：上記の成人の使用量

GFR 50〜80 mL/min：常用量

GFR 10〜50 mL/min：3〜5 mg/kg点滴静注12〜24時間ごと；内服では50%減らす

GFR＜10 mL/min：投与を避ける。ニューモシスチス肺炎：5〜7.5 mg/kg/日を8時間ごと（標準量の1/2〜1/3）

- **血液透析**：5 mg/kg を透析後に追加
- **腹膜透析**：0.16/0.8 g　48 時間ごと

＜MEMO＞

TMP/SMX is NOT CLINICALLY effective for GAS or *E. faecalis*.

リファンピシン

いよいよリファンピシンの登場です。といっても，抗結核薬としてのリファンピシンではなく，抗菌薬としてのリファンピシンです。

□「抗結核薬」としても効果の面で超一流の薬で，日本では抗結核薬としか認可されていませんが〔注；この点，抗嫌気性菌薬のメトロニダゾール(203頁)に似ています〕，非常にブロードスペクトラムの抗菌薬です。

□リファンピシンの作用機序：DNA依存性RNAポリメラーゼに作用しタンパク合成阻害によって抗菌活性を発揮します。

□予防投与を除いて単独使用では，あっという間に耐性菌ができてしまう(注；これは抗結核薬として使用する場合も同じ)ので，治療目的で使用する場合，**「必ず」ほかの抗菌薬と併用**します。

□予防投与は，髄膜炎菌，インフルエンザ桿菌髄膜炎患者に密接に接した医療従事者・家族へのものです。2日を限度に投与します。他の抗菌薬も予防投与されることがあります。用いる薬は3世代セフェムのセフトリアキソンやニューキノロンのシプロフロキサシンです。

□欧米では「リファンピシン」ではなく，Rifampin，Rifapentine，Rifabutinの3種類があります。Rifampinとリファンピシンは同じ薬です。Rifabutinは HIV患者での結核の治療に用いられます。なぜRifampinが使われないかといえば，**Rifampinは抗レトロウイルス薬と薬物相互作用があり，使いづらいためです。**その点，**Rifabutinは薬物相互作用については改善されています。**

□**抗菌スペクトラム**：細菌，抗酸菌，クラミジアがあります。細菌では，グラム陽性球菌で，ブドウ球菌(黄色ブドウ球菌，表皮ブドウ球菌)，レンサ球菌全般，腸球菌があります。グラム陰性菌では，球菌の淋菌，髄膜炎菌，モラキセラ属，桿菌でインフルエンザ桿菌，腸内細菌科全般，緑膿菌，ブルセラ，レジオネラがあります。嫌気性菌では横隔膜上下の嫌気性菌に活性があります。

□**適応となる(細菌)感染症**：単剤として髄膜炎菌・インフルエンザ桿菌の髄膜炎患者接触者への化学予防，他の抗菌薬と併用で**細菌性髄膜炎(特にPRSP)**があります。
また，**MRSA感染症，人工弁の感染性心内膜炎，レジオネラ，脳脊髄液シャント・骨インプラントなど生体異物感染，慢性骨髄炎，ブルセラ症も併用使用すべき感染症**です。

□薬物相互作用は，肝代謝でチトクロームP450に関連するため，多くの薬とバッティングします。

□**薬物相互作用で問題になる薬剤としては，抗レトロウイルス薬，経口避妊薬にはじまり，抗凝固薬(ワーファリン)，β遮断薬，クロラムフェニコール，シクロスポリン，タクロリムス，ジゴキシン，ステロイド，アゾール系抗真菌薬(ケトコナゾール，フルコナゾール)，フェニトイン，キニジン，ジソピラミド，ベラパミル，ジルチアゼム，ニフェジピン，スルホニルウレア系血糖降下薬，テオフィリン，制酸薬，ハロペリドール，シプロフロキサシン，クラリスロマイシン，ドキシサイクリン，ジアゼパムなどがあります(表 4-23)。**

表 4-23　リファンピシンの薬物相互作用のある代表的な薬物

併用でリファンピシンの血中濃度が低下する薬剤	アルコール，ケトコナゾール，ピラジナミド
併用でリファンピシンの血中濃度が上昇する薬剤	クラリスロマイシン，デラビルジン，フルコナゾール，アンプレナビル，インジナビル，ネルフィナビル，リトナビル，プロテアーゼ阻害薬，ST 合剤
併用で血中濃度・効果が低下する薬剤	プロテアーゼ阻害薬，β遮断薬(メトプロロール，プロプラノロール)，クラリスロマイシン，コルチコステロイド，デラビルジン，ジゴキシン，ジソピラミド，アンプレナビル，インジナビル，ネルフィナビル，リトナビル，イトラコナゾール，ケトコナゾール，ネビラピン，ワーファリン，経口避妊薬，フェニトイン，キニジン，スルホニルウレア系血糖降下薬，シクロスポリン，タクロリムス，テオフィリン

□リファンピシンを使用する場合は患者の内服薬，併用している薬剤をチェックする必要があります。

□経口投与の消化管からの吸収は非常によいため，内服で用います。(注；抗菌薬としては 600 mg：日本での抗結核薬としては 450 mg までしか認可されていません)。食事によって吸収が落ちるため，食前 1 時間か食後 2 時間に 1 日 1 回内服してもらいます。人工弁感染性心内膜炎では 300 mg 3 回/日です。

□腎機能低下でも，基本的には投与量を調整する必要はありません。

□副作用は大きく 2 つあり，1 つは尿・唾液・糞便・汗・涙の着色(赤～オレンジ色)…無害ですが，いろんなものに着色し，落ちない(コンタクトレンズなど)ので患者には説明しておく必要があります。もう 1 つはアレルギー・過敏反応(薬剤熱，皮疹，好酸球増多など)です。まれに肝毒性の報告もあります。

□いろいろと注意すべきポイントはありますが，特に，感染性心内膜炎(人工弁)や難治性の生体異物感染ではほかの抗菌薬と併用することで非常に強い抗菌活性をもたらす薬です。使い慣れることをお勧めします。

Column

なぜ臨床にこだわるか？ーそこに“エン”があるから

総合病院での臨床現場では，不運にも病気になってしまったかたが“患者”という立場になり，自分はそれを迅速に診断し最善な治療を行うために“医師”という立場で接することになります。

友人でもなく，親子でもなく，兄弟でもなく，恋人でもなく，夫婦でもなく，特別な”患者-医師”という関係の中で仕事をすることになります。

不運にも病気になってしまい，今まで順風満帆だったり，ふつうの生活から遠くかけ離れた生活を余儀なくされた患者，家族に接することは大きなエネルギーを必要とします。特に急性期であればあるほどそれを実感します。

臨床現場の中で，“その患者の人生の岐路となる瞬間に最前列でかかわることができる”医師としての仕事は，自分の心をつかんで離さない魅力があります。

臨床は，今までの科学・エビデンスをもって病気に臨んでいく医学を実践する医療の現場であり(サイエンスとしての医療)，その一方で，数字や科学ではすべてが割りきれない人間らしさ，泥臭さ，“はっ”とするような魔法がどんな場面にも隠れていて，それを見つけだす楽しみ・喜びがある現場でもあると思います(アートとしての医療)。そんなアートな部分とサイエンスの部分が入り交じっている臨床にとても惹かれます。

“エン”という言葉が好きです。円，縁，宴，炎…。総合病院の臨床現場ではそんな“エン”を実感することがたくさんあります。

- 病気と闘う患者とそれを一生懸命支える家族，友人－ひととひととの強い結びつき，ひとがひとを支えるということを実感する“縁”
- 患者を中心として，医師・ナース・コメディカルが手を取りあって囲むという“円”
- 患者として医療を受け，自分は医師としてその患者さんにベストを尽くすという“縁”
- ひとが生まれ，そして最期に死を迎えるという，一生が一本のつながっているループ，サークルみたいな“円”
- 病気に対して，患者も医師も命を燃やして全力で乗り越えていこうとする“炎”
- きつく，しんどくても笑顔を絶やさず医師・ナース・コメディカルが集い，患者とその笑顔を共有する現場でありたい“宴”
- 患者にも，そして医師としても，おだやかで，やすらかでありたいとする“円”

と。

そんな“エン”を大切にしながら，臨床現場に臨んでいます。

11. Rifampicin

＜①GPC＞	＜②GPB＞
Streptolocci **Staphylococci**	**Listeria**
＜③GNC＞	＜④GNB＞
	H. influenzae F. tulrensis Brucella

＜⑤Anaerobes＞	Upper
Diaphragm	
	Lower

＜⑥Others＞ Organisms Without Cell Wall Chlamydia

＜Usual Dosing & Dosing Adjustments＞

リファンピシン（リファジン）

- **成人の使用量**：600 mg 内服 1 回/日，300 mg 内服 3 回/日
  Bioavailability：95%
- **用量調整**：
  GFR＞80 mL/min：常用量
  GFR 50～80 mL/min：常用量
  GFR 10～50 mL/min：常用量
  GFR＜10 mL/min：常用量
- **血液透析**：300～600 mg　1 回/日
- **腹膜透析**：300～600 mg　1 回/日
- **肝機能低下時**：重篤な肝機能障害の場合，減量を考慮

＜MEMO＞

＊Rapid emergence of resistant bacteria occurs with MONOTHERAPY.

抗真菌薬のミニマムエッセンス

つい最近まで，抗真菌薬(特に，侵襲性の深部真菌感染症に対する)はアンホテリシンBとフルコナゾールだけだったのですが，近年には抗真菌薬の選択肢も増えてきました。

本節ではそのミニマムエッセンスをまとめます。

抗真菌薬の種類

侵襲性の深部真菌感染症の治療薬としては，大きく**表 4-24** の4つに分かれます。

表 4-24　侵襲性の深部真菌感染症の治療薬

1．ポリエン系抗真菌薬
アンホテリシンB，アンホテリシンB脂質製剤(Lipid formations of amphotericin B)
2．アゾール系抗真菌薬
①1世代トリアゾール系
フルコナゾール，イトラコナゾール
②2世代トリアゾール系
ボリコナゾール，ポサコナゾール
3．エキノキャンディン系抗真菌薬
カスポファンギン，ミカファンギン
4．フルオロピリミジン系抗真菌薬
フルシトシン

＊2005年12月現在，アンホテリシンB脂肪製剤，ポサコナゾール，カスポファンギンは国内未承認

抗真菌薬の作用機序

抗真菌薬の作用機序を理解するためには，真菌の細胞壁の構造を理解する必要があります。

- **真菌の細胞壁は，外側からマンナンタンパク，βグルカン(β(1, 6)グルカンとβ(1, 3)グルカン)，細胞膜のリン脂質(ここにエルゴステロールがある)から構成されます。**
- **細胞質内のエルゴステロール合成経路からエルゴステロールは作られ，細胞膜に移動します。また，βグルカンは，細胞膜に存在するグルカン合成酵素によって作られます。**

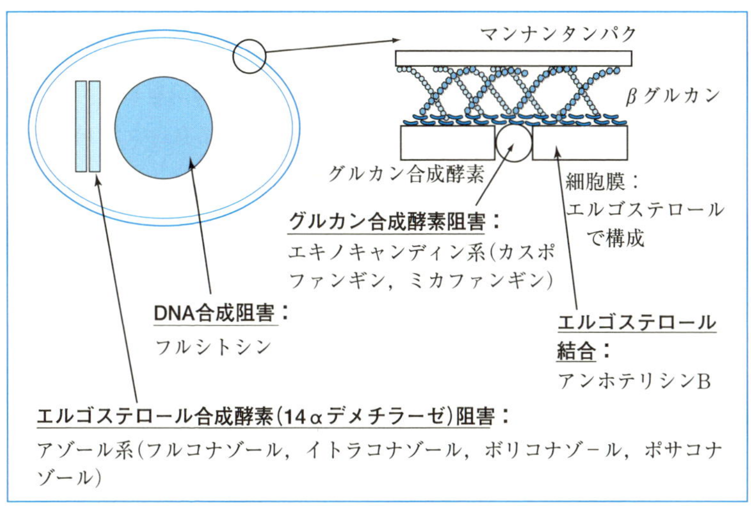

図 4-2　抗真菌薬の作用部位

□ここまでを理解したうえで抗真菌薬の作用機序をみてみましょう(図 4-2)。

1. ポリエン系抗真菌薬

□真菌の細胞壁を構成するエルゴステロールに結合して膜を不安定化させることで作用します。

2. アゾール系抗真菌薬

□エルゴステロール合成経路の合成酵素のひとつである 14α デメチラーゼを阻害することで作用します。

3. エキノキャンディン系抗真菌薬

□グルカン合成酵素を阻害することで作用します。

4. フルオロピリミジン系抗真菌薬

□核内の DNA 合成を阻害することで作用します。

抗真菌薬各論

上記の 4 種類の抗真菌薬のスペクトラムと特徴について詳述します。

ポリエン系抗真菌薬

■アンホテリシン B(Amphotericin B deoxycholate)

□1958 年に発売された歴史あるもので，今でも侵襲性深部真菌感染症の治療には重要な薬剤です。**殺菌的に作用し，接合菌も含め，ほぼすべての真菌をカバーできています。**

□しかし，**腎機能障害，電解質異常(低K血症，低Mg血症，尿細管アシドーシス)，投与時の悪寒，血圧低下の副作用から投与量に限界があるのも事実で，副作用のため継続使用が不可能になるケースもあります。**そのため，**副作用(特に腎機能障害)を減らすために生理食塩水の負荷や24時間持続点滴にするなどの工夫も提案されています。**

□**抗菌スペクトラム**：酵母 Yeasts－*Candida, Cryptococcus neoformans* 糸状菌 Molds－*Aspergillus*(*A terreus* を除く)，Zygomycetes, Dimorphic mold(*Histoplasma, Coccidioides, Blastomyces*)

■アンホテリシンB脂質製剤

□脂質製剤としては，Amphotericin B lipid complex，Amphotericin B colloidal dispersion，Liposomal amphotericin B があり，2005年12月現在国内未承認です。今までのアンホテリシンBと比較して効果に大きな差がなく，副作用が少ないという特徴があります。その一方で，非常に高価です。

□**抗菌スペクトラム**：酵母 Yeasts－*Candida*，*Cryptococcus neoformans* 糸状菌 Molds－*Aspergillus*(*A terreus* を除く)，Zygomycetes，Dimorphic mold(*Histoplasma, Coccidioides, Blastomyces*)

アゾール系抗真菌薬

□1世代トリアゾール系のフルコナゾールとイトラコナゾール，そして2世代トリアゾール系のボリコナゾールとポサコナゾールがあります。

■フルコナゾール

酵母 Yeast の *Candida* と *Cryptococcus* の治療に重要な抗真菌薬です。***Candida*** **の中にはフルコナゾール耐性(*C. krusei, C. glabrata* など)があることも知っておくべきです。**

□優れたバイオアベイラビリティがあるため，経口投与に適しています。

□**副作用としては，消化器症状や肝障害があり，またチトクロームP450を阻害するため多くの薬剤との間に薬物相互作用があるため注意が必要です。**

□**抗菌スペクトラム**：酵母 Yeasts－*Candida*(*C. glabrata, C. krusei* は除く)，*Cryptococcus neoformans*　糸状菌 Molds－なし。

■イトラコナゾール

□フルコナゾールよりもスペクトラムは広く，糸状菌に効果があります。

□**わが国では，カプセル剤のみのため消化管からの吸収が一定しないという**

欠点があることと，フルコナゾール同様，薬物相互作用があるため第一選択となる場面は限られています。

□**抗菌スペクトラム**：酵母 Yeasts－*Candida*

□糸状菌 Molds－*Aspergillus*，Dimorphic mold(*Histoplasma, Coccidioides, Sporothrix schenckii*)

ボリコナゾール

□**糸状菌のアスペルギルスやフサリウム，スケドスポリウムなどもカバーできるようになったブロードスペクトラムのトリアゾール系抗真菌薬です。**

□**特に侵襲性アスペルギルス症には第一選択となっています。**しかし，**接合菌糸 Zygomycetes には効果がありません。**

□また消化管からの吸収もよいため，経口投与可能な場合，早期に静注から変更できます。

□副作用としては，眼症状(一過性)があることとチトクローム P 450 を阻害するため薬物相互作用があります。

□**抗菌スペクトラム**：酵母 Yeasts－*Candida*
糸状菌 Molds－*Aspergillus, Scedosporium, Fusarium*

ポサコナゾール

□ボリコナゾールの欠点を克服するためにできた抗真菌薬です。**ボリコナゾールがカバーできなかった接合菌糸 Zygomycetes もカバーできるようになっており，2005 年 12 月現在，欧米で臨床試験中の抗真菌薬です。**

エキノキャンディン系抗真菌薬

□エキノキャンディン系にはミカファンギンと国内未承認のカスポファンギンがあります。

□***Candida* 治療では，特にフルコナゾール耐性カンジダもカバーする必要がある場合に，アンホテリシン B に代わって使われることが多い抗真菌薬です。**

□また，**静注薬しかないことと副作用が少ないこと，肝代謝のため腎機能に関係なく使用可能な点が特徴です。**

□スペクトラムは意外に狭く，**クリプトコッカス，フサリウム，接合菌糸，トリコスポロンには効果がありません。**また眼内への移行性が悪いため，**カンジダの眼内炎ではアンホテリシン B，フルコナゾールを使用すべきです。**

□**抗菌スペクトラム**：酵母 Yeasts－*Candida*

糸状菌 Molds－*Aspergillus*

フルオロピリミジン系抗真菌薬

- **フルシトシンは，単独使用すると短期に耐性菌が発生するため単独使用してはいけません。**
- 使用する場合は他剤と併用します。***Candida*の真菌血症，心内膜炎や*Cryptococcus*髄膜炎でアンホテリシンBと併用する使い方が代表的です。**
- 副作用としては，骨髄抑制，肝障害があり血中濃度のモニターが必要となっていますが，国内ではフルシトシンの血中濃度が簡易に測れないのが難点です。
- **抗菌スペクトラム**：酵母 Yeasts－アンホテリシンBかフルコナゾールと併用して *Candida*，*Cryptococcus neoformans*
- **表4-25，26**に抗真菌薬の感受性を示します。

表4-25　抗真菌薬感受性(酵母 Yeast)

	アンホテリシンB	フルコナゾール	イトラコナゾール	ボリコナゾール	エキノキャンディン
Candida					
C. albicans	＋＋＋＋	＋＋＋＋	＋＋＋＋	＋＋＋＋	＋＋＋＋
C. glabrata	＋＋＋＋	＋＋	＋＋＋	＋＋＋	＋＋＋＋
C. krusei	＋＋＋＋	＋	＋＋	＋＋＋	＋＋＋＋
C. parapsilosis	＋＋＋＋	＋＋＋＋	＋＋＋＋	＋＋＋＋	＋＋＋
C. lusitaniae	＋＋＋	＋＋＋＋	＋＋＋＋	＋＋＋＋	＋＋＋＋
C. tropicalis	＋＋＋＋	＋＋＋＋	＋＋＋＋	＋＋＋＋	＋＋＋＋
Trichosporon	＋＋＋	＋＋＋＋	＋＋＋＋	＋＋＋＋	＋
Cryptococcus	＋＋＋＋	＋＋＋＋	＋＋＋＋	＋＋＋＋	＋

表4-26　抗真菌薬感受性(糸状菌 Mold)

	アンホテリシンB	フルコナゾール	イトラコナゾール	ボリコナゾール	エキノキャンディン
Aspergillus					
A. fumigatus	＋＋＋＋	＋	＋＋＋＋	＋＋＋＋	＋＋＋＋
A. flavus	＋＋＋＋	＋	＋＋＋＋	＋＋＋＋	＋＋＋＋
A. terreus	＋＋＋	＋	＋＋＋＋	＋＋＋＋	＋＋＋＋
A. niger	＋＋＋＋	＋	＋＋＋＋	＋＋＋＋	＋＋＋＋
Zygomycetes	＋＋＋＋	＋	＋＋＋	＋	＋
Fusarium	＋＋＋	＋	＋＋	＋＋＋	＋
Scedosporium					
S. apiospermum	＋＋＋	＋＋＋	＋＋＋	＋＋＋	＋
S. prolificans	＋	＋	＋	＋	＋

＋＋＋＋ 90%以上の感受性あり
＋＋＋ 50〜90%の感受性あり
＋＋ 30%以下の感受性あり
＋ 5%以下の感受性あり
注：
＊エキノキャンディン：ミカファンギン，カスポファンギン
＊フルシトシンは *Cryptococcus neoformans* と *C. albicans*，*C. glabrata* といったカンジダに効果あり。カスポファンギンとミカファンギンの試験管内 *in vitro* での感受性検査は解釈が難しい。

Column

医師としての成長，ひととしての成長

“目の前で困っているひとになにかしてあげたい，助けたい，そんなひとの役に立ちたい”という思いで医師という職業を選びました。精神的にも肉体的にもとてもきつい仕事ですが，医師を目指そうと思ったそんな初期衝動で今まで乗り越えてくることができました。

年々医師として経験を積んで実感することは，“臨床の現場では，本に書いてあること，エビデンスを目の前の患者にあてはめて医療をしていくこと以上に，患者一人ひとりのそのときの病状にあわせてベストなことはなにかを実践するのが大切である”ことです。そして同じ病気でも患者さんがちがうとこんなに違うものかと思うことがしばしばあります。

特にICU/CCUを中心としたこの1年間の勤務は，ときに医師として本当に苦しく，大きな責任を果たさなければいけない毎日で，自分を試し試される毎日でした。医師として年数，経験を積めば積むほど，日々の臨床業務をこなすことが容易になるばかりか，だれかを助けることがこんなに難しく，そしてこんなに責任が大きいのかを痛感する日々です。

医療スタッフ，患者，その家族は，医師に対し多くの期待や希望をもちます。

うまくよくなっていくケースや処置がうまくいったケースだと，自分はなんて優れた医師ではないかと錯覚し浮かれたり，やったぞ！という気持ちになることもあります。

いくらがんばってもよくならず不幸な転帰を迎えたり，うまくいかなかったケースだと，医師として，人間としての存在意義すらも揺らいでしまうような気持ちになってしまうこともあります。さまざまな思いがめぐりますが，一生懸命に情熱をかけられるものが今の医師という仕事だと実感しています。

時にかたわらで手をそえてくれる優しさをもち，ときにはいちかばちかの判断を迷うことなく冷静にできる強さをもつ，いつの日かそんな医師になれるよう，この仕事を目指した初期衝動を大切にしながら日々過ごしています。

新しい抗菌薬をめぐって－リネゾリド，シナシッド，テリスロマイシン

抗菌薬各論も終わりが近づいてきました。本節では「新しい抗菌薬をめぐって」というタイトルで，近年になって登場したリネゾリド，シナシッド，テリスロマイシンの3つの抗菌薬について解説します。それぞれの特徴をおさえてみましょう。

□基本的な開発に至った経緯として，3薬ともに，「(現時点で効果のある抗菌薬が限られる)グラム陽性球菌の耐性菌に対してどうしようか？」という発想から生まれたものです。耐性グラム陽性球菌の中でもバンコマイシン耐性腸球菌VREのエピソードをまず紹介しましょう。

□**VREについて**：1986年にイギリスで院内感染として分離されたことから始まります。この背景としては，バンコマイシンと同じグリコペプチド系抗菌薬のアボパルシンが，1970年代から動物成長促進薬の名目で家畜飼料に混ぜられて広く使われていたことに関係しています。つまり，アボパルシンの広範囲の無秩序な使用によりバンコマイシン耐性腸球菌が選択的に分離されるようになったと考えられています。

□一方，キノロン系抗菌薬も，広範囲にそして無秩序に家畜に投与されている現実があり，キノロン耐性グラム陰性桿菌も非常に問題になっているという事実もあります。現時点では，アンピシリン耐性，アミノ配糖体高度耐性，バンコマイシン耐性腸球菌というどうしようもない状態になってきています。

□もしも，このような腸球菌による感染性心内膜炎が起こった場合，2005年12月の現時点では確実で有効な選択肢が限られているところまできています(＊本節で紹介する初めの2つの薬剤がブレークスルーとなればよいのですが)。

こうしたことを念頭に置きながら，各薬剤をみていきましょう。

リネゾリド

Linezolid(ザイボックス Zyvox)は，1990年代に入って合成されたオキサゾリジノン系抗菌薬です。

□作用機序としては，マクロライド系，クロラムフェニコール，クリンダマイシンが作用するリボソーム50Sサブユニットなのですが，この中でも70S開始複合体に結合するため，異なった部分に作用することで蛋白合成

阻害により効果を発揮します。そのため後述する MLS_B 耐性の微生物でも効果が認められます。

□**抗菌スペクトラム**：グラム陽性球菌に効果があり，その中でもブドウ球菌のMRSA，MRSEおよび腸球菌(*E. faecalis*，*E. faecium* 両方とも)のVRE，レンサ球菌のペニシリン耐性肺炎球菌に活性があります。グラム陰性桿菌には抗菌活性はありません。また *in vitro* では，その他の細胞内寄生体であるマイコプラズマ，肺炎クラミジア，レジオネラにも効果があるようですが臨床的な効果については不明です。

□特徴として，**消化管からの吸収が100％であることで，内服も静注もどちらも使用可能です**。組織移行性についても，肺，骨・筋肉，皮膚，脳脊髄液を含め全身に良好に移行します。腎機能低下時も用量を変更することなく使えることも，使い勝手がよい理由といえるでしょう。

□代謝経路が肝であり，チトクロームP450に関係しないため重要な薬物相互作用はでないとされています。

□投与量は，600 mgを1日2回内服ないしは点滴静注となります。全身状態が落ち着いたら，良好なバイオアベイラビリティのため内服へのスイッチができます。

□副作用としては，**消化器症状(嘔気・嘔吐，下痢)**が中心であり，**皮疹**や**好中球減少**，**血小板減少**なども報告されています。また2週間以上長期に使用した場合，**不可逆性の末梢神経障害**を起こすことも徐々に分かってきており，非常に問題となっています(筆者にも経験あり)。

□薬物相互作用としては，開発の経緯がMAO(モノアミンオキシダーゼ)阻害薬から作りかえたこともあり，アドレナリン作動薬(ドパミン，エピネフリンなど)，セトロニン作動薬(TCA，SSRIなど)，チラミンを多く含む食事(チーズ，ビールなど)との併用は注意すべきといわれていますが，臨床上どのような問題がでるかは不明です。

□**適応となる感染症：MRSA，PRSPによる肺炎，MRSAによる皮膚・軟部組織感染症(蜂窩織炎，骨髄炎)，VRE感染症があります**。特にその良好なバイオアベイラビリティを生かしてMRSAやMRSE，VREなどでどうしても点滴静注が不可能な患者での内服治療に使用する場合や入院，外来を含めた長期投与の場合，リネゾリドは適しているかもしれません。

シナシッド(ダルフォプリスチン・キヌプリスチン)

Synercid(ダルフォプリスチン･キヌプリスチン Dalfopristin/ Quinupristin)(シナシッド Synercid)は，ストレプトグラミン系の抗菌薬です。ストレプトグラミン系としては，50年以上前に開発されていた薬です。その中で，シナシッドはストレプトグラミンAのダルフォプリスチンとストレプトグラミンBのキヌプリスチンが70：30の割合で配合された抗菌薬です。

□作用機序は，リボソーム50Sサブユニットに作用します。ただダルフォプリスチンおよびキヌプリスチンで，それぞれ異なる部分に作用するために相乗効果をもたらすといわれています。このことが，マクロライド耐性レンサ球菌に対する効果となるようです。

□**抗菌スペクトラム**：グラム陽性球菌に作用します。ブドウ球菌はMRSAを含み，レンサ球菌はPRSPを含みます。また**腸球菌に関しては，VREFの代名詞である *E. faecium* には効果がありますが，*E. faecalis* には無効です。**この点がリネゾリドと異なるところです。シナシッドを使用する場合注意が必要です。*in vitro* ではマイコプラズマに活性がありますが，臨床的には効果があるかどうかは不明です。

□静注薬のみで，基本的には中心静脈カテーテルよりブドウ糖に溶いて投与となっています。腎機能低下でも用量の変更は必要がないとされています。

□**代謝が肝であり，チトクロームP450を介するため，シクロスポリン，ミダゾラム，ニフェジピンなどの代謝を阻害するといわれています。そのためアステミゾール，テルフェナジンといった抗ヒスタミン薬(2005年現在日本販売中止)，抗HIV薬，ビンクリスチン，パクリタキセルなど抗癌剤，スタチン系HMG-CoAリダクターゼ阻害薬など多数の薬剤の血中濃度が上がるために，注意が必要です。**

□副作用は，QTc延長および末梢ルートからの投与で高率に静脈炎が起こるといわれています。

□**適応となる感染症**：VREF感染症，MRSA感染症となります。投与方法が中心静脈に限られる，薬物相互作用が多い，グラム陽性球菌の *E. faecalis* に効果がないことを考えると，注意しなければいけない点が多いため，リネゾリド以上の魅力は現時点ではあまりないかもしれません。

□アボパルシン同様，実はストレプトグラミン系のバージニアマイシンが以前より成長促進薬として家畜飼料に含まれて使われていたため，ストレプトグラミン系に耐性の腸球菌自体はブタなどで50%以上分離されている現実があります。このこととシナシッドの臨床使用がどのように関連するかは，今後見守っていく必要があるでしょう。

テリスロマイシン

耐性グラム陽性球菌でもマクロライド耐性肺炎球菌，ペニシリン耐性肺炎球菌の問題を解決するために，テリスロマイシン Telithromycin（ケテック Ketek）開発の意義があります。

□**開発にいたる経緯**：外来において，肺炎，慢性気管支炎急性増悪や副鼻腔炎はよく遭遇する市中の気道感染症です。ペニシリンにアレルギーがある患者では，これらの疾患に対しては，エリスロマイシンが代替薬として使用されていました。特に1970～1980年代にかけて，非定型肺炎の起因菌としてレジオネラ，マイコプラズマ，肺炎クラミジアが認識されるようになってからは，さらにマクロライド系は頻用される抗菌薬となっていきました。

□エリスロマイシンの弱点として，高頻度に消化器症状がでることが問題だったため，その点を改善し，インフルエンザ桿菌，モラキセラ・カタラーリスへのスペクトラムを広げたクラリスロマイシン，アジスロマイシンといったアドバンスト・マクロライドの開発へと向かいました。その一方で，マクロライド系抗菌薬が頻用されるに従い，マクロライド耐性肺炎球菌の問題が浮上してくることになります。

□**マクロライドは，リボゾーム50Sサブユニットのドメイン V に作用して抗菌活性を発揮しますが，いったんエリスロマイシン耐性となった微生物はほかのマクロライドにも一様に耐性となってしまいます。**そのため，マクロライド耐性肺炎球菌の出現は，外来で肺炎，慢性気管支炎急性増悪や副鼻腔炎に対してマクロライドを用いた治療を困難なものにしつつあります。現に，治療失敗例も多数みられるようになってきました。

□マクロライド耐性の機序として，2つあります。①くみ出しポンプ（efflux pump）－マクロライドくみ出しポンプ遺伝子（*mef* genes）による－と，②作用部位のメチル化（methylation）－エリスロマイシン耐性メチラーゼ遺伝子（*erm* genes）による－です。

□特に，作用部位のリボゾーム50Sのドメイン V のメチル化をもともと内在したマクロライド耐性獲得微生物の場合，マクロライドのみならず，同部位に作用するクリンダマイシンといったリンコサマイド（lincosamide）およびストレプトグラミン B（streptogramin B）にも耐性があることに注意が必要です。これを総称して MLS_B（macrolide, lincosamide, and streptogramin B）耐性といいます。

□マクロライドと同様に作用するクリンダマイシンは，くみ出しポンプ型のマクロライド耐性肺炎球菌には効果がありますが，作用部位メチル化型のマクロライド耐性肺炎球菌には上記の理由で効果がありません。

□またクリンダマイシン自体，市中肺炎の非定型菌(レジオネラ，マイコプラズマ，肺炎クラミジア)に効果がないため，使いづらい抗菌薬です。そのため，市中肺炎の内服抗菌薬として選択肢にはなりにくいです。

□その一方で，ニューキノロン系抗菌薬でも肺炎球菌に抗菌活性があるレスピラトリーキノロン(3および4世代)であるレボフロキサシン，スパルフロキサシン，ガチフロキサシン，モキシフロキサシンが作られ，これら市中肺炎，慢性気管支炎急性増悪，副鼻腔炎で使用されるようになりました。しかし，ニューキノロン耐性の肺炎球菌やインフルエンザ桿菌も増えてきています。

□そのような流れの中で開発されたのが，テリスロマイシンというわけです。

□テリスロマイシンは，ケトライド系の抗菌薬で1990年代に合成されたものです。エリスロマイシン，クラリスロマイシンといったマクロライドでも14員環ラクトンを持つものにケトン基をくっつけることで，基本的なスペクトラムは変わりません。

■**特徴として，**

- **ペニシリン耐性肺炎球菌(Penicillin resistant *S. pneumoniae*：PRSP)**
- **マクロライド耐性肺炎球菌(Macrolide resistant *S. pneumoniae*)**
- **マクロライド耐性A群溶連菌(Macrolide resistant *S. pyogenes*)**

にも効果がある点が挙げられます。しかし，扁桃炎・咽頭炎でのスタディでは，エリスロマイシン耐性A群溶連菌の消失率はペニシリンと比べ圧倒的に低く，扁桃炎や咽頭炎には使えません。

□作用機序は，マクロライド同様リボソーム50Sサブユニットを阻害するのですが，その中でも従来の23S rRNAドメインVのみならずドメインIIにも結合するため，マクロライド系との交叉耐性がなくなっています。

■**抗菌スペクトラム**：基本的にはマクロライド系と同様，グラム陽性球菌のレンサ球菌（肺炎球菌－PRSP含む），黄色ブドウ球菌，グラム陰性桿菌のインフルエンザ桿菌，グラム陰性球菌のモラキセラ属，嫌気性菌では横隔膜より上のペプトストレプトコッカス，プレボテラがあります。また，テリスロマイシンは白血球細胞内で血中濃度の数十倍もの濃度を保つため，その他の細胞壁をもたない・細胞内寄生体のマイコプラズマ，クラミジア，レジオネラにも活性があると考えられています。

□副作用は，嘔気・嘔吐，下痢といった消化器症状，頭痛，味覚障害があります。また，特有の副作用として，特に40歳以下の女性に多くみられるものですが，内服当初に視覚障害(可逆的な目のかすみ，複視，集中困難など)が出る危険性があります。そのため，自動車の運転や目を使う仕事をする場合，この副作用について十分に説明しておく必要があります。また，市場にでてからは重篤な肝障害が報告されるようにもなっています。

□マクロライド系同様，肝臓のCYP450 3A4で代謝されるため，多くの薬物相互作用があります。高脂血症治療薬のスタチン(アトルバスタチン，シンバスタチン，ロバスタチン)との併用はしてはいけません。また，テオフィリンと同時に内服すると嘔気・嘔吐といった消化器症状が悪化する可能性もあり，1時間以上間隔を空けて内服する必要があります。

□ジゴキシン，メトプロロール，ミダゾラム，シンバスタチン，テオフィリン，カルバマゼピン，シクロスポリン，タクロリムス，エルゴタミン，フェニトインなどは，テリスロマイシンと併用すると血中濃度が上昇するといわれています。

□投与量は，1日1回の内服でよいため，アジスロマイシンのようにコンプライアンスが期待できる点があります。

□しかしながら，テリスロマイシンには，ペニシリン耐性肺炎球菌PRSP・マクロライド耐性A群溶連菌，マクロライド耐性肺炎球菌の分離率がそれほど高くない地域での第一選択薬としての使い勝手がどうかという問題と，内服薬のみ(600 mg/日：世界的には800 mg/日)であり，重症の感染症では消化管からの吸収に疑問が残ること，一過性の視覚障害などの副作用もあるため，ケトライド系の存在意義は，現時点ではあまり感じられません。

□**適応となる感染症**：以上の事情から，適応となるケースは非定型菌(レジオネラ，マイコプラズマ，肺炎クラミジア)が疑われる市中肺炎で，同時にマクロライド耐性肺炎球菌もカバーする必要があり，内服抗菌薬1種類で治療をする場合となるでしょうか。この場合，今まではレスピラトリーキノロンが選択肢になっていたと思います。

□国内では，肺炎球菌のマクロライド耐性率は70％を超えていることには注意が必要です。

12. Linezolid

<①GPC>	<②GPB>
＊MRSA，PRSP，VRE を含む	**Corynebacterium** **Listeria**
<③GNC>	<④GNB>

<⑤Anaerobes>

Diaphragm

Upper
Lower

<⑥Others>

Organisms Without Cell Wall Mycoplasma, Chlamydia, Legionella (in vitro)

<Usual Dosing & Dosing Adjustments>

リネゾリド(ザイボックス)

- **成人の使用量**：600 mg 内服ないし点滴静注 2 回/日
  Bioavailability：100%
- **用量調整**：
  GFR>80 mL/min：600 mg 内服ないし点滴静注 2 回/日
  GFR 50～80 mL/min：常用量
  GFR 10～50 mL/min：常用量
  GFR<10 mL/min：常用量
- **血液透析**：透析後に常用量
- **肝機能低下時**：常用量

<MEMO>

13. Dalfopristin/ Quinupristin（Synercid）

＜①GPC＞	＜②GPB＞
＊*E. faecalis* を除く	**Corynebacterium**　**Listeria**
＜③GNC＞	＜④GNB＞
N. gonorrheae　**M. catarrhalis**	

＜⑤Anaerobes＞	Upper
Diaphragm	
	Lower

＜⑥Others＞	Organisms Without Cell Wall Mycoplasma, Chlamydia, Legionella, etc.

＜Usual Dosing & Dosing Adjustments＞

ダルフォプリスチン・キヌプリスチン（シナシッド）

● **成人の使用量**：

複雑性皮膚・軟部組織感染；7.5 mg/kg 点滴静注 12 時間ごと

VREF（Vancomycin-resistant *E. faecium*）感染；7.5 mg/kg 点滴静注 8 時間ごと

Bioavailability：－

● **用量調整**：

GFR＞80 mL/min：上記の成人の使用量

GFR 50～80 mL/min：常用量

GFR 10～50 mL/min：常用量

＜MEMO＞

14. Ketolides（Telithromycin）

＜①GPC＞	＜②GPB＞
Streptolocci（including PRSP）　Staphylococci	Listeria
＜③GNC＞	**＜④GNB＞**
N. meningitidis　M. catarrhalis	H. influenzae

＜⑤Anaerobes＞	Upper
Diaphragm	Lower

＜⑥Others＞

Rickettsia
Organisms Without Cell Wall Mycoplasma, Chlamydia, Legionella

＜Usual Dosing & Dosing Adjustments＞

テリスロマイシン（ケテック）

- **成人の使用量**：800 mg 内服 1 回/日
  Bioavailability：57%
- **用量調整**：
  GFR＞80 mL/min：800 mg 内服 1 回/日
  GFR 50～80 mL/min：常用量
  GFR 10～50 mL/min：常用量
  GFR＜10 mL/min：肝機能障害もある場合，減量を考慮
- **血液透析**：常用量
- **腹膜透析**：データなし
- **肝機能低下時**：常用量

＜MEMO＞

＊Effective for PRSP!

最新の抗菌薬をめぐって－ダプトマイシン，エルタペネム，チゲサイクリン，リファキシミン，コリスチン

いよいよ章末が近づいてきました。本節では，最新の抗菌薬として日本でも近いうちに使用可能になるだろう/なってほしいと思われる，ダプトマイシン，エルタペネム，チゲサイクリン，リファキシミンについて解説します。また，多剤耐性緑膿菌治療への可能性をもち，再度見直されているコリスチンについても触れます。

□最新の抗菌薬の中で，とりわけ**ダプトマイシン**，**チゲサイクリン**は，大きな可能性をもった多剤耐性グラム陽性菌用の抗菌薬です。

ダプトマイシン Daptomycin

□多剤耐性のグラム陽性菌用の抗菌薬としては，キヌプリスチン・ダルフォプリスチン(シナシッド)，リネゾリド(ザイボックス)があります。224 頁で説明したとおりです。しかし，シナシッドは静注のみであり，静注方法に伴う特有の副作用があること，薬物相互作用で注意しなければいけないことがありました。

□一方，リネゾリドはブドウ球菌，腸球菌に対し“静菌的”に作用すること，長期投与の場合，骨髄抑制，末梢神経障害の問題が否定できないことなど，これら 2 つは多剤耐性のグラム陽性菌用の抗菌薬として台頭してきたものの弱点がありました。そう考えると，まだまだバンコマイシンに頼らざるをえない現状があります。

□しかし，バンコマイシンといえど，バンコマイシン耐性腸球菌・ブドウ球菌の問題，投与方法・副作用の問題などから，さらに“よりよい”多剤耐性のグラム陽性菌用の抗菌薬が待ち望まれていました。

□こうした中，**ダプトマイシン** Daptomycin(**キュービシン** Cubicin)の登場となったわけです。

□ダプトマイシンは，環状のリポペプチドであり，1980 年代に *Streptomyces roseosporus* から分離されました。1980 年代に発見されてはいるものの臨床応用の過程で骨格筋への毒性がみられたため開発が進みませんでした。その後，投与量を調整することにより，2003 年秋に MRSA を含む黄色ブドウ球菌，化膿性レンサ球菌，*S. agalactiae*，*S. dysgalactiae* subspecies *equisimilis*，バンコマイシン感受性の *E. faecalis* による皮膚感染症に対し，アメリカで FDA の認可がおりました。

□濃度依存性の1日1回投与でよい殺菌性抗菌薬です。またPostantibiotic effect(PAE)があります。活性がCa濃度に依存することも特徴です。そのため薬剤感受性を調べるときには注意が必要となります。

□抗菌活性については，グラム陽性菌に効果があり，その中でもブドウ球菌のMRSA，VRSAおよび腸球菌のVRE，連鎖球菌のペニシリン耐性肺炎球菌に活性があります。グラム陰性桿菌には抗菌活性はありません。

□作用機序としては，ダプトマイシンの脂質構造部位がCa依存性に細胞膜に接着し，細胞膜上のK流出を促進し脱分極を起こすことでDNA，RNA，蛋白合成を障害すると考えられています。

□内服では十分なバイオアベイラビリティが得られないため，静注のみの使用となります。また代謝経路は80%が腎代謝であり，renal adjustmentが必要となります。

□**グラム陽性菌による尿路感染症，敗血症，感染性心内膜炎**など現在スタディが続行中であり今後適応が皮膚感染症のみならず拡大されていくものと思われます。

□副作用としては，ミオパチーが起こる可能性があるため，定期的なCPK値のフォローが必要となります。ミオパチーを伴い5倍以上CPK値が上昇する場合や，症状はなくても10倍以上のCPK値ならば投与を中止する必要があります。

□投与法については，4 mg/kgを24時間ごとに点滴静注となります(＊2005年12月現在，6 mg/kg 1回/日投与がスタディされています)。腎機能低下の患者ではrenal adjustmentが必要です。

エルタペネム Ertapenem

世界的にはイミペネム，メロペネムに続くカルバペネム系抗菌薬であるエルタペネム Ertapenem(インバンズ Invanz)について解説します。

□カルバペネム系抗菌薬に分類されますが，①緑膿菌，アシネトバクターといった院内感染で問題になるグラム陰性桿菌に抗菌活性がない，②半減期が長いため1日1回投与が可能である，という2点でイミペネム，メロペネムとは異なります。

□**抗菌スペクトラム**：腸球菌およびMRSAを除くグラム陽性球菌，ESBL(基質拡張型βラクタマーゼ)やAmpCβラクタマーゼ産生も含む腸内細菌科 Enterobacteriaceaeとインフルエンザ桿菌といったグラム陰性桿菌，そして嫌気性菌(横隔膜上下)に感受性があります。緑膿菌やアシネトバクターには抗菌活性がありませんが，ESBL，AmpCβラクタマーゼ産生菌にも効果があるため，エンテロバクターやセラチアには効果があります。

□副作用としては，下痢，嘔気・嘔吐といった消化器症状，静脈炎，頭痛などが報告されています。

□**緑膿菌をカバーできないので院内感染には使えません**。ただ，市中感染で多菌種による感染 polymicrobial infection には使い勝手がよい抗菌薬ということになります。

□特に1日1回投与でよいため，高齢者の誤嚥性肺炎や憩室炎，糖尿病性足病変で抗菌薬投与を必要とするケースで，入院するとADLが低下するため，可能な限り在宅で治療を続行したい患者ではエルタペネムは非常にリーズナブルな選択肢でしょう。

□アメリカのFDAでは，エルタペネムは**複雑性腹腔内感染症，複雑性皮膚・軟部組織感染症，市中肺炎，複雑性尿路感染症，骨盤内感染症（産後子宮内膜炎，敗血症性流産，術後産科感染症）**に適応があります。

□投与法については，1gを24時間ごとに静注ないしは筋注投与となります。腎機能低下の患者ではrenal adjustmentが必要です。

チゲサイクリン Tigecycline

幅広いスペクトラムと耐性グラム陽性球菌に対して抗菌活性をもつ抗菌薬として，チゲサイクリン Tigecycline（タイガシル Tygacil）が開発されました。

□半合成テトラサイクリンアナログのグリシルサイクリン系抗菌薬に分類され，70Sリボソームに作用して蛋白合成阻害で作用を発揮します。

□**抗菌スペクトラム**：グラム陽性球菌ではMRSA，VISAを含む黄色ブドウ球菌，VREを含む腸球菌，PRSPを含むレンサ球菌に活性があります。また，グラム陰性桿菌についても院内感染で問題になる緑膿菌には抗菌活性はないものの腹腔内感染症を起こす腸内細菌科 Enterobacteriaceae にも活性があります。さらに嫌気性菌（横隔膜上下）についても活性があり，非常にブロードスペクトラムの抗菌活性をもっています。

□副作用として，嘔気・嘔吐が投与された患者のうち1/3でみられたという報告があります。そのため，アメリカのFDAでは，チゲサイクリンは**複雑性皮膚・軟部組織感染症（MRSA，バンコマイシン感受性腸球菌も含む）**，**複雑性腹腔内感染症**に適応があります。

□投与法については，100mgを1回静注後，50mgを12時間ごとに投与します。腎機能低下の患者でもrenal adjustmentなしに使用できます。

リファキシミン Rifaximin

近年，海外渡航に関連した旅行者下痢症〝Traveler's diarrhea〟に対する新たな抗菌薬としてリファキシミン Rifaximin(キシファクサン Xifaxan)が注目されています。

□従来，旅行者下痢症に対しては，歴史的にはドキシサイクリン，アンピシリン，ST合剤が使われてきました。そして最近では，ニューキノロン(ノルフロキサシン，シプロフロキサシンなど)を用いることがスタンダードになっています。しかし，ニューキノロンの頻繁な使用——ヒトだけでなく家畜にもニューキノロンが使用されています！——によって耐性菌が問題となっており，現にタイでは，ニューキノロン耐性のカンピロバクターが問題となっています。

□第2章で解説したように，旅行者下痢を起こす微生物については，大腸菌として毒素原性大腸菌 ETEC，腸管病原性大腸菌 EPEC，腸管凝集付着性大腸菌 EAggEC，非コレラビブリオ，サルモネラ，カンピロバクター，赤痢，エロモナス，プレジオモナスなどのグラム陰性桿菌が問題となります。

□その中でも50%以上を占めるといわれる大腸菌の ETEC，EPEC，EAggEC に使用される抗菌薬としてリファキシミンは発売されました。

■この薬を内服することで，シプロフロキサシンと同等に旅行者下痢症に効果があったと報告されています。ニューキノロン系抗菌薬以上の抗菌活性はありませんが，**腸管内から吸収されないため，繰り返して使用しても耐性菌を作りにくいという特徴があります。**

■その一方で，旅行者下痢症を起こす大腸菌以外の，**高熱・粘血便を伴う回盲部〜大腸性の下痢を起こすサルモネラ，カンピロバクター，赤痢などには効果がないという欠点はあります。**

■副作用としては，**頭痛，嘔気・嘔吐，腹部膨満感**などがあります。旅行者下痢症の症状との区別は難しく，約1%の頻度でみられるといわれています。構造上はリファンピシンに類似しているため，リファンピシンにアレルギーがある人には注意が必要です。

□内服薬で200 mg を1日3回3日間となっています。

コリスチン Colistin

最新のものではないのですが，近年になって多剤耐性グラム陰性桿菌治療に選択される抗菌薬として再度評価されています。

□ポリミキシンには，ポリミキシンBとポリミキシンE(コリスチン)の2種が含まれます。ポリミキシンBは*Bacillus polymyxa*から，そして，ポリミキシンEであるコリスチンは*Bacillus colistinus*から分離されました。

□発見されたのは1947年と古く，1960年代まで重症なグラム陰性桿菌感染症に使用されていた抗菌薬です。しかし，アミノ配糖体であるゲンタマイシンが緑膿菌を含めたグラム陰性桿菌治療に使用可能となった1960年代後半からは，コリスチンは副作用もあってほとんど使われなくなりました。

□作用機序は2ついわれています。1つは表面活性剤として，いわば洗剤と同じように細胞膜を通過し，細胞膜のリン脂質に作用し，細胞膜を壊すことで細胞死を誘導します。また2つ目の作用としてエンドトキシンを吸着し，エンドトキシンの生理活性を失活させる働きもあります。

□特にこの後者の作用を利用したのが，国内の集中治療の現場で行われているエンドトキシン吸着療法です。

□**抗菌スペクトラム**：一般的なグラム陰性桿菌全般に効果があります。例外として，*Proteus*はコリスチン耐性であり，*Providencia*，*Burkholderia*，*Serratia*に対しては抗菌活性が弱いといわれています。また，グラム陽性球菌や嫌気性菌には抗菌活性がありません。

□ほとんどすべての緑膿菌およびアシネトバクターに効果があるため，多剤耐性緑膿菌の最終兵器に近い形で使用される抗菌薬です。コリスチンを使用する場合，①コリスチンとセフタジジム，②コリスチンとリファンピシン，③コリスチンとST合剤を併用すると相乗作用があるという報告もあります。

□副作用としては，用量依存性の腎毒性と神経毒性(神経筋遮断作用，ニューロパチーなど)があります。ただ最近では，治療域の投与量の場合，副作用が起こらないという報告もあります。

□投与量としては，2.5～5 mg/kg/日を3回/日を点滴静注投与とします。血液透析では抜けませんが，腎排泄のため腎機能低下患者の場合，投与量，投与間隔を変更する必要があります。

その他

以上に取り上げた最新の抗菌薬以外で，MRSA，VRE，PRSPといった耐性グラム陽性球菌に対し抗菌活性を持っている開発中の抗菌薬としては，グリコペプチド系の**オリタバンシン Oritavancin**，デスフルオロキノロン系の**ガレノキサシン Garenoxacin**，ニューキノロン系の**シタフロキサシン**

Sitafloxacin があります。

□最新の抗菌薬について，このように参照してくることで気付いたかもしれませんが，①多剤耐性菌をターゲットとして開発が進んでいる，②耐性グラム陽性球菌用抗菌薬には希望がもてるが，耐性グラム陰性桿菌用抗菌薬については，新しく開発が進んでいる抗菌薬はほとんどない，という2点があります。

□そのため，院内感染で問題となるグラム陰性桿菌である"SPACE＋α"の中，特に緑膿菌に対する抗菌薬については，新しいものがでないことと，活性がある抗菌薬が限られているため，現在使用可能な抗菌薬を可能な限り長持ちできるように大切に使っていく必要があります。

Column

新しい内科医の形—専門医 vs. 病院医・病棟医（ホスピタリスト）

「病院医・病棟医」－ホスピタリストともいう－とは聞き慣れない言葉だと思います。病棟での患者全体のマネージメントを仕事のメインにする医師のことで90年代からアメリカで台頭してきました。

私の基本は一般内科医です。現在の病院での肩書きは，ICU/CCU，感染症科，総合診療科，腎臓内科，トラベルクリニック担当医ですが，さまざまな名前のもと広く活動しています。まだまだ発展途上ですが，仕事の場もICUで重症患者管理・周術期管理，ERで救急患者対応，一般病棟で入院患者マネージメント，在宅で往診，透析で入院透析患者マネージメント，一般外来・トラベルクリニックでの特殊外来といろいろなものに手を出しています。

現在の医療は専門分化が進んだため，あらゆることのスペシャリストには到底なれませんが，スペシャリストと協力しあいながら患者さんの一番そばで患者さんのマネージメントをする形が，一般内科医として総合病院で働く姿なのではないかと考えます。専門分野の隙間で細々と仕事をすることが総合診療だと思っていません。

スペシャリストが大活躍できるための場をつくり出すこと，適切なタイミングでスペシャリストを呼べること，そしてスペシャリストが苦手としている部分をサポートすることが病院で働く一般内科医－病院医・病棟医（ホスピタリスト）－として重要だと思うのです。聞き慣れない分野ですが，自分の中ではこのようなスタイルを広めるべく総合病院に残り，日夜勉強し勤務していくつもりです。

15. Daptomycin

<①GPC>	<②GPB> **Corynebacterium** **Listeria**
<③GNC>	<④GNB>

<⑤Anaerobes>	Upper
Diaphragm	Lower

<⑥Others>

<Usual Dosing & Dosing Adjustments>

ダプトマイシン〔キュービシン(500 mg)〕

- **成人の使用量**：4 mg/kg を点滴静注 1 回/日 (6 mg/kg 点滴静注 1 回/日は現在臨床試験中)

  Bioavailability：－
- **用量調整**：

  GFR>80 mL/min：4 mg/kg を点滴静注 1 回/日

  GFR 50～80 mL/min：4 mg/kg を点滴静注 1 回/日

  GFR 10～50 mL/min：Ccr>30 mL/min：4 mg/kg を点滴静注 24 時間ごと，Ccr<30 mL/min：4 mg/kg を点滴静注 48 時間ごと

  GFR<10 mL/min：4 mg/kg を点滴静注 48 時間ごと
- **血液透析**：4 mg/kg を点滴静注 48 時間ごと
- **腹膜透析**：4 mg/kg を点滴静注 48 時間ごと
- **肝機能低下時**：4 mg/kg を点滴静注 1 回/日

<MEMO>

Active for gram-positive pathogens, including Methicillin-susceptible *Staphylococcus aureus*, Methicillin-resistant *S. aureus*, vancomycin-resistant *S. aureus*, vancomycin-susceptible enterococci, vancomycin-resistant enterococci, and penicillin-resistant *Streptococcus pneumoniae*!

国内での日常臨床にぜひほしい抗菌薬

本章の最後には，現時点では日本国内にはないが，日常臨床の現場でぜひほしい抗菌薬について触れておきます。

2005年12月現在，日本でも多くの優れた抗菌薬が使えます。その一方で，昔は存在したが現在は入手不可能，または，海外では使用可能であるが国内では使用不可能な抗菌薬がいくつかあります。

□筆者が，日常臨床の現場でぜひ使用可能となってほしいと考えている抗菌薬は**表4-27の6種類**です。なぜそう考えるかも含め，順次解説していきます。

表4-27　日常臨床の現場でぜひほしい抗菌薬

①抗ブドウ球菌用ペニシリン静注・内服薬： ナフシリン，オキサシリン，クロキサシリン，メチシリン
②レスピラトリーキノロン静注薬
③アジスロマイシン静注薬
④メトロニダゾール静注薬
⑤エルタペネム
⑥ペニシリンGベンザチン

抗ブドウ球菌用ペニシリン静注薬，内服薬

第1節でも触れたように，昔は日本でも使用可能であったにもかかわらず，薬価が安いというのが主な理由で，日本では使用不可能となってしまった抗菌薬です。

□グラム陽性球菌の中でも黄色ブドウ球菌に対する優れた抗菌活性から，ぜひとも日本で再度使用可能となってほしい抗菌薬です。

□MSSAの菌血症，感染性心内膜炎，化膿性関節炎，骨髄炎など侵襲性ブドウ球菌感染症には欠かせないと思います。特に，MSSA感染性心内膜炎で髄膜炎併発の場合など，ナフシリンはぜひあってほしい抗菌薬です。

レスピラトリーキノロン静注薬

特に肺炎球菌に抗菌活性をもったニューキノロンであるレスピラトリーキノロン静注薬です。

□欧米では，現在少なくともガチフロキサシン，レボフロキサシン，モキシ

フロキサシンの点滴静注薬が使用可能です。一方，国内ではシプロフロキサシンといった「第2世代」に属するニューキノロンのみが点滴静注薬として承認されています。

□今後，PRSPの重症市中肺炎で，入院時点では人工呼吸器管理になる場合や経口摂取不可能，腸管からの吸収があてにならないようなケースにおいて，βラクタム以外に第3世代ニューキノロンであるレスピラトリーキノロンの点滴静注薬がぜひ必要だと思います。

アジスロマイシン静注薬

アドバンスト・マクロライドであるアジスロマイシンの静注薬も必要だと思います。

□上記のレスピラトリーキノロンの点滴静注薬と同じく，重症の市中肺炎で，特に非定型肺炎を起こすレジオネラ，マイコプラズマ，肺炎クラミジアの初期治療には，やはり直接血管内投与により十分な組織濃度を保つことができる点滴静注のマクロライドは必要です。

□最近のデータでは，菌血症を伴う肺炎球菌による重症肺炎でマクロライド併用でのβラクタム系抗菌薬使用のほうが，βラクタム単剤治療より死亡率が低かったという報告もあり，市中の重症肺炎のエンピリックセラピーにはマクロライドは必要だと考えています。

□国内には，すでにエリスロマイシンの点滴静注薬があります。しかし，投与回数の問題や高率に静脈炎を起こすことから，1日1回投与で非定型肺炎に効果が確かめられているアジスロマイシンの点滴静注薬もほしいです。

メトロニダゾール静注薬

Bacteroides への優れた抗菌スペクトラムをもっていることと，脳脊髄液への移行性も優れていることから，重篤な嫌気性感染症で経口摂取が困難な場合にとても役立つでしょう。

□脳膿瘍や，重症の偽膜性腸炎，重症の腹腔内感染症(好気性グラム陰性桿菌カバーをする抗菌薬に加えて)の場合に有効です。

□メトロニダゾール静注薬の前に，まず日本でもメトロニダゾールが抗原虫薬のみならず，れっきとした嫌気性菌に対する抗菌薬であることを承認してもらうことからはじめる必要があるかもしれません。

エルタペネム

すでに取りあげたエルタペネムです。カルバペネム系のイミペネムやメロペネムと異なる特徴として，①緑膿菌以外のグラム陰性桿菌，グラム陽性球菌，嫌気性菌カバーというブロードスペクトラムである点，②1日1回投与でよい点がありました。

□一般内科医として，院内・外来・往診といろいろなセッティングの中で勤務していると，「高齢者の感染症に対し，しっかり静脈投与で治療を行いたいが，入院によりADLが下がってほしくない」という相反する思いをもつことは頻繁にあります。そのような中で常に考えることは，①バイオアベイラビリティが良好な内服抗菌薬，②1日1回投与でよい静注薬，の2つを手元にぜひおきたいということです。

□①については，第3章ですでにふれました。②については，現時点ではセフトリアキソンが理にかなう抗菌薬となります。しかし，高齢者の誤嚥性肺炎，憩室炎や褥瘡の皮膚・軟部組織感染といった好気性・嫌気性の混合感染に対し，経口投与は全身状態が落ち着くまでできない，その一方で，可能な限り入院せずに治療をしたい場合に，エルタペネムは非常に有効な抗菌薬だと考えます。

ペニシリンGベンザチン

やっぱり最後はペニシリンGです。「なにを今さらペニシリン……」と思われるかもしれませんが，この抗菌薬は，ブロードスペクトラム全盛の現在でもとても重要です。

□ペニシリンの中でも，日本国内では現在，梅毒(第1，2期および潜伏期)の治療について世界標準のペニシリンGベンザチン筋注を行えません。代わりに，ペニシリンG内服やアモキシシリン内服で対応という形をやむなくとっているのが現状です。

□HIVの増加により，確実に国内でも梅毒のケースは再増加すると考えられます。梅毒の世界標準の治療薬は，国内にきちんと準備されていなければいけないでしょう。

□以上が，筆者がぜひ日本にもあってほしい，日本でも使えるようになってほしいと考えている抗菌薬です。厚生労働省といった国の機関や製薬会社には，ぜひ国内で必要かつ有効な抗菌薬の導入について検討してもらえればと切に願っています。

補記：抗菌薬の代表的な薬物相互作用

■ペニシリン・セフェム系

・アロプリノールの皮疹出現頻度の増加(アンピシリン)
・腎毒性の増強(セファロスポリン系)：アミノグリコシド，フロセミド
・薬剤作用の増強・減弱：シクロスポリン↑(セフトリアキソン，チカルシリン)，避妊薬↓，メトトレキセート↑(ペニシリン系)
・嫌酒効果：セファマンドール，セフォペラゾン，セフォテタン，セフメタゾール
・血中濃度の上昇：プロベネシド

■カルバペネム系

・アシクロビルとの併用でてんかん発作の頻度が増加する(イミペネム)。
・バルプロ酸の血中濃度が低下する(イミペネム)。
・プロベネシドとの併用で血中濃度が上昇する。

■アミノグリコシド系

・腎毒性の増強：アンホテリシンB，セファロスポリン，シスプラチン，シクロスポリン，フロセミド，ガリウム，バンコマイシン
・聴覚障害の増強：フロセミド，バンコマイシン
・神経筋ブロックの増強：$MgSO_4$，神経筋遮断薬

■ニューキノロン系

・吸収を妨げるもの：制酸薬(Mg^{2+}，Ca^{2+}，Al^{2+})，食事，鉄，亜鉛
・薬剤作用の増強：ワーファリン，カフェイン，ジアゼパム，テオフィリン
・NSAIDsとの併用でてんかん発作の誘発作用

■マクロライド系

エリスロマイシン
・薬剤作用の増強：ワーファリン，カルバマゼピン，コルチコステロイド，シクロスポリン，ジゴキシン，ジソピラミド，エルゴタミン，タクロリムス，テオフィリン
・薬剤作用の減弱：フェニトイン
クラリスロマイシン
・薬剤作用の増強：カルバマゼピン，ジソピラミド，テオフィリン
アジスロマイシン

・薬剤作用の増強：ワーファリン，テオフィリン

■バンコマイシン

・腎毒性の増強：アミノグリコシド，アンホテリシンB，シスプラチン
・ジゴキシンの効果が減弱
・神経筋遮断薬(サクシニルコリンなど)の作用が増強

■クリンダマイシン

・ロペラミドとの併用で偽膜性腸炎のリスクが増加

■メトロニダゾール

・ワーファリンと併用で抗凝固作用増強
・バルビツレート(フェノバルビタール)と併用でメトロニダゾールの血中濃度減少
・フェニトインと併用でフェニトインの血中濃度低下
・アルコール(エタノール)摂取でジスルフィラム作用(嫌酒作用)

■ST合剤

・薬剤作用の増強：アマンタジン，ワーファリン，フェニトイン，プロカインアミド
・薬剤作用の減弱：避妊薬，メルカプトプリン，三環系抗うつ薬
・メトトレキセートとの併用で巨赤芽球性貧血を認める。

■ケトライド系

・薬剤作用の増強：ワーファリン，カルバマゼピン，コルチコステロイド，シクロスポリン，ジゴキシン，ジソピラミド，エルゴタミン，タクロリムス，テオフィリン
・薬剤作用の減弱：フェニトイン

5章　臨床感染症のプラクティス

日常臨床で頻繁に使う抗菌薬－筆者のプラクティスから

前章までで，多くの微生物，および多くの抗菌薬について解説してきました。読者に，微生物および抗菌薬それぞれの「一覧リスト」を示すための流れを構成してきた中で，引き続いては「そのリスト(選択肢)の中から**どのように使い分ける**のが実践的か？」という疑問が生まれるでしょう。

本章では，筆者が日常臨床の中でどのように抗菌薬を使い分けているかという実際のプラクティスについて解説します。

□筆者が，発熱評価や感染症マネジメントでコンサルトされた場合(多くが病院内感染症です)，「まず感染症かどうかを考え，そして患者のバックグラウンド，今まで使用された抗菌薬などを考慮したうえで，感染症の場合には抗菌薬を処方する」ことになります。

□そして，頻繁に使う抗菌薬は実は限られています。

□微生物および抗菌薬をスペクトラムで分けて考えると，前章までの復習にもなりますが，臨床では，**表 5-1** のそれぞれに 1，2 種類抗菌薬を持つようにしています。

表 5-1　抗菌薬投与のための臨床分類

① グラム陽性球菌用抗菌薬
② グラム陰性桿菌：腸内細菌科用抗菌薬
③ グラム陰性桿菌：抗緑膿菌用抗菌薬
④ 嫌気性菌用抗菌薬
⑤ 真菌：抗真菌薬
⑥ 特殊な菌用抗菌薬

□①では，やはりペニシリン系の「アンピシリン」と 1 世代セフェムの「セファゾリン」です。また病院内感染症では，どうしても MRSA 用の「バンコマイシン」はなくてはならない抗菌薬です。

□②では，3 世代セフェムの「セフトリアキソン」を頻用します。

□③では，ペニシリン系の「ピペラシリン」，3 世代セフェムの「セフタジジム」，アミノ配糖体の「アミカシン」です。

□④では，「メトロニダゾール」と「クリンダマイシン」です。また①，②も含むため，ブロードスペクトラムになるのでケースを選ぶ必要がありますが，ペニシリン・βラクタマーゼ阻害薬の「アンピシリン・スルバクタム」，「ピペラシリン・タゾバクタム」も使用することがあります。

■特に，ピペラシリン・タゾバクタムは，①，②，③，④**のすべてカバー**のときです。

■カルバペネム系も同様に，①，②，③，④**のすべてカバー**のときです。

□そのため，ケースを選んで使うべきであり，安易にフルカバーすることなくよく考えて使用するようにしています。

□⑤では，「フルコナゾール」，「アンホテリシン B」です。エキノキャンディン系は新しい薬でもあり，国内および海外でのコンセンサスが得られるまで，筆者自身ではあまり使いません。なお骨髄移植実施施設に勤務していないので，アスペルギルスのためのボリコナゾールはまず使いません(過去，例外的に 2 例のみ使用しました)。

□⑥については，気道感染で非定型の菌種(マイコプラズマ，クラミジア，レジオネラ)および STD でクラミジアのための「アジスロマイシン」です。薬物相互作用が少ない，投与回数が少ないメリットを生かして，マクロライド系ではアジスロマイシンをよく使用しています。

□また VRE に対する「リネゾリド」，そして *Stenotrophomonas maltophilia*，*Pneumocystis jiroveci* に対する「ST 合剤」，偽膜性腸炎への「メトロニダゾール」があります。MSSA，MRSA 感染症および生体異物感染では，併用する形で「リファンピシン」を用いることがあります。

□リケッチアでは，テトラサイクリン系の「ドキシサイクリン」を使用します。

□臨床で遭遇するほとんどのケースで，上記の抗菌薬を単剤ないしは適宜コンビネーションさせて処方しています。

□新しい抗菌薬や多くの抗菌薬を使いこなすことよりも，限られた抗菌薬を自分のものにして「確実に」処方できることが重要です。

入院後・ICU セッティング・術後の「発熱」

発熱している患者には，入院後も，ICU に入室していても，術後にもしばしば遭遇します。そのような「入院後に発熱する」場合に原因を考えるうえでのロジックがあります。

□筆者が，発熱評価や感染症マネジメントでコンサルトされた場合(その多くが病院内感染症)，まず「それが感染症かどうか」を考えることになります。

□つまり，第 1 章で詳述したように，「**感染症によって起こる発熱 vs. 非感染症によって起こる発熱**」の 2 つの面から鑑別を挙げるようにしています。

非感染症によって起こる発熱の原因

入院後のセッティングでは非感染症によって起こる発熱がとても多くあり，**表 5-2** のような原因があります。

表 5-2　非感染症によって起こる発熱の原因

・**アルコール・薬物離脱**(振戦せん妄を含む)
　→予定手術での入院など離脱 2，3 日目での発熱，意識障害，振戦で疑う。
・**術後発熱**(48 時間以内)－手術侵襲による。
・**輸血後発熱**
　→血小板輸血のときが最多で，新鮮凍結血漿 FFP でも起こる。
・**薬剤熱**(抗菌薬が最も多い！)
　→第 3 章「薬剤熱と抗菌薬無効時の対応」127 頁参照
・**脳梗塞，脳出血，くも膜下出血**
　→いわゆる中枢性の発熱
・**副腎不全**
　→カテコラミン・輸液で反応しないショックで発熱が遷延する場合に常に考える。
・**心筋梗塞**
　→心筋梗塞後の微熱の場合に考える。発症 1～2 週後の自己免疫機序と考えられる Dressler 症候群もある。
・**急性膵炎**
　→膵炎で発熱した場合，感染症合併の有無の判断は常に難しい。
・**無石性胆囊炎**(クリティカルなセッティング)
　→全身の血行動態が不安定な場合の発熱の原因検索では腹部エコーでこの疾患がないかどうか探すことは重要
・**腸管虚血・消化管穿孔**
　→院内発症の腹腔内敗血症で無石性胆囊炎と偽膜性腸炎とともに重要な原因。特に血行動態が不安定な場合に起こる非閉塞性腸管虚血(non-occlusive mesenteric ischemia : NOMI)ではバクテリアルロケーションを伴い菌血症となることがあり，感染症合併の有無の判断は常に難しい。

・**誤嚥性肺臓炎**
→特に誤嚥で胃液を吸入した場合の Mendelson 症候群では，感染症合併の有無の判断は常に難しい。
・**消化管出血**
→上部消化管出血での吐血では誤嚥性肺臓炎を合併し発熱することもあるが，消化管出血単独でも発熱の原因になる。
・**急性呼吸促迫症候群 ARDS**(急性期および後期線維化進行期)
→特に人工呼吸器関連肺炎(VAP)との鑑別はいつも悩まされる。
・**脂肪塞栓**
→外傷・整形外科術後での発熱，低酸素血症で考える。
・**深部静脈血栓症・肺塞栓**
→外傷・術後，ベッド上臥床などリスクのあるケースの発熱，低酸素では常に考える。
・**痛風 / 偽痛風**
→これらの既往があり入院後に発熱，多発関節炎の所見の場合に考える。
→痛風発作は入院後に尿酸治療薬(アロプリノール)が中止されている場合に発症することも多い。
・**血腫**
→血腫なのか血腫に感染合併しているのかの判断は常に難しい。
・**静脈炎/ 血栓性静脈炎**
→骨盤内術後の原因として常に考える。
・**造影剤反応ーコレステロール塞栓や甲状腺クリーゼ誘発**
→造影剤検査後の発熱，腎機能障害，皮疹の場合にはコレステロール塞栓を考える。
→甲状腺機能亢進症の既往のある場合，造影剤によってクリーゼを起こすこともある。

感染症によって起こる発熱の原因

非感染症の発熱の原因がたくさんあるのに対し，「入院後に発熱を起こす感染症」は限られてきます(**表 5-3**)。

表 5-3　感染症によって起こる「入院後」発熱の原因

・**副鼻腔炎**(経鼻チューブ挿入，経鼻挿管の場合)
・**院内肺炎**(Hospital-acquired pneumonia : HAP)〔人工呼吸器関連肺炎(Ventilator-associated pneumonia : VAP)を含む〕
・**術後創部感染症**(Surgical site infection : SSI)/ **毒素ショック症候群**(Toxic shock syndrome : TSS)
・**カテーテル関連血流感染症**(Catheter-related bloodstream infection : CR-BSI)
・**複雑性尿路感染症**(特に尿カテーテル留置の場合)
・**偽膜性腸炎**(*Clostridium difficile*)

副鼻腔炎：経鼻チューブ挿入や経鼻挿管されている場合の不明熱の原因として知られています。副鼻腔 CT および副鼻腔穿刺・培養によって診断します。

□治療としては，経鼻チューブの抜去と副鼻腔ドレナージが必要となります。

■**院内肺炎**：典型的には，①発熱，②胸部ラ音，③膿性痰，④白血球上昇，⑤胸部 X 線で新たな浸潤影，の場合に考えますが，人工呼吸器関連肺炎(VAP)ではこれらを満たすことがないことが多く，その一方で，①〜⑤は非感染症でも起こるため(例：肺塞栓，ARDS，薬剤性肺炎，BOOP，心不全など)，診断するのが難しいケースが多いのも事実です。

□診断は，胸部 X 線・胸部 CT，気管支肺胞洗浄液(Bronchoalveolar lavage：BAL)による喀痰分泌物のグラム染色・半定量培養で行います。

□治療としては，グラム染色結果・培養結果および患者の基礎疾患や入院期間に基づいて抗菌薬を投与する必要があります。

■**術後創部感染症(SSI)**：浅い部分では診察により発赤・腫脹・熱感を見つけたり，創開放により診断します。深い部分での SSI では創部 CT を撮ることもあります。

□治療としては，創部開放および経皮的ドレナージを行います。

■**術後早期に原因不明のショックや多臓器不全になるケース**：創部のガーゼ・縫合糸からの A 群溶連菌による毒素ショック症候群(TSS)を考えることも，まれながら必要です。

■A 群溶連菌による毒素ショック症候群の診断基準は，**表 5-4** を参照してください。

表 5-4　レンサ球菌による毒素ショック症候群の診断基準(CDC による)

I. **A 群溶連菌**(*Streptococcus pyogenes*)**の検出**
  A. 無菌的な部位(血液，脳脊髄液，胸水，腹水，組織生検，手術創部)からの分離
  B. 無菌的でない部位(咽頭，喀痰，腟分泌物，皮膚表面)からの分離

II. **重症な臨床所見**
  A. 低血圧(収縮期血圧＜90 mmHg)
  B. 2 つ以上の臓器障害
    1. 腎障害：2 倍以上のクレアチニンの上昇
    2. 凝固異常：血小板＜10 万/mm^3，DIC 所見(フィブリノゲン低下，FDP 上昇)
    3. 肝障害：2 倍以上の AST，ALT，ビリルビンの上昇
    4. ARDS：
    5. 全身性紅斑(落屑を伴うこともある)
    6. 軟部組織壊死(壊死性筋膜炎，筋炎，壊疽を伴う)

＊IA，IIA，IIB を満たす場合確定とする。IB，IIA，IIB を満たし，その他の原因が見つからない場合に疑い例とする。

■**尿バルーン挿入による複雑性尿路感染症**：尿定量培養によって診断します。

□治療としては，尿バルーン抜去・交換と抗菌薬投与を行います。

■**カテーテル関連血流感染症**：中心静脈カテーテルが挿入されている患者で他に発熱の原因が見つからない場合に必ず考える必要があり，血液培養2セット(末梢血，中心ラインからの逆血)，カテーテル先端培養で診断します。

□治療としては，ライン抜去と抗菌薬投与が必要となります。

■**偽膜性腸炎**：*C. difficile* トキシン Latex 凝集法(感度・特異度ともにそれほど高くない。欧米では ELISA 法がメイン。わが国でも徐々に ELISA でも調べられるようになっている)を用いたり，大腸内視鏡(侵襲度を考えると場合によって肛門鏡)での偽膜の証明によって診断します。

□治療としては，抗菌薬中止および，メトロニダゾール内服またはバンコマイシン内服を行います。

■まとめると，入院後に起こる上記の感染症は，「①チューブおよびライン類など異物が挿入されている部分(人工呼吸器関連肺炎，副鼻腔炎，カテーテル関連血流感染症，複雑性尿路感染症)」，「②手術創部(術後創部感染症，毒素ショック症候群)」，「③抗菌薬投与後に起こった発熱・下痢・白血球上昇(偽膜性腸炎)」ということで，**入院後の医療行為に密接に関連して起こっていること**が分かります。

■筆者は「現時点で患者に入っているチューブ，ライン類」(**図 5-1**)を一通り書き出してみることで，整理しアプローチするようにしています。

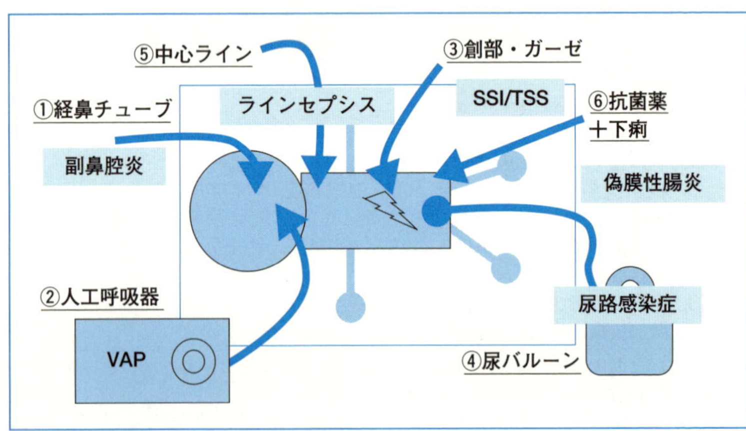

図 5-1　入院後・ICU・術後の発熱

ICU での発熱で気をつけること

ICU といった，さまざまな医療機器に囲まれ，さまざまな薬剤が投与されているセッティングでは，系統だって発熱にアプローチしないと何をどうしたらよいか迷ってしまいます。

□非感染症と感染症の原因は前項に挙げたとおりですが，以下の 3 つに注意して考えると，それほど困難なく「ICU の患者での発熱の原因」を見つけだすことができます。

①ICU 入室となった基礎疾患はなにか？

まずは，ICU 入室時の診断とその合併症から起こっている感染症の可能性はないかを考えます。

□例えば，「大腸癌術後の管理目的での ICU 入室」のケースでは，発熱の原因として，創部感染症や，吻合部の離開による術後腹膜炎の可能性を考える必要があります。

②ICU でどのような処置が行われたか？

次に，ICU でどのような処置を行い，チューブやラインが「どこに」，「どの期間」入っているかを検討します。

□チューブ・カテーテル・異物挿入に伴う感染症の可能性はどうか考えることになります。また，抗菌薬の長期投与による偽膜性腸炎もここでは検討してください。

□例えば，尿バルーン挿入されていることでの尿路感染症，中心静脈ラインが挿入されていることでのカテーテル関連血流感染症の可能性を考える必要があります。

③ICU 入室の基礎疾患や，ICU での処置と関連しない感染症が ICU で新たに発生する可能性は低い

①，②により感染症による原因を見つけられない場合，ICU での発熱の原因は大部分が非感染症によって起こることが知られています。「投与されている薬剤」を中心に原因を探っていく必要があります。

術後の発熱で気をつけること

術後患者の発熱を考える際に，気をつけることがいくつかあります。

□まず術後で大切なことは，「**“発熱＝感染症” を必ずしも意味しない**」ということです。

□特に，術後 48 時間以内の発熱は外科的侵襲によるものが大部分であり，大きな手術であればあるほど体の反応（つまり，高サイトカイン血症の状態になる)も大きいため，発熱するということです。

□その他の原因としては，「**視床下部の体温中枢に対する麻酔薬の影響**」で発熱が起こることが知られています。

□感染症が術後48時間以内に発症するのはまれですが，①術野の不潔操作，②誤嚥，③クロストリジウム筋壊死(Clostridium myonecrosis)・A群溶連菌蜂窩織炎(しばしば毒素ショック症候群を伴う)の場合，術後48時間以内に感染症が成立することがあります。

□術後96時間以降持続する発熱や，それ以降に発熱する場合，術後創部感染症(SSI)も含め感染症の可能性が高くなるため，発熱の原因を精査する必要があります。

Column

病院での役割⑤　トラベルクリニックー海外渡航外来ー

米国での研修の際に，トラベルクリニックを見学する機会がありました。トラベルクリニックでは，食中毒や現地での疫病など，旅行会社の教えない海外旅行の注意点をアドバイスしたり，予防接種を行ったりしています。つまり，旅行医学 Travel Medicine を実践することで，海外旅行者が留学やビジネス，レクリエーションでの海外渡航中，快適で安全に過ごせることを目的としています。

その発想にとても感銘を受け，日本でも同様のものを作れないかと考えました。早速，病院長・理事長にお願いして，2005年秋にトラベルクリニック開設となりました。

主な業務内容は，①海外渡航前の各種予防接種，②長期滞在の際に必要な英文証明書の発行，③渡航先の国情や流行感染症，その予防対策などについての健康相談，の3つです。

対象として，①特に基礎疾患(心疾患，呼吸器疾患など)がある方で，赴任，出張，観光などで海外に出かける場合，②高齢の方が観光で海外に出かける場合，③短期・長期に限らず発展途上国に留学，赴任，出張，観光などで出かける場合，④短期・長期に限らずアドベンチャー旅行に出かける場合，⑤海外渡航の前後で健康相談を希望される場合，⑥トラベルクリニック受診をかかりつけ医から勧められた場合，などに対応しています。

インターネットを駆使しさまざまな情報源を生かしながら，はじめてみて半年くらいがたちますが，潜在的なニーズをかなり感じる仕事でやりがいがあります。一般の健康な方々に，健康な状態で，安全に海外旅行・海外渡航を楽しんでもらいたいという発想を実践することはとても大切だと思います。

発熱でコンサルテーションされたときのアプローチ

本書の最後として，「院内で発熱のコンサルテーションがあったときに，日常臨床の中でどのようにアプローチしたらよいか」について解説します。本章の前項まで，そして第1章と重なる部分もあります。理解のために，そちらもあわせて目を通してもらえればと思います。

□発熱評価や感染症マネジメントは，第1章で紹介した思考過程が基本となります。

患者が発熱＋身体症状で受診
↓
“感染症からくるもの？ vs. 非感染症疾患からくるもの？”
↓どうも感染症らしい！
感染症のフォーカス・その部位の起因菌は？
↓感染部位・起因菌トップ3決定
↓(今まで使われた抗菌薬が効かない菌？，特有の基
↓ 礎疾患をもっている患者ならではの菌？)
手持ちの道具(抗菌薬単独？それとも抗菌薬＋ドレナージ・デブリドマン？)

院内でのコンサルテーションでも大きくは変わりません。

基本情報の収集

まずは患者の背景を知るために基本情報をチェックすることから始めます。

□ポイントは以下のとおりです。「**その人となりを知ろう！**」ということが中心になります。

1) 入院した原疾患，患者さんのADL

入院した原疾患，およびその合併症から発熱の原因を探ることになります。また，患者のADLが低い場合，それによる感染症のリスクも上がることになります(例：寝たきり→褥瘡，皮膚軟部組織感染症のリスク)。

2) 病歴と入院後の経過(特に入院日数)

入院期間が長ければ長いほど，病院内感染で問題となる耐性菌(MRSA/MRSE，SPACEなど)を起因菌と考える必要があります。

3) 入院中のインターベンションの種類とその日時

インターベンション(手術を含む)に関連した感染症を考えるうえで重要です。

4) 現時点で投与されている薬剤(静注，内服，輸血を含む)

薬剤熱や薬剤性高体温，そして輸血後発熱を考えるうえで重要です。

5) 現時点で挿入されているライン生体異物そしてそれらの最終交換日時

ライン関連の感染症を考えるうえで重要になります。

6) 既往歴

既往歴で慢性の心疾患や神経疾患，肝疾患，腎疾患，呼吸器疾患があると感染症が起こった場合に重篤になる可能性があること，そして各疾患ならではの感染症を考えるうえで重要となります(脳梗塞後遺症による誤嚥→誤嚥性肺炎，慢性呼吸不全→COPD 急性増悪など)。

7) アルコール / タバコ

アルコール大酒家では入院後のアルコール離脱が問題になりますし，喫煙歴は呼吸器関連の感染症や術後の肺炎のリスクになります。

8) 免疫状態が正常か，免疫不全の状態か

患者が免疫抑制の状態，①細胞性免疫不全(HIV やステロイド投与など)，②液性免疫不全(骨髄腫など)，③好中球減少症(化学療法による)，④皮膚・粘膜バリアの障害(熱傷や化学療法など)にあるかどうかでターゲットにすべき微生物が大きくかわります。常に患者の免疫状態については注意を払う必要があります。

9) 今まで使用した抗菌薬の種類・期間・投与量

今まで使われた抗菌薬を知ることで，これらの抗菌薬でカバーできていない微生物が現在の感染症の原因になっている可能性を考えるきっかけとなります。

10) 今までに提出された培養の種類・結果・感受性

培養結果・感受性は抗菌薬選択のうえで非常に重要になります。

診察・オーダーする検査で注意する点

つぎに診察およびオーダーする検査で注意する点としては，

1) バイタルサインをチェック

バイタルサインが不安定なケースでは，十分に考えてから検査オーダー・抗菌薬オーダーすることよりも，「まずは処置を優先させる」必要があります。治療を考えるうえで抗菌薬をすぐに使うべきかどうかの判断でも，バイタルサインは重要な要素になります。

2) ラインや異物，創部は刺入部を含め入念に観察する

場合によっては創部を開放してもらうことも躊躇しません。

3) “Head to Toe” でひと通りの身体診察を行う

直腸診も含め，診察漏れがないように。

4) 敗血症を疑わせるような状態の患者での注意

眼底の出血斑，心雑音，肺のラ音，四肢の皮疹・出血斑には特に注意を払います。皮膚は四肢・背部まで入念に行います。

5) 必ず Fever workup 3 点セットを行う

特に，ICU などクリティカルなセッティングで，発熱のフォーカスがすぐに見つからない場合，「血液培養 2 セット」は非常に重要です。

6) クリティカルな状態では，感染臓器がひとつとは限らない

考えられる感染臓器にしぼった検査をオーダー。診察も感染臓器ごとにねらって行います。

診断・治療のストラテジーで注意する点

診断および治療方針を組み立てるうえでの注意点としては，**表 5-5** を常に検討します。

表 5-5　診断・治療方針を組み立てるうえでの注意

①感染症か非感染症か
②抗菌薬を使うか使わないか(培養結果がでるまで待てるか待てないか)
③外科的ドレナージ・デブリドマンが必要かどうか
④病院内で問題となる微生物－主にグラム陽性球菌の MRSA/ MRSE，VRE，グラム陰性桿菌の “SPACE”，真菌の Candida－をターゲットにする必要があるかどうか

追加する検査と抗菌薬選択で注意する点

最後に追加する検査と抗菌薬選択のうえで，**表 5-6** を注意してください。

表 5-6　追加する検査と抗菌薬選択での注意点

①Fever workup 3 点セット，血液・画像検査，培養検体の採取
②挿入されているカテーテルで抜去可能なものは抜去，交換可能なものは交換
③感染臓器が複数ある場合は，各臓器ごとに起因菌をリストアップ
④最大公約数となる抗菌薬を選び，フォローアップのためのパラメータを設定する
⑤外科的ドレナージ・デブリドマンが必要なら外科と十分に話し合い，どのタイミングで行うかについて前もって決めておく

以上の点に気をつけながら，「目の前の発熱している患者さん」にアプローチすることで，大きく間違えることなく問題を解決できるでしょう。

【付録】抗菌薬サークル図

医薬品情報のビジュアル化のために考案した抗菌薬サークル図[1]は，円の右側を「**グラム陽性菌**」，左側を「**グラム陰性菌**」，上側を「**桿菌**」，下側を「**球菌**」，同心円の外側を「**好気性菌**」，内側を「**嫌気性菌**」，適応を取得している菌種を薄い水色，最新のサーベイランス[2]に基づくMIC_{90}を濃い水色で示し，外側へ向かうほどMICが低く抗菌力が強いことを意味する。

作成：浜田康次（日本医科大学千葉北総病院薬剤科医薬品情報室）
佐藤憲一（東北薬科大学医薬情報科学研究室）

1）浜田康次：医薬品情報媒体の改革，医薬品相互作用研究 23. pp 75-82（1999）
2）吉田勇，他：各種抗菌薬に対する臨床分離株の感受性サーベイランス．日本化学療法学会雑誌 51. pp 179-231（2003）

□掲載一覧〔2003年時点のデータに基づく〕

注射用ペニシリン系
①ピペラシリン（PIPC）／ペントシリン注（大正富山）
②アンピシリン（ABPC）／ビクシリン注（明治）
③スルバクタム/アンピシリン（SBT/ABPC）／ユナシンS注（ファイザー）

注射用セフェム系
④セフォチアム（CTM）／パンスポリン注（武田）
⑤フロモキセフ（FMOX）／フルマリン注（塩野義）
⑥セフメタゾール（CMZ）／セフメタゾン注（第一三共）
⑦セフピロム（CPR）／ブロアクト注（塩野義）

カルバペネム系
⑧イミペネム/シラスタチン（IPM/CS）／チエナム注（万有）
⑨メロペネム（MEPM）／メロペン注（大日本住友）
⑩ドリペネム（DRPM）／フィニバックス注（塩野義）

マクロライド
⑪アジスロマイシン（AZM）／ジスロマック（ファイザー）

フルオロキノロン系
⑫レボフロキサシン（LVFX）／クラビット（第一三共）
⑬シプロフロキサシン（CPFX）／シプロキサン（バイエル）

グリコペプチド
⑭バンコマイシン（VCM）／塩酸バンコマイシン注（塩野義）

リネゾリド
⑮リネゾリド（LZD）／ザイボックス注（ファイザー）

アミノグリコシド系
⑯アルベカシン（ABK）／ハベカシン注（明治）
⑰トブラマイシン（TOB）／トブラシン注（ジェイドルフ）

テトラサイクリン
⑱ミノサイクリン（MINO）／ミノマイシン注（ワイス）

ホスホマイシン
⑲ホスホマイシン（FOM）／ホスミシンS注（明治）

モノバクタム
⑳アズトレオナム（AZT）／アザクタム注（エーザイ）

ペニシリン系

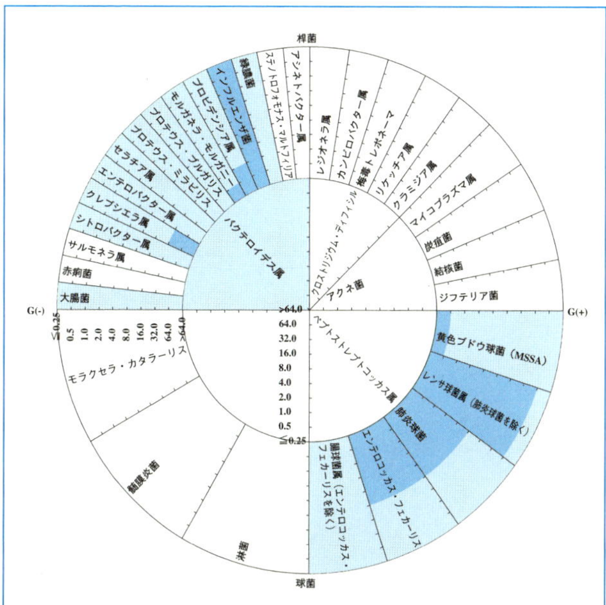

①ピペラシリン（PIPC）／ペントシリン注

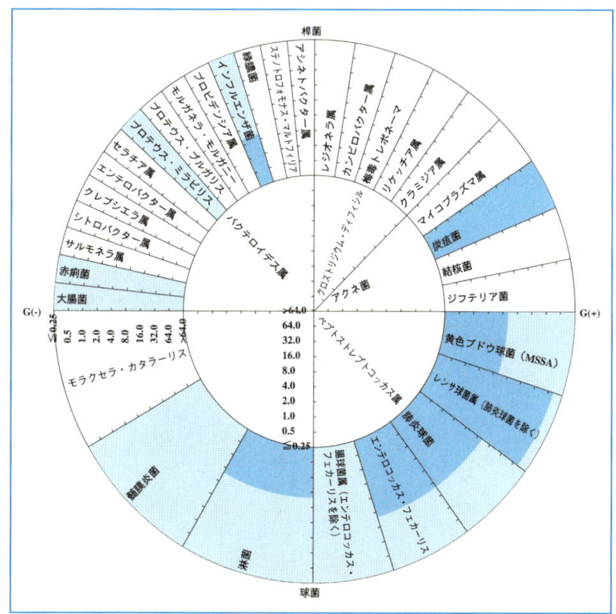

②アンピシリン（ABPC）／ビクシリン注

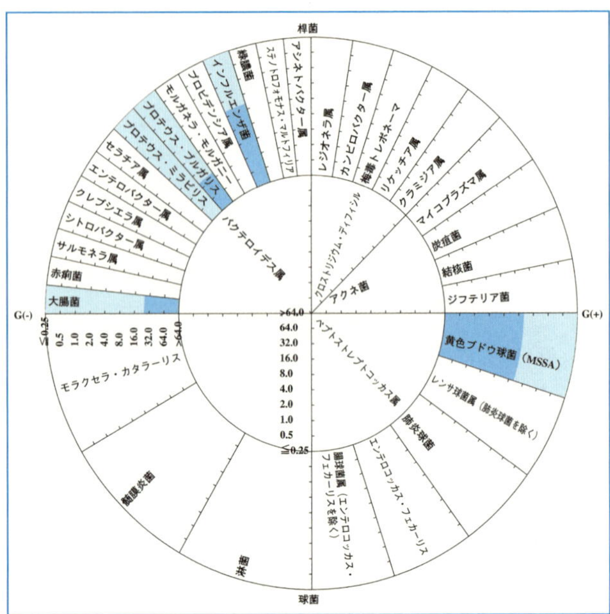

③スルバクタム/アンピシリン(SBT/ABPC)／ユナシン S 注

セフェム系

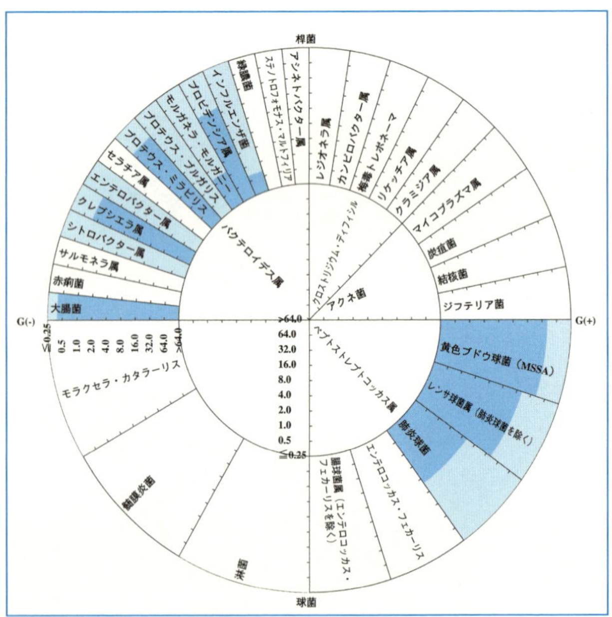

④セフォチアム(CTM)／パンスポリン注

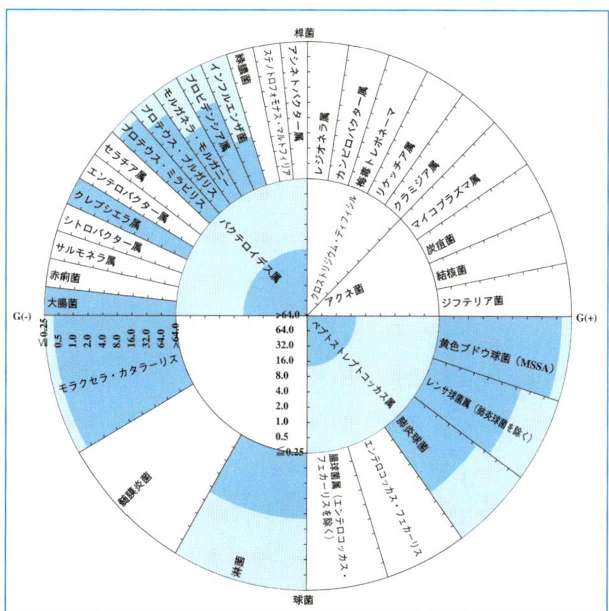

⑤フロモキセフ(FMOX)／フルマリン注

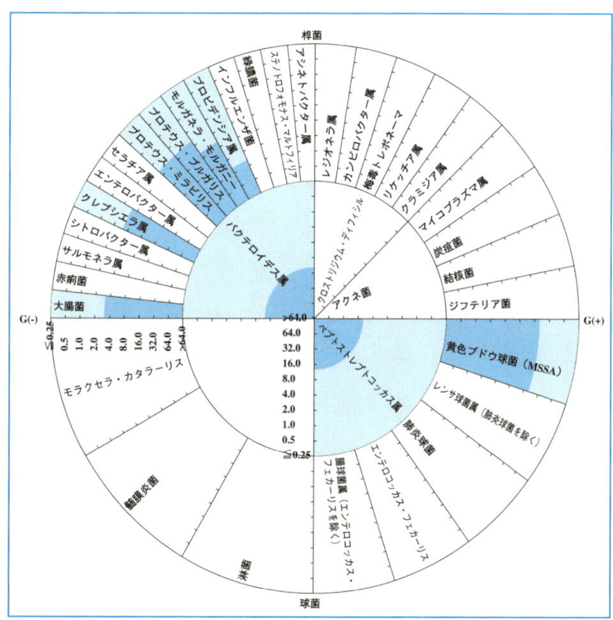

⑥セフメタゾール(CMZ)／セフメタゾン注

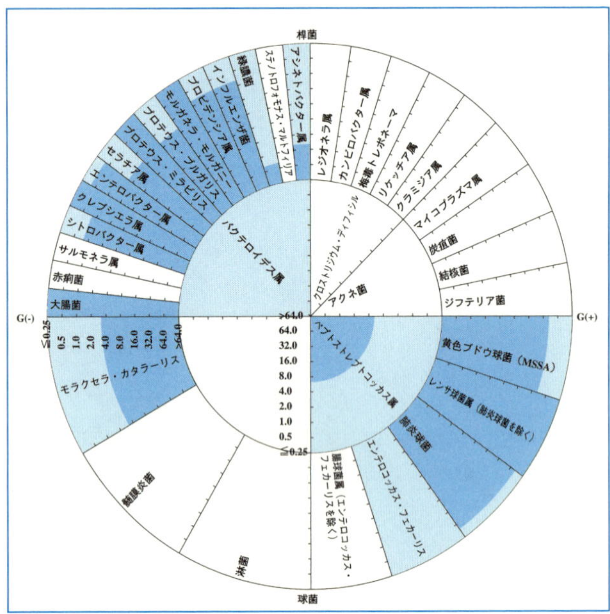

⑦セフピロム(CPR)／ブロアクト注

カルバペネム系

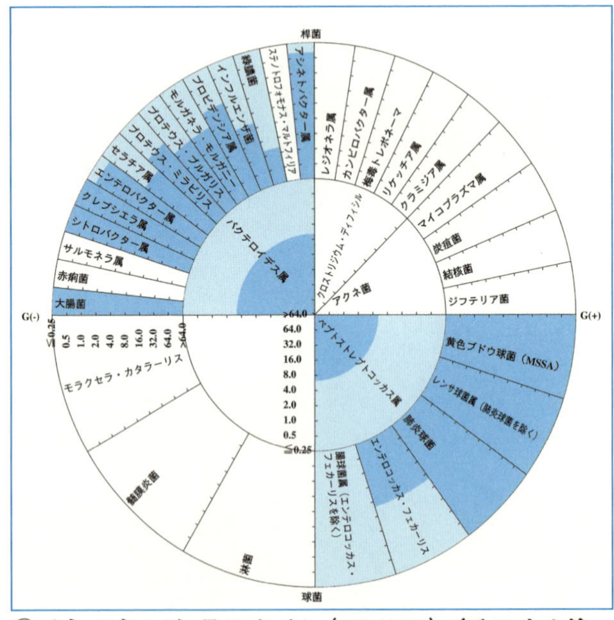

⑧イミペネム/シラスタチン(IPM/CS)／チエナム注

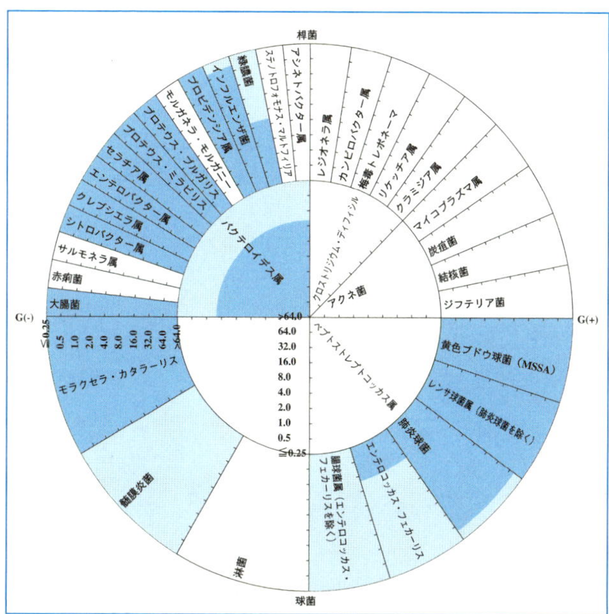

⑨メロペネム(MEPM)／メロペン注

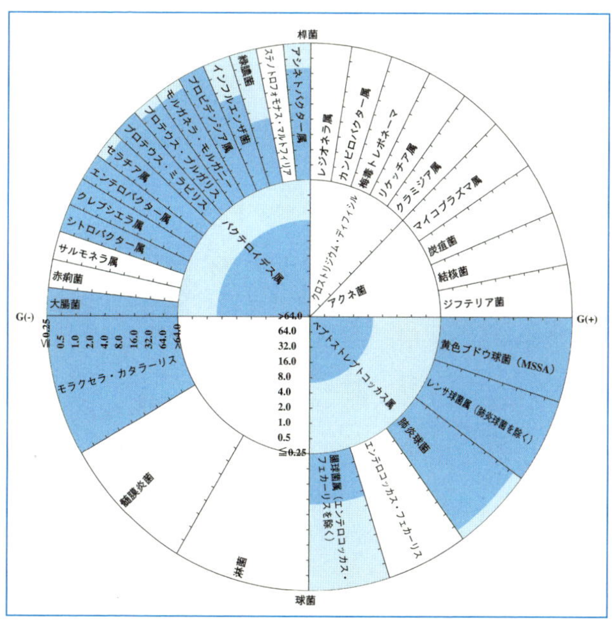

⑩ドリペネム(DRPM)／フィニバックス注

マクロライド系

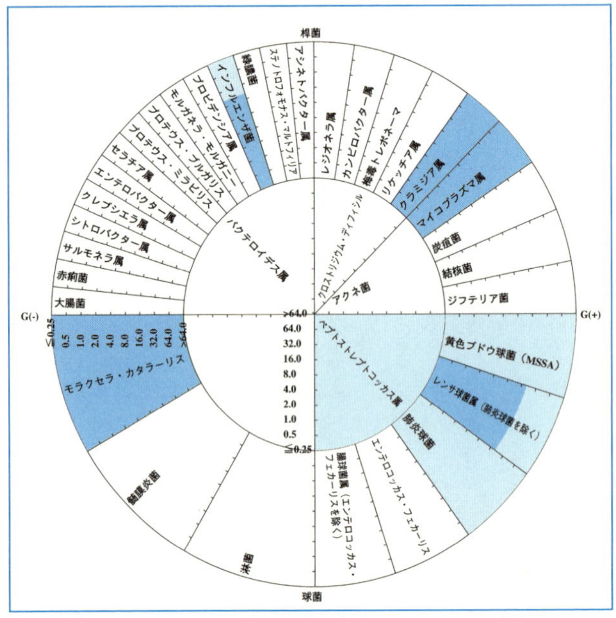

⑪アジスロマイシン（AZM）／ジスロマック経口

フルオロキノロン系

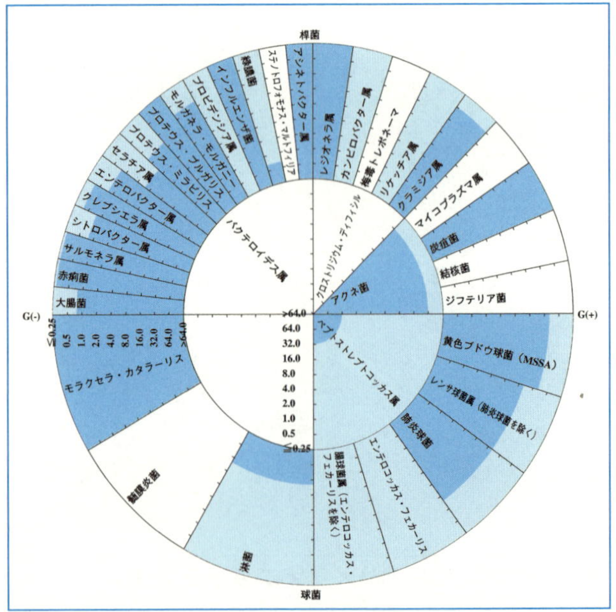

⑫レボフロキサシン（LVFX）／クラビット経口

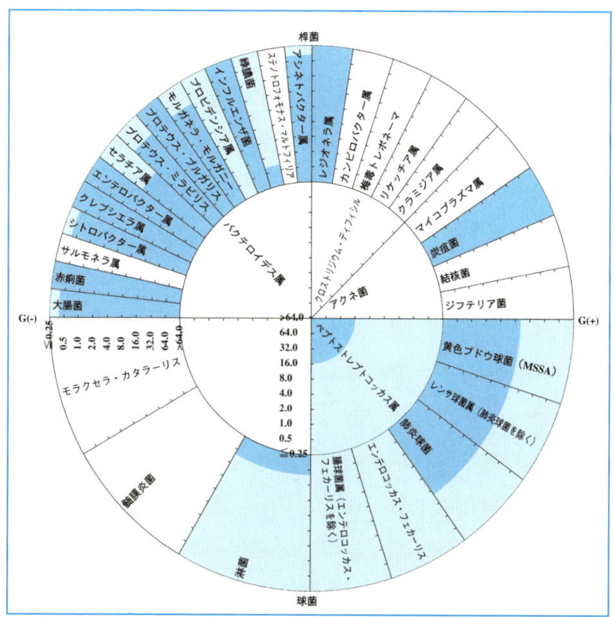

⑬シプロフロキサシン（CPFX）／シプロキサン経口

グリコペプチド

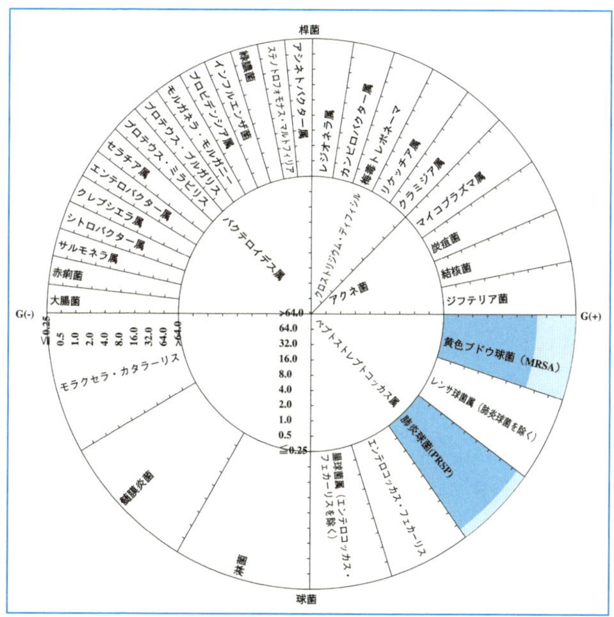

⑭バンコマイシン（VCM）／塩酸バンコマイシン注

リネゾリド

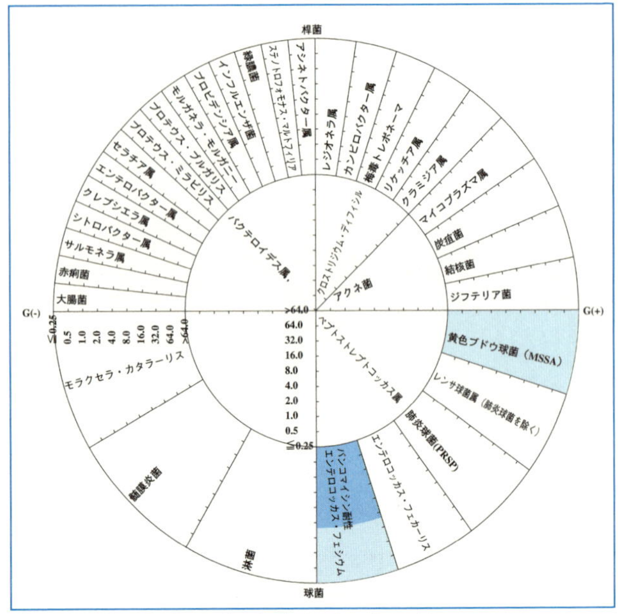

⑮リネゾリド(LZD)／ザイボックス注

アミノグリコシド系

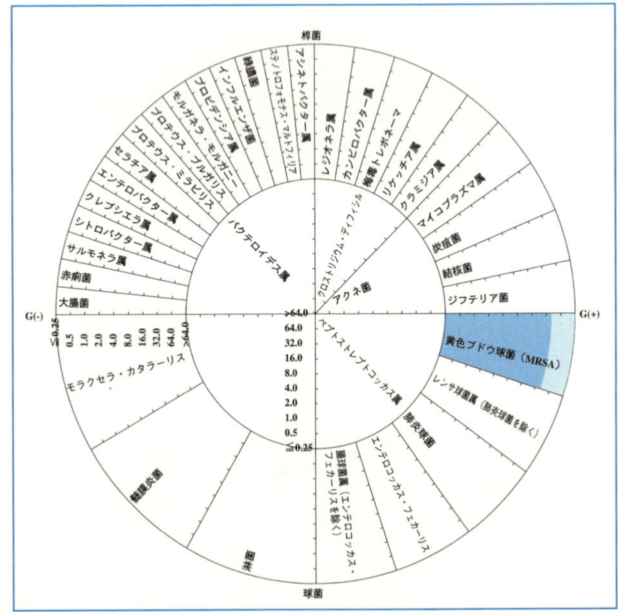

⑯アルベカシン(ABK)／ハベカシン注

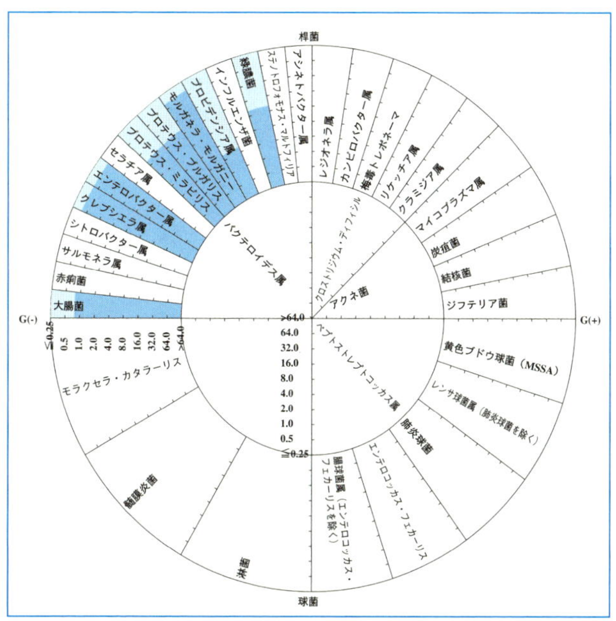

⑰トブラマイシン（TOB）／トブラシン注

テトラサイクリン

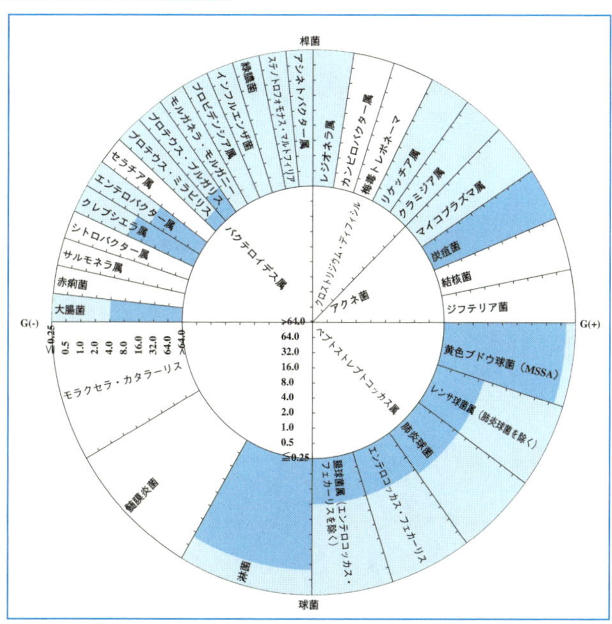

⑱ミノサイクリン（MINO）／ミノマイシン注

ホスホマイシン

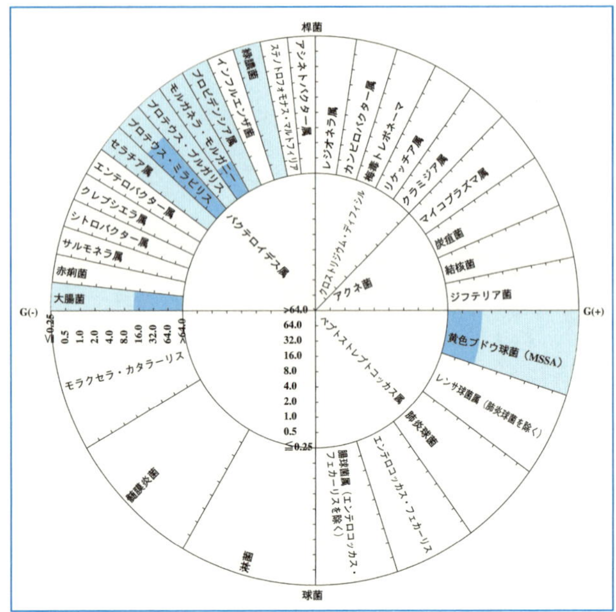

⑲ホスホマイシン(FOM)／ホスミシンS注

モノバクタム

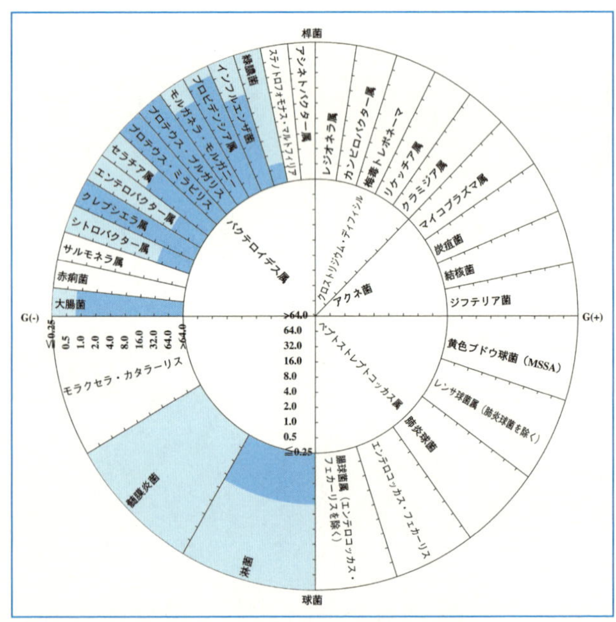

⑳アズトレオナム(AZT)／アザクタム注

レクチャーノーツを終わるにあたって

感染症の診断も治療薬も変化のスピードが速いことを実感する日々です。

しかし，しっかりとした基本原則は，昔も今も変わらないように感じます。臨床現場から毎日，「耐性菌」の言葉が聞こえてきます。広域抗菌薬使用が声高に言われ，乱用に近いかたちで処方されている現状もあります。しかし市中感染の大部分は，きちんとした考えのもとではそれほど「広域でない」抗菌薬で，十分対応できるのが現実だったりします。

この「レクチャーノーツ」は，そうした理解の土台作りになるようなテキストであってほしいという思いと，それ以上に，「臨床現場では，微生物－抗菌薬・薬理学－臨床感染症の3つが緊密な関係のもと，どの知識も欠けては良質な臨床感染症診療ができない」という筆者の信念から，いかに臨床現場で役に立つ微生物学，抗菌薬の知識を有機的に結びつけることができるかをテーマにして執筆したものでもあります。

できるだけ平易な言葉で，語りかけるように意識して執筆しました。「臨床感染症」に必要な部分を，微生物の6つの分類や「抗菌薬マップ」という理解へのかたちで関連づけるようにするのが目標でした。それが成功したかどうかは，読者の判断によるところです。どこまで期待に応えられるものになったかは分かりませんが，最後まで読んでいただき，ありがとうございました。

何度も読み直してもらって，ぜひ読者のみなさんの微生物学・抗菌薬を整理していただければと思います。巻末に各章別にまとめた参考文献もあわせて目を通せば理解が倍増するでしょう。

なお，本書に書き下ろした内容について，みなさんがこれまで学ばれた方法とは若干異なっているかもしれません。しかし，基礎的な部分はある程度共通なわけですから，まったく異なることはないでしょう。筆者自身の経験を中心にさまざまな成書・文献を参考にして，一人で作成したものだけに，内容には思い違いなどもあるかと思います。もしも修正すべき点があればご教授下さい。

本書執筆に際し，臨床内科学の醍醐味と医師としての誠実さを教えてくれたLawrence M. Tierney, Jr. 先生，私に感染症の面白さを教えてくれ，感染症セミナーを開くごとに激励，応援してくれる青木眞先生，日本感染症教育研究会(Infectious Disease Association of Teaching and Education in

Nippon : IDATEN)の同志でもあり，よき兄姉のような存在である自治医科大学感染制御部の五味晴美先生，亀田総合病院総合診療感染症科の岩田健太郎先生，静岡がんセンター感染症科の大曲貴夫先生にリスペクトしたいと思います。

さらに，寛大な心で，日々臨床医としての可能性を引き出してくれる洛和会音羽病院松村理司院長，そして日々のクリティカルな臨床場面で，病気に対して妥協を許さずベストの治療を実践される音羽病院腎臓内科近藤守寛先生のお二人には，現在の自分の臨床医としての姿勢を育むうえで強い影響を受けました。この場を借りて感謝します。

また，今までの感染症セミナーで出会った多くの医学生，研修医，医師のみなさん，そしていつも夜遅くまでともに働いた大瀬良省三先生，宮下淳先生をはじめジュニア・シニアレジデントのみなさん，困難なケースを相談してくれる他科の医師のみなさんからは多くのインスピレーションをもらいました。洛和会音羽病院の各病棟・ICU・ER のナース，臨床工学士，コメディカルのみなさん，ともに病気に立ち向かい，患者さんの回復のために全力を尽くす同志に感謝します。今まで私を励ましてくれた多くの友人たち，そしてなによりも 30 年以上わがままに生きてきた自分を常に支え続けてくれた父と母，姉に感謝します。ありがとう。

医学生のときから医学書院の本は常に自分のそばにあり，医学を学ぶには切っても切れない存在でした。そして，いつの日か自分も医学書を書いてみたいと思っていました。医師になって 6 年でこのような機会を得ることができ，とても感慨深いです。2005 年夏に出版の話があり，せわしない日常業務の合間，2005 年秋に南の島で休養して想像力を膨らませて 2005 年末までに書ききることができました。その後の細かい修正で時間がかかりましたがこうして出版できるようになりました。編集部青木大祐，制作部安藤光男の両氏，そして医学生時代から現在までお世話になりっぱなしの「メディチーナ」編集室の滝沢英行さんにとても感謝します。

また，巻末付録「抗菌薬サークル図」を作成・提供していただいた日本医科大学付属千葉北総病院の浜田康次薬剤師たちに感謝します。

これまで実際の「感染症セミナー」に参加されて，最新版のレクチャーノーツを待ちわびていただいたあなた，そして偶然この本を手にされたあなたにとって，このささやかな 1 冊が日々の感染症臨床の現場で役に立ち，ひいては目の前の患者さんの改善につながり，そして日本のこれからの臨床感染症の発展に少しでも寄与することを祈って。

2006 年 7 月

大野博司

【参考文献】

第 1 章〜本書全体

1. Saint S, Frances C et al : Saint-Frances Guide to inpatient medicine. 2nd ed. pp 263-268, Lippincott Williams & Wilkins, 2004.
2. 青木眞：レジデントのための感染症診療マニュアル．医学書院，2000.

第 2 章

1. Saint S, Frances C et al : Saint-Frances Guide to inpatient medicine. 2nd ed. pp 269-272, Lippincott Williams & Wilkins, 2004.
2. 米山正雄，嶋田甚五郎(監)，吉川博子(訳)：臨床微生物ハンドブック—微生物から病態まで—．医薬ジャーナル，2001.
3. Bartlett JG, Auwaeter PG, Pham PA : The ABX GUIDE ; Diangosis & treatment of infectious diseases, 1st ed. Thomson PDR, 2005.
4. The Sanford Guide to Antimicrobial Therapy 34th ed. Antimicrobial Therapy 2004.
5. Procop GW, Roberts GD : Emerging fungal diseases ; the importance of the host. Clin Lab Med 2004 ; 24 : 691.
6. Betts RF, Chapman SW, Penn RL : A practical approach to infectious diseases. 5th ed. Lippincott Williams & Wilkins, 2002.
7. Mandel GL, Bennett JE, Dolin R : Mandell, Douglas, and Bennett's principles and Practice of infectious diseases vol.2. 6th ed. Churchill Livingstone, 2005.
8. Barlett JG : 2002 Pocket Book of Infectious Disease Therapy. Lippincott Williams & Wilkins, 2002.
9. 紺野昌俊：抗菌薬療法の考え方　第一巻　検出細菌から考える抗菌薬療法．ミット；2001.
10. The Sanford Guide to Antimicrobial Therapy. 33rd ed. Antimicrobial Therapy 2003.
11. Rex JH, Walsh TJ, Sobel JD et al : Practice guidelines for the treatment of candidiasis. Infectious Diseases Society of America. Clin Infect Dis, 2000 ; 30 : 662.

第 3 章

1. Gates RH et al : Infectious disease secrets. 2nd ed. pp127-149, Hanley & Belfus, 2003.
2. Tierney, Jr. LM et al : Current medical diagnosis & treatment. pp 1486-1495 McGrawHill, 2004.
3. Burke A, Cunha MD : Antibiotic essentials. pp 14-15, Physicians's Press, 2005.

第 4 章

1. Gates RH et al : Infectious disease secrets. 2nd ed. pp 127-149, Hanley & Belfus, 2003.
2. Wright AJ : The penicillins. Mayo Clin Proc 1999 ; 74 : 290.
3. Marshall WF et al : The cephalosprorins. Mayo Clin Proc 1999 ; 74 : 187.
4. Hellinger WC et al : Carbapenems and monobactams ; Imipenem, meropenem, and aztreonam. Mayo Clin Proc 1999 ; 74 : 420.
5. Smilack JD : The tetracyclines. Mayo Clin Proc 1999 ; 74 : 727.
6. Edson RS et al : The aminoglycosides. Mayo Clin Proc 1999 ; 74 : 519.
7. Kasten MJ : Clindamycin, metronidazole, and chloramphenicol. Mayo Clin Proc 1999 ; 74 : 825.
8. Wilhelm MP et al : Vancomycin. Mayo Clin Proc 1999 ; 74 : 928.

9. Eliopoulos GM : Quinupristin-dalfopristin and linezolid ; evidence and opinion. Clin Infect Dis 2003 : 36 : 473.
10. Walker RC : The Fluoroquinolones. Mayo Clin Proc 1999 ; 74 : 1030. Infect Dis Clin Nam 2003 ; 17 : 545.
11. Carpenter CF et al : Daptomycin ; Another Novel Agent for Treating Infections Due to Drug-Resistant Gram-Positive Pathogens. Clin Infect Dis 2004 ; 38 : 994.
12. Lonks JR, Goldmann DA : Telithromycin ; a ketolide antibiotic for treatment of respiratory tract infections. Clin Infect Dis 2005 ; 40 : 1657.
13. Shah PM, Isaacs RD : Ertapenem ; the first of a new group of Carbapenems. J of Antimicrob Chemother 2003 ; 52 : 538.
14. Roux A, Lode H : Recent developments in antibiotic treatment. Infect Dis Clin N Am 2003 ; 17 : 739.
15. Dupont HL, Jiang ZD, Ericsson CD et al : Rifaximin versus ciprofloxacin for the treatment of travaler's diarrhea ; a randomized, double-blind clinical trail. Clin Infect Dis 2001 ; 33 : 1807.
16. Hermsen ED, Sullivan CJ, Rotschafer JC : Polymyxins ; pharmacology, pharmacokinetics, pharmacodynamics, and clinical applications. Infect Dis Clin N Am 2003 ; 17 : 545.
17. Tierney, Jr. LM et al : Current medical diagnosis & treatment. pp 1495-1518, McGraw-Hill, 2004.
18. The Sanford Guide to Antimicrobial Therapy 33rd ed. 2003.
19. Herbrecht R, et al : Management of systemic fungal infections ; alternatives to itraconazole. J antimicrob Chemother 2005 ; 56 Supple : i 39.
20. Anaissie EJ : Special concerns in the management of fungal infections in transplant recipients and patients with cancer. http://www.medscape.com/viewprogram/4614

第5章

1. O'Grady NP, Barie PS, Bartlett JG et al : Practice guidelines for evaluating new fever in critically ill patients. Clin Infect Dis 1998 ; 26 : 1042.
2. Rizoli SB, Marshall JC : Saturday night fever ; finding and controlling the source of sepsis in critical illness. Lancet Infect Dis 2002 ; 2 : 139.
3. Marik PE : Fever in the ICU. Chest 2000 ; 117 : 855.
4. Avecillas JF, Mazzone P, Arroliga AC : A rational approach to the evaluation and treatment of the infected patient in the intensive care unit. Clin Chest Med 2003 ; 24 : 645.
5. Wilson WR, Sande MA : Current Diagnosis & Treatment in Infectious Disease. McGraw-Hill, 2001.
6. Tierney, Jr. LM, Mcphee SJ, Papadakis MA : Current medical diagnosis & treatment. McGraw-Hill, 2004.
7. The Sanford Guide to Antimicrobial Therapy. 34th ed. Antimicrobial Therapy 2004.
8. Barlett JG : 2004 Pocket Book of Infectious Disease Therapy. Lippincott Williams & Wilkins, 2004.
9. Cunha BA : Antibiotic Essentials 2004. Physicians's Press, 2004.
10. Betts RF, Chapman SW, Penn, RL : A Practical Approach to Infectious Disease. 5th ed. Lippincott Williams & Wilkins, 2002.

索引

【欧文索引】

【和文索引】

あ行

か行

さ行

た行

な行

は行

ま行

や行

ら行

わ

感染症入門抗菌薬マップ

INFECTIOUS DISEASES BASICS

Antibiotics Visual Map

Hiroshi OONO, M.D.

医学書院

感染症入門レクチャーノーツ　別冊付録

発　行　2006年9月1日　第1版第1刷©
　　　　2018年2月15日　第1版第7刷

著　者　大野　博司

発行者　株式会社　医学書院
　　　　代表取締役　金原　優
　　　　〒113-8719　東京都文京区本郷1-28-23
　　　　電話 03-3817-5600(社内案内)

印刷・製本　横山印刷

ISBN 978-4-260-00258-5

1. β-lactams

A. Penicillins

i. Natural Penicillins (Penicillin G)

<①GPC>	<②GPB>
Streptococci　Enterococci	Listeria
<③GNC>	**<④GNB>**
N. meningitidis	

<⑤Anaerobes>

Diaphragm	
Upper	
Lower	

<⑥Others>　Syphilis　Borrelia　Leptospira

<Usual Dosing & Dosing Adjustments>

ペニシリンG(バイシリンG，ペニシリンGカリウム)

- **成人の使用量**：4 g(160万単位)内服6時間ごと，200～400万単位点滴静注4時間ごと

  Bioavailability：5%以下

- **用量調整**：

  GFR>80 mL/min：上記の成人の使用量

  GFR 50～80 mL/min：常用量

  GFR 10～50 mL/min：常用量

  GFR<10 mL/min：50～200万単位点滴静注4～6時間ごと

- **血液透析**：50～200万単位点滴静注4～6時間ごと＋透析後に50万単位追加
- **腹膜透析**：50～200万単位点滴静注4～6時間ごと
- **肝機能低下時**：重篤な肝機能障害に腎機能障害を併発している場合，減量を考慮

<MEMO>

1st choice for Syphilis, Meningococcal infection and *Pasteurella multocida* infection.

ii. Amino Penicillins (Ampicillin / Amoxicillin)

<①GPC>	<②GPB>
Streptococci　Enterococci	Listeria
<③GNC>	<④GNB>
N. meningitidis	

<⑤Anaerobes>

Diaphragm	
Upper	
Lower	

<⑥Others>　Borrelia　Leptospira

<Usual Dosing & Dosing Adjustments>

①アモキシシリン(サワシリン)

- **成人の使用量**：市中肺炎；500 mg 内服 3 回/日
  尿路感染症；250～500 mg 内服 3 回/日
  皮膚・軟部組織感染症；250～500 mg 内服 3 回/日
  ペニシリン中等度耐性肺炎球菌；3～4 g/日を 3 回に分けて
  Bioavailability：90%
- **用量調整**：GFR＞80 mL/min：上記の成人の使用量
  GFR 50～80 mL/min：250～500 mg 内服 12 時間ごと
  GFR 10～50 mL/min：250～500 mg 内服 12～24 時間ごと
  GFR＜10 mL/min：250～500 mg 内服 12～24 時間ごと
- **血液透析**：250 mg 内服 1 回/日，透析後に
- **腹膜透析**：250 mg 内服 12 時間ごと

②アンピシリン(ビクシリン)

- **成人の使用量**：1～2 g 点滴静注 4～6 時間ごと　Bioavailability：—
- **用量調整**：GFR＞80 mL/min：1～2 g 点滴静注 4～6 時間ごと
  GFR 50～80 mL/min：常用量
  GFR 10～50 mL/min：1～2 g 点滴静注 8 時間ごと
  GFR＜10 mL/min：1～2 g 点滴静注 12 時間ごと
- **血液透析**：1～2 g 点滴静注 12 時間ごと，透析時は透析後に投与
- **腹膜透析**：250 mg 点滴静注 12 時間ごと

<MEMO>

Useful for Enterococcal infection (with an aminoglicoside) and *Listeria* infection.

iii. Penicillin / β-lactamase inhibitor（Ampicillin sulbactam / Amoxicillin clavulanate / Piperacillin tazobactam）

<①GPC>	<②GPB> Listeria
<③GNC>	<④GNB> Enterobacteriaceae　Acinetobacter

<⑤Anaerobes>	Upper
Diaphragm	Lower

<⑥Others>	

<Usual Dosing & Dosing Adjustments>

①アモキシシリン・クラブラン酸（オーグメンチン）

- **成人の使用量**：アモキシシリンで 250～500 mg 内服 3 回/日
  〔アメリカでは 625 mg（アモキシシリン：クラブラン酸＝500 mg：125 mg）製剤がある〕
  Bioavailability：90 / 60%
- **用量調整**：
  GFR＞80 mL/min：アモキシシリンで 250～500 mg 内服 3 回/日
  GFR 50～80 mL/min：常用量
  GFR 10～50 mL/min：アモキシシリンで 250～500 mg 内服 12 時間ごと
  GFR＜10 mL/min：アモキシシリンで 250～500 mg 内服 24～36 時間ごと
- **血液透析**：アモキシシリンで 500 mg＋クラブラン酸 250 mg の半分を透析前＋透析後に半分を追加
- **腹膜透析**：常用量

＊国内では，アモキシシリン：クラブラン酸＝250 mg：125 mg に

②アンピシリン・スルバクタム（ユナシン）

- **成人の使用量**：
  軽症から中等度感染症；1.5 g（アンピシリン 1 g，スルバクタム 0.5 g）点滴静注 6 時間ごと

中等度から重症感染症；3 g(アンピシリン 2 g，スルバクタム 1 g)点滴静注 6 時間ごと
Bioavailability：ー

- **用量調整**：
  GFR>80 mL/min：上記の成人の使用量
  GFR 50〜80 mL/min：アンピシリンで 1〜2 g 点滴静注 8 時間ごと
  GFR 10〜50 mL/min：アンピシリンで 1〜2 g 点滴静注 8 時間ごと
  GFR<10 mL/min：アンピシリンで 1〜2 g 点滴静注 12 時間ごと
- **血液透析**：アンピシリンで 1 g 点滴静注 12 時間ごと＋透析後にアンピシリン 2 g 追加投与
- **腹膜透析**：常用量
- **肝機能低下時**：重篤な肝機能障害に腎機能障害を併発している場合，減量を考慮

③ピペラシリン・タゾバクタム(タゾシン)

- **成人の使用量**：3.375 g 点滴静注 6 時間ごと
  院内肺炎，緑膿菌感染症，重症感染症；3.375 g 点滴静注 4 時間ごと，もしくは，4.5 g 点滴静注 6 時間ごと
  〔アメリカでは 3.375 g(ピペラシリン：タゾバクタム＝3 g：0.375 g)，4.5 g(ピペラシリン：タゾバクタム＝4 g：0.5 g)製剤がある〕
  Bioavailability：ー
- **用量調整**：
  GFR>80 mL/min：上記の成人の使用量
  GFR 50〜80 mL/min：常用量
  GFR 10〜50 mL/min：2/0.25 g 点滴静注 6 時間ごと，重症感染症：4/0.5 g 点滴静注 8 時間ごと
  GFR<10 mL/min：2/0.25 g 点滴静注 8 時間ごと，重症感染症：4/0.5 g 点滴静注 12 時間ごと
- **血液透析**：2.25 g 点滴静注 8 時間ごと＋透析後に 0.75 g 追加投与，重症感染症：3.375 g 点滴静注 8 時間ごと＋透析後に 0.75 g 追加投与
- **腹膜透析**：2.25 g 点滴静注 8 時間ごと，重症感染症：3.375 g 点滴静注 8 時間ごと
- **肝機能低下時**：重篤な肝機能障害に腎機能障害を併発している場合，減量を考慮

*国内では，ピペラシリン：タゾバクタム＝2 g：0.5 g に

<MEMO>
Pip/Tazo effective for "SPACE".

iv. Anti-Pseudomonal Penicillins (Piperacillin)

<①GPC>	<②GPB>
Streptococci　Enterococci	Listeria
<③GNC>	**<④GNB>**
N. gonorrheae　N. meningitidis	Enterobacteriaceae　SPCE

<⑤Anaerobes>	Upper
Diaphragm	Lower

<⑥Others>	

<Usual Dosing & Dosing Adjustments>

ピペラシリン(ペントシリン)

- **成人の使用量**：中等度から重症感染症；3～4 g 点滴静注 4～6 時間ごと(1日最大量 24 g)
  肺炎，緑膿菌感染症；4 g 点滴静注 4 時間ごと
  Bioavailability：－
- **用量調整**：
  GFR＞80 mL/min：上記の成人の使用量
  GFR 50～80 mL/min：常用量
  GFR 10～50 mL/min：3 g 点滴静注 8 時間ごと，重症感染症：3 g 点滴静注 6 時間ごと
  GFR＜10 mL/min：3 g 点滴静注 12 時間ごと，重症感染症：3 g 点滴静注 8 時間ごと
- **血液透析**：2 g 点滴静注 8 時間ごと＋透析後に 1 g 追加投与，重症感染症：3 g 点滴静注 8 時間ごと＋透析後に 1 g 追加投与
- **腹膜透析**：2 g 点滴静注 8 時間ごと，重症感染症：3 g 点滴静注 8 時間ごと

<MEMO>

v. Anti-Staphylococcal Penicillins (Methicillin / Cloxacilin / Nafcillin)

<①GPC>	<②GPB>
Streptococci **Staphylococci**	
<③GNC>	**<④GNB>**

<⑤Anaerobes>

Diaphragm	
	Upper
	Lower

<⑥Others>

<Usual Dosing & Dosing Adjustments>

Nafcillin (Nafcillin)

- **成人の使用量**：
  MSSA 感染性心内膜炎；2 g 点滴静注 4 時間ごと
  軟部組織感染症；1〜2 g 点滴静注 4〜6 時間ごと
  Bioavailability：—
- **用量調整**：
  GFR>80 mL/min：上記の成人の使用量
  GFR 50〜80 mL/min：常用量
  GFR 10〜50 mL/min：常用量
  GFR<10 mL/min：常用量
- **血液透析**：常用量
- **腹膜透析**：常用量
- **肝機能低下時**：重篤な肝機能障害に腎機能障害を併発している場合，減量を考慮

＊ナフシリンは国内になし

<MEMO>

＊NOT Selling in Japan

b. Cephalosporins

i. 1st generation (Cefazolin)

<①GPC>	<②GPB>
Streptococci　Staphylococci	
<③GNC>	**<④GNB>**
N. gonorrheae	"PEK (indole - negative Proteus, E. coli, Klebsiella)"

<⑤Anaerobes>	
Diaphragm	Upper
	Lower

<⑥Others>	

<Usual Dosing & Dosing Adjustments>

セファゾリン（セファメジンα）

- **成人の使用量**：0.5～2.0 g 点滴静注 6～8 時間ごと
  Bioavailability：ー
- **用量調整**：
  GFR＞80 mL/min：0.5～2.0 g 点滴静注 6～8 時間ごと
  GFR 50～80 mL/min：0.5～1.5 g 点滴静注 8 時間ごと
  GFR 10～50 mL/min：0.5～1.0 g 点滴静注 8～12 時間ごと
  GFR＜10 mL/min：0.25～0.75 g 点滴静注 18～24 時間ごと
- **血液透析**：透析後に 1.0 g 追加投与
- **腹膜透析**：0.5 g 点滴静注 12 時間ごと
- **肝機能低下時**：データなし。常用量でよいと考えられている。

<MEMO>

Antibacterial spectrum of cephalosporins

・For Streptococcal infection, Penicillins≧ Cephalosporins
・As the generation increases, the gram - negative coverage ↑ and the gram - positive coverage ↓
・Ineffective for Enterococcus and Listeria.

ii. 2nd generation (Cefotiam / Cefuroxime)

<①GPC>	<②GPB>
Streptococci　Staphylococci	
<③GNC>	**<④GNB>**
N. meningitidis　M. catarrhalis	"HAMPEK〔Haemophilus, Aeromonas, Moraxella (GNC)〕"

<⑤Anaerobes>

Diaphragm	
Upper	
Lower	

<⑥Others>

<Usual Dosing & Dosing Adjustments>

セフォチアム(パンスポリン)

- **成人の使用量**：0.5〜1.5 g 点滴静注 8 時間ごと
  Bioavailability：ー
- **用量調整**：
  GFR>80 mL/min：1〜2 g 点滴静注 8 時間ごと
  GFR 50〜80 mL/min：常用量
  GFR 10〜50 mL/min：0.75〜1.5 g 点滴静注 8〜12 時間ごと
  GFR<10 mL/min：0.75 g 点滴静注 24 時間ごと

＊欧米にはセフォチアムは存在しないため，同じ 2 世代セフェムのセフロキシムにならって用量調整を書いていることに注意。

<MEMO>

＜**Anti-Anaerobes : Cefotetan / Cefoxitin / Cefmetazole**＞

＜①GPC＞	＜②GPB＞
Streptococci **Staphylococci**	
＜③GNC＞	＜④GNB＞
M. catarrhalis	**"HAMPEK＋MP (Morganella, Providencia)"**

＜⑤Anaerobes＞	
Diaphragm	Upper
	Lower

＜⑥Others＞	

＜Usual Dosing & Dosing Adjustments＞

セフォテタン（ヤマテタン）

- **成人の使用量**：
  - 尿路感染症；0.5～1.0 g 点滴静注 12 時間ごと
  - 軽度から中等度感染症；1 g 点滴静注 12 時間ごと
  - 重症感染症；2～3 g 点滴静注 12 時間ごと（最大量 6 g/24 時間）
  - Bioavailability：－
- **用量調整**：
  - GFR＞80 mL/min：上記の成人の使用量
  - GFR 50～80 mL/min：常用量
  - GFR 10～50 mL/min：1～2 g 点滴静注 24 時間ごと
  - GFR＜10 mL/min：1～2 g 点滴静注 24～48 時間ごと
- **血液透析**：0.5～1.0 g 点滴静注 1 回/日＋透析後に 1 g 追加投与
- **腹膜透析**：1 g 点滴静注 1 回/日

＜MEMO＞

iii. 3rd generation (Cefotaxime / Ceftriaxone)

<①GPC>	<②GPB>
Streptococci　Staphylococci	
<③GNC>	**<④GNB>**
	Enterobacteriaceae　"SAE"

<⑤Anaerobes>	
	Upper
Diaphragm	
	Lower

<⑥Others>	

<Usual Dosing & Dosing Adjustments>

①セフトリアキソン(ロセフィン)

- **成人の使用量**：1～2 g 点滴静注 1 回/日(最大量 4 g/日)
  髄膜炎；2 g 点滴静注 12 時間ごと　Bioavailability：－
- **用量調整**：GFR＞80 mL/min：上記の成人の使用量
  GFR 50～80 mL/min：常用量
  GFR 10～50 mL/min：常用量
  GFR＜10 mL/min：常用量
- **血液透析**：1～2 g 点滴静注 24 時間ごと(透析後の追加投与の必要なし)
- **腹膜透析**：常用量
- **肝機能低下時**：重篤な肝機能障害に腎機能障害を併発の場合 2 g を最大容量とする

②セフォタキシム(セフォタックス)

- **成人の使用量**：中等度から重度感染症；1～2 g 点滴静注 8 時間ごと
  髄膜炎；2 g 点滴静注 4～6 時間ごと
  淋菌感染症(尿道炎，子宮頸管炎)；500 mg×1
  淋菌感染症(直腸)；1 g×1　Bioavailability：－
- **用量調整**：GFR＞80 mL/min：上記の成人の使用量
  GFR 50～80 mL/min：常用量
  GFR 10～50 mL/min：1～2 g 点滴静注 6～12 時間ごと
  GFR＜10 mL/min：1～2 g 点滴静注 12 時間ごと
- **血液透析**：1～2 g 点滴静注 1 回/日＋透析後に 1 g 追加投与
- **腹膜透析**：0.5～2 g 点滴静注 1 回/日

＜Anti-Pseudomonal：Ceftazidime / Cefoperazone＞

＜①GPC＞	＜②GPB＞
Streptococci※ Staphylococci	
＜③GNC＞	＜④GNB＞
M. catarrhalis	Enterobacteriaceae “SPAE”

＜⑤Anaerobes＞	Upper
Diaphragm	Lower

＜⑥Others＞	

＜Usual Dosing & Dosing Adjustments＞

セフタジジム（モダシン）

- **成人の使用量**：
  中等度から重症感染症；1 g 点滴静注 8～12 時間ごと
  尿路感染症；500 mg 点滴静注 8～12 時間ごと
  重症感染症や髄膜炎；2 g 点滴静注 8 時間ごと（最大量 8 g/日）
  Bioavailability：－
- **用量調整**：
  GFR＞80 mL/min：上記の成人の使用量
  GFR 50～80 mL/min：常用量
  GFR 10～50 mL/min：1 g 点滴静注 12～24 時間ごと
  GFR＜10 mL/min：0.5 g 点滴静注 24～48 時間ごと
- **血液透析**：1 g ローディングし，透析後に 1 g 追加投与

＜MEMO＞

＊Ceftazidime 8-16 times less active than cefotaxime, ceftriaxone, effective for penicillin-sensitive streptococci.

iv. 4th generation (Cefepime) ("1st＋3rd→ 4 th")

<①GPC>	<②GPB>
Streptococci　Staphylococci	
<③GNC>	**<④GNB>**
	Enterobacteriaceae　"SPCE"

<⑤Anaerobes>	Upper
Diaphragm	
	Lower

<⑥Others>	

<Usual Dosing & Dosing Adjustments>

セフェピム(マキシピーム)

- **成人の使用量**：1～2 g 点滴静注 12 時間ごと
  緑膿菌感染症や中枢神経系感染症；1～2 g 点滴静注 8 時間ごと
  軽度から中等度尿路感染症；0.5～1 g 点滴静注 12 時間ごと
  Bioavailability：－
- **用量調整**：
  GFR＞80 mL/min：上記の成人の使用量
  GFR 50～80 mL/min：0.5～2.0 g 点滴静注 24 時間ごと
  GFR 10～50 mL/min：0.5～1.0 g 点滴静注 24 時間ごと
  GFR＜10 mL/min：0.25～0.5 g 点滴静注 24 時間ごと
- **血液透析**：透析後に 1～2 g 点滴静注
- **腹膜透析**：1～2 g 点滴静注 48 時間ごと

<MEMO>

c. Monobactam (Aztreonam)

<①GPC>	<②GPB>
<③GNC>	<④GNB> ＊ **Enterobacteriaceae** **SPCE**

<⑤Anaerobes>

Diaphragm	
Upper	
Lower	

<⑥Others>

<Usual Dosing & Dosing Adjustments>

アズトレオナム(アザクタム)

- **成人の使用量**：
  グラム陰性菌感染症；1～2 g 点滴静注 8 時間ごと
  尿路感染症；0.5～1 g 点滴静注 8～12 時間ごと
  重症感染や髄膜炎；2 g 点滴静注 6～8 時間ごと
  Bioavailability：－
- **用量調整**：
  GFR>80 mL/min：上記の成人の使用量
  GFR 50～80 mL/min：1～2 g 点滴静注 8～12 時間ごと
  GFR 10～50 mL/min：1～2 g 点滴静注 12～18 時間ごと
  GFR<10 mL/min：1～2 g 点滴静注 24 時間ごと
- **血液透析**：250 mg を透析後に追加
- **腹膜透析**：1～2 g ローディングし，250～500 mg 点滴静注 8 時間ごと
- **肝機能低下時**：20～25%に減量することを推奨

<MEMO>

No gram-positive or antianaerobic activity.

No cross allergenicity with penicillins, β-lactams ; safe to use in penicillin allergic patients.

Isolated cross-reactivity described in ceftazidime-allergic patients.

d. Carbapenem (Imipenem cilastatin / Meropenem)

＜①GPC＞	＜②GPB＞ Listeria
＜③GNC＞	＜④GNB＞ Enterobacteriaceae　“SPACE”

＜⑤Anaerobes＞	Upper
Diaphragm	Lower

＜⑥Others＞	

＜Usual Dosing & Dosing Adjustments＞

①イミペネム・シラスタチン(チエナム)

- **成人の使用量**：
  尿路感染症；250～500 mg 点滴静注 6 時間ごと
  軽症～中等度感染症；500 mg 点滴静注 6～8 時間ごと
  重症感染症；1 g 点滴静注 6～8 時間ごと
  Bioavailability：－
- **用量調整**：
  GFR＞80 mL/min：上記の成人の使用量
  GFR 50～80 mL/min：0.5 g 点滴静注 6～8 時間ごと
  GFR 10～50 mL/min：0.5 g 点滴静注 8～12 時間ごと
  GFR＜10 mL/min：0.25～0.5 g 点滴静注 12 時間ごと
- **血液透析**：0.25 g 点滴静注 12 時間ごと＋透析後に 0.25 g 追加投与
- **腹膜透析**：0.25 g 点滴静注 12 時間ごと

②メロペネム(メロペン)

- **成人の使用量**：
  1 g 点滴静注 8 時間ごと
  重症感染症と中枢神経系感染症；2 g 点滴静注 8 時間ごと
  Bioavailability：－

● **用量調整**：

GFR＞80 mL/min：上記の成人の使用量

GFR 50～80 mL/min：常用量

GFR 10～50 mL/min：26～50 mL/min：1 g 点滴静注 12 時間ごと

10～25 mL/min：0.5 g 点滴静注 12 時間ごと

GFR＜10 mL/min：0.5 g 点滴静注 24 時間ごと

● **血液透析**：透析後に常用量

● **腹膜透析**：0.5 g 点滴静注 24 時間ごと

＜MEMO＞

* "Kill ALL Organisms!"

* Organisms NOT Killing

GPC MRSA, MRSE, *E. faecium*, *E. faecalis* (Imipenem effective)

GNB Multi-resistent Pseudomonas-*Burkholderia cepacia* (Meropenem effective), *Stenotrophomonas maltophilia*

Organisms Without Cell Wall *Mycoplasma*, *Chlamydia*, *Legionella*, etc.

2．Aminoglycosides (Anti – Pseudomonal : Gentamicin / Tobramycin / Amikacin)

<①GPC>	<②GPB>
Staphylococci	
<③GNC>	**<④GNB>**
	Enterobacteriaceae "SPE" F. tularensis

<⑤Anaerobes>	
Diaphragm	Upper
	Lower

<⑥Others>	

<Usual Dosing & Dosing Adjustments>

①ゲンタマイシン(ゲンタシン)

- **成人の使用量**：
  1日1回投与法：5～7 mg/kg 点滴静注
  軽症～中等度感染症；1.7 mg/kg 点滴静注 8時間ごと(目標ピーク値>6μg/mL)
  重症感染症；2 mg/kg 点滴静注 8時間ごと(目標ピーク値>8μg/mL)
  βラクタム系と相乗効果を期待した投与法；1 mg/kg 点滴静注 8時間ごと
  Bioavailability：—
- **用量調整**：
  GFR>80 mL/min：上記の成人の使用量
  GFR 50～80 mL/min：常用量60～90%を点滴静注8～12時間ごと，ないしは，100%量を12～24時間ごと(血中濃度をモニター)
  GFR 10～50 mL/min：常用量30～70%を点滴静注12時間ごと，ないしは，100%量を24～48時間ごと(血中濃度をモニター)
  GFR<10 mL/min：常用量20～30%を点滴静注24～48時間ごと，ないしは，100%量を48～72時間ごと
- **血液透析**：透析後に1.0～1.7 mg/kg 点滴静注

②トブラマイシン(トブラシン)

● **成人の使用量**：

1日1回投与法：5〜7 mg/kg 点滴静注

軽症〜中等度感染症；1.7 mg/kg 点滴静注 8 時間ごと(目標ピーク値>6 μg/mL)

重症感染症；2 mg/kg 点滴静注 8 時間ごと(目標ピーク値>8 μg/mL)

敗血症，緑膿菌感染症，肺炎；2 mg/kg 点滴静注 8 時間ごと(目標ピーク値>8 μg/mL)，

Bioavailability：－

● **用量調整**：

GFR>80 mL/min：上記の成人の使用量

GFR 50〜80 mL/min：常用量 60〜90%を点滴静注 8〜12 時間ごと，ないしは，100%量を 12〜24 時間ごと(血中濃度をモニター)

GFR 10〜50 mL/min：常用量 30〜70%を点滴静注 12 時間ごと，ないしは，100%量を 24〜48 時間ごと(血中濃度をモニター)

GFR<10 mL/min：常用量 20〜30%を点滴静注 24〜48 時間ごと，ないしは，100%量を 48〜72 時間ごと

● **血液透析**：透析後に 1.0〜1.7 mg/kg 点滴静注

③アミカシン(アミカマイシン)

● **成人の使用量**：

15 mg/kg/日を 1 回，2 回，3 回/日に分けて点滴静注。目標ピーク値；15〜30 μg/mL(呼吸器感染症，重症感染症では 30 μg/mL)

Bioavailability：－

● **用量調整**：

GFR>80 mL/min：上記の成人の使用量

GFR 50〜80 mL/min：常用量 60〜90%を点滴静注 12 時間ごと，ないしは，100%量を 12〜24 時間ごと(血中濃度をモニター)

GFR 10〜50 mL/min：常用量 30〜70%を点滴静注 12〜18 時間ごと，ないしは，100%量を 24〜48 時間ごと(血中濃度をモニター)

GFR<10 mL/min：データなし

● **血液透析**：透析後に 2.5〜3.75 mg/kg 点滴静注

＜MEMO＞

For Gentamicin, Streptomycin

-Synergistic with penicillins (ampicillin) for Enterococcal and Listeria infection!

-Synergistic with β-lactams and Vancomycin!

3. Fluoroquinolones (Ciprofloxacin, Ofloxacin, Levofloxacin, Gatifloxacin, Moxifloxacin)

＜2nd generation：Ciprofloxacin, Ofloxacin＞

＜①GPC＞	＜②GPB＞
Staphylococci	
＜③GNC＞	＜④GNB＞
	Enterobacteriaceae　“SCE”

＜⑤Anaerobes＞	
Diaphragm	Upper
	Lower

＜⑥Others＞　Organisms Without Cell Wall　Mycoplasma, Chlamydia, Legionella, etc.

①シプロフロキサシン（シプロキサン）

- **成人の使用量**：軽症〜中等度感染症；500 mg 内服 2 回/日
  重症感染症；750 mg 内服 2 回/日ないしは 400 mg 点滴静注
  8〜12 時間ごと
  院内肺炎；400 mg 点滴静注 8 時間ごと
  Bioavailability：70%
- **用量調整**：GFR＞80 mL/min：常用量
  GFR 50〜80 mL/min：常用量
  GFR 10〜50 mL/min：0.4 g 点滴静注 18 時間ごと；0.25〜0.5 g 内服 12 時間ごと
  GFR＜10 mL/min：0.4 g 点滴静注 24 時間ごと；0.25〜0.5 g 内服 18 時間ごと
- **血液透析**：透析後に 250〜500 mg 内服 24 時間ごと（0.2〜0.4 g 点滴静注 24 時間ごと）
- **腹膜透析**：250〜500 mg 内服 24 時間ごと（0.2〜0.4 g 点滴静注 24 時間ごと）

＜MEMO＞

*Ciprofloxacin：Best activity for *P. aeruginosa*

<3rd generation (Respiratory quinolones) : Levofloxacin, Gatifloxacin>

<①GPC> Staphylococci (Streptococci-Respiratory Quinolones)	<②GPB>
<③GNC>	<④GNB> Enterobacteriaceae "SCE"

<⑤Anaerobes>	Upper
Diaphragm	Lower

<⑥Others> Organisms Without Cell Wall Mycoplasma, Chlamydia, Legionella, etc.

①レボフロキサシン(クラビット)

- **成人の使用量**：市中肺炎(軽症～中等度)；500 mg 内服 1 回/日
  市中肺炎(重症)；750 mg 内服 1 回/日
  複雑性皮膚・軟部組織感染症および院内肺炎；750 mg 内服 1 回/日　Bioavailability：99%
- **用量調整**：
  GFR＞80 mL/min：500～750 mg 内服 24 時間ごと
  GFR 50～80 mL/min：500～750 mg 内服 24 時間ごと
  GFR 10～50 mL/min：500～750 mg　1 回内服後，250 mg 内服 24 時間ごとないしは，750 mg 内服 48 時間ごと
  GFR＜10 mL/min：500～750 mg　1 回内服後，250～500 mg 内服 48 時間ごと
- **血液透析**：500～750 mg　1 回内服後，250～500 mg 内服 48 時間ごと
- **腹膜透析**：500～750 mg　1 回内服後，250～500 mg 内服 48 時間ごと

②ガチフロキサシン(ガチフロ)

- **成人の使用量**：市中肺炎，単純性皮膚・軟部組織感染，複雑性尿路感染；400 mg 内服 1 回/日
  単純性淋菌感染症；400 mg 1 回内服
  Bioavailability：96%
- **用量調整**：GFR＞80 mL/min：上記の成人の使用量
  GFR 50～80 mL/min：400 mg 内服 1 回/日
  GFR 10～50 mL/min：200 mg 内服 1 回/日

GFR＜10 mL/min：200 mg 内服 1 回/日

- **血液透析**：200 mg 内服 1 回/日
- **腹膜透析**：200 mg 内服 1 回/日

＜MEMO＞

＊Levofloxacin : Activity for *P. aeruginosa* is comparable to ciprofloxacin.

＊Probably gatifloxacin and moxifloxacin active for anaerobes (*Bacteroides fragilis*).

＜4th generation : Moxifloxacin, Trovafloxacin＞

＜①GPC＞	＜②GPB＞
Staphylococci / (Streptococci-Respiratory Quinolones)	
＜③GNC＞	**＜④GNB＞**
	Enterobacteriaceae / **"SCE"**

＜⑤Anaerobes＞	Upper
Diaphragm	Lower

＜⑥Others＞	Organisms Without Cell Wall　Mycoplasma, Chlamydia, Legionella, etc.

＜Usual Dosing & Dosing Adjustments＞

モキシフロキサシン(アベロックス)

- **成人の使用量**：400 mg 内服 1 回/日
  Bioavailability：90%
- **用量調整**：
  GFR＞80 mL/min：400 mg 内服 1 回/日
  GFR 50～80 mL/min：常用量
  GFR 10～50 mL/min：常用量
  GFR＜10 mL/min：常用量
- **血液透析**：常用量
- **腹膜透析**：常用量

＜MEMO＞

4. Macrolides (Erythromycin / Clarithromycin / Azithromycin)

<①GPC>	<②GPB>
Streptolocci　Staphylococci	Listeria
<③GNC>	**<④GNB>**
N. meningitidis　M. catarrhalis	H. influenzae

<⑤Anaerobes>	Upper
Diaphragm	Lower

<⑥Others>　Organisms Without Cell Wall　Mycoplasma, Chlamydia, Legionella

<Usual Dosing & Dosing Adjustments>

①エリスロマイシン・エチルコハク酸エステル(エリスロマイシン)

- **成人の使用量**：400〜800 mg 内服 4 回/日
  Bioavailability：50%
- **用量調整**：
  GFR＞80 mL/min：400〜800 mg内服 4 回/日
  GFR 50〜80 mL/min：常用量
  GFR 10〜50 mL/min：常用量
  GFR＜10 mL/min：常用量
- **血液透析**：常用量
- **腹膜透析**：常用量
- **肝機能低下時**：データなし，重篤な肝障害では，減量を考慮

②クラリスロマイシン(クラリシッド)

- **成人の使用量**：250〜500 mg 内服 2 回/日
  MAC 感染予防 500 mg 内服 2 回/日
  Bioavailability：50%
- **用量調整**：
  GFR＞80 mL/min：250〜500 mg 内服 2 回/日
  GFR 50〜80 mL/min：常用量

GFR 10～50 mL/min：常用量
GFR＜10 mL/min：250～500 mg 内服 1 回/日

- **血液透析**：透析後に 500 mg 追加
- **腹膜透析**：データなし
- **肝機能低下時**：常用量。腎不全も合併している場合，減量を考慮

③アジスロマイシン(ジスロマック)

- **成人の使用量**：

市中肺炎 500 mg 内服 1 回/日，その後，4 日間 250 mg 内服 1 回/日
MAC 感染予防 1,200 mg 内服 1 回/週
クラミジア感染 1 g 内服 1 回のみ
Bioavailability：35%

- **用量調整**：

GFR＞80 mL/min：500 mg 内服 1 回/日，その後，4 日間 250 mg 内服 1 回/日
GFR 50～80 mL/min：常用量
GFR 10～50 mL/min：データなし。胆道排泄のためおそらく常用量のまま
GFR＜10 mL/min：データなし。胆道排泄のためおそらく常用量のまま

- **血液透析**：データなし。おそらく常用量のまま
- **腹膜透析**：常用量
- **肝機能低下時**：常用量

<MEMO>

＊Advanced macrolides (Clarithromycin and Azithromycin) effective for *Haemophilus influenzae* and *Moraxella catarrhalis.*

5. Tetracyclines (Minocycline / Doxycycline)

<①GPC>	<②GPB>
Streptolocci Staphylococci	Listeria
<③GNC>	<④GNB>
N. meningitidis M. catarrhalis	H. influenzae E. coli Aeromonas F. tularensis V. vulnificus Brucella

<⑤Anaerobes>	Upper
Diaphragm	Lower

<⑥Others>

Rickettsia
Organisms Without Cell Wall Mycoplasma, Chlamydia, Legionella, etc.
Borrelia Leptospira Syphilis

<Usual Dosing & Dosing Adjustments>

①ドキシサイクリン（ビブラマイシン）

- **成人の使用量**：100 mg 内服 2 回/日　Bioavailability：93%
- **用量調整**：GFR＞80 mL/min：100 mg 内服 2 回/日
  GFR 50～80 mL/min：常用量
  GFR 10～50 mL/min：常用量
  GFR＜10 mL/min：常用量
- **血液透析**：常用量
- **腹膜透析**：常用量

②ミノサイクリン（ミノマイシン）

- **成人の使用量**：100 mg 内服ないし点滴静注 2 回/日　Bioavailability：95%
- **用量調整**：GFR＞80 mL/min：100 mg 内服 2 回/日
  GFR 50～80 mL/min：常用量
  GFR 10～50 mL/min：常用量
  GFR＜10 mL/min：常用量
- **血液透析**：常用量
- **腹膜透析**：常用量

<MEMO>

6. Vancomycin

<①GPC>	<②GPB>
Streptococci / Staphylococci (MRSA) / Enterococci	Listeria
<③GNC>	<④GNB>

<⑤Anaerobes>	
Upper	
Diaphragm	
Lower	

・Anaerobes : Gram-positive ONLY

<⑥Others>

<Usual Dosing & Dosing Adjustments>

バンコマイシン（塩酸バンコマイシン）

- **成人の使用量**：15 mg/kg 点滴静注 12 時間ごと（70 kg の患者で 1 g 点滴静注 12 時間ごと）

  Bioavailability：－

- **用量調整**：

  GFR＞80 mL/min：1 g 点滴静注 12 時間ごと

  GFR 50～80 mL/min：1 g 点滴静注 12～24 時間ごと（血中濃度のモニター必要）

  GFR 10～50 mL/min：1 g 点滴静注 1日～2 日ごと（血中濃度をモニターし，トラフ値＜15～20 μg/mL なら追加投与）

  GFR＜10 mL/min：1 g 点滴静注 3 日ごと（血中濃度をモニターし，トラフ値＜15～20 μg/mL なら追加投与）

- **血液透析**：1～2 g/週，高流量透析なら 2～3 g/週必要（血中濃度をモニターし，トラフ値＜15～20 μg/mL なら追加投与）
- **腹膜透析**：0.5～1.0 g/週（血中濃度をモニターし，トラフ値＜15～20 μg/mL なら追加投与）
- **肝機能低下時**：常用量

<MEMO>

＊Sensitive for *Clostridium difficile*（バンコマイシン経口投与のみ）

7. Clindamycin

<①GPC> Streptococci / Staphylococci	<②GPB>
<③GNC>	<④GNB>

<⑤Anaerobes>	Upper
Diaphragm	Lower

<⑥Others> Fungi (P. jiroveci), Protozoa (Toxoplasmosis, etc.)

<Usual Dosing & Dosing Adjustments>

クリンダマイシン〔ダラシンS (600 mg), ダラシンカプセル (150 mg)〕

- **成人の使用量**：
  軟部組織感染；300～450 mg 内服 3 回/日か 600 mg 点滴静注 8 時間ごと
  骨盤内炎症性疾患；900 mg 点滴静注 8 時間ごと
  Bioavailability：90%
- **用量調整**：
  GFR>80 mL/min：上記の成人の使用量
  GFR 50～80 mL/min：常用量
  GFR 10～50 mL/min：常用量
  GFR<10 mL/min：常用量
- **血液透析**：常用量
- **腹膜透析**：常用量
- **肝機能低下時**：重篤な肝機能障害の場合，減量を考慮

<MEMO>

8. Metronidazole

<①GPC>	<②GPB>
<③GNC>	<④GNB>

<⑤Anaerobes>

Diaphragm	
Upper	
Lower	

<⑥Others> Protozoa (Trichomonas, Giardia, E. histolytica)

<Usual Dosing & Dosing Adjustments>

メトロニダゾール(フラジール)1 錠 250 mg

- **成人の使用量**：250～500 mg 内服 3 回/日
  Bioavailability：100％
- **用量調整**：
  GFR＞80 mL/min：250～500 mg 内服 3 回/日
  GFR 50～80 mL/min：常用量
  GFR 10～50 mL/min：常用量
  GFR＜10 mL/min：常用量
- **血液透析**：常用量
- **腹膜透析**：常用量
- **肝機能低下時**：重篤な肝機能障害の場合，減量を考慮

<MEMO>

*Sensitive for *Clostridium difficile*

*Effective for almost all anaerobes except for *Actinomyces* spp. and *Propionibacterium* spp.

9. Chloramphenicol

<①GPC>	<②GPB>
Streptococci	**Listeria**
<③GNC>	<④GNB>
	H. influenzae **E. coli** **Shigella** **Salmonella** **Y. enterocolitica** **F. tularensis** **Brucella** **Multi-resistent Pseudomonas**

<⑤Anaerobes>

Diaphragm	
Upper	
Lower	

<⑥Others>

Rickettsia
Organisms Without Cell Wall Mycoplasma, Chlamydia, etc.

<Usual Dosing & Dosing Adjustments>

クロラムフェニコール（クロロマイセチン）1錠 250 mg

- **成人の使用量**：250～500 mg 内服 4 回/日
  Bioavailability：90％
- **用量調整**：
  GFR＞80 mL/min：1～2 g 6時間ごと
  GFR 50～80 mL/min：常用量
  GFR 10～50 mL/min：常用量
  GFR＜10 mL/min：常用量
- **血液透析**：透析後に 500 mg 内服
- **腹膜透析**：常用量
- **肝機能低下時**：重篤な肝機能障害の場合，減量を考慮。血中濃度モニター（5～20 μg/mL）

＊筆者は使用経験なし

<MEMO>

10. Sulfamethoxazole-Trimethoprim（TMP/SMX）

＜①GPC＞	＜②GPB＞
S. pneumoniae　Staphylococci	Listeria
＜③GNC＞	**＜④GNB＞**
N. meningitidis　M. catarrhalis	E. coli　Klebsiella　F. tularensis　Brucella Burkholderia cepacia, Stenotrophomonas maltophilia

＜⑤Anaerobes＞	Upper
Diaphragm	Lower

＜⑥Others＞	
	Organisms Without Cell Wall
	Legionella
	Protozoa（Toxoplasmosis）
	Fungi（P. jiroveci）

＜Usual Dosing & Dosing Adjustments＞

トリメトプリム・サルファメトキサゾール〔バクタ（SMX 400 mg：TMP 80 mg），バクトラミン（SMX 400 mg：TMP 80 mg）〕

- **成人の使用量**：
  - 尿路感染症・旅行者下痢症；2錠内服2回/日
  - ニューモシスチス肺炎；トリメトプリム換算で，15 mg/kg/日を8時間ごと内服ないし点滴静注
  - ニューモシスチス予防；1〜2錠内服1回/日
  - トキソプラズマ予防；2錠内服1回/日
  - ノカルジア症；トリメトプリム換算で，10〜15 mg/kg/日を8時間ごと
  - Bioavailability：98％
- **用量調整**：
  - GFR＞80 mL/min：上記の成人の使用量
  - GFR 50〜80 mL/min：常用量
  - GFR 10〜50 mL/min：3〜5 mg/kg点滴静注12〜24時間ごと；内服では50％減らす
  - GFR＜10 mL/min：投与を避ける。ニューモシスチス肺炎：5〜7.5 mg/kg/日を8時間ごと（標準量の1/2〜1/3）

- **血液透析**：5 mg/kg を透析後に追加
- **腹膜透析**：0.16/0.8 g　48 時間ごと

＜MEMO＞
TMP/SMX is NOT CLINICALLY effective for GAS or *E. faecalis*.

11. Rifampicin

＜①GPC＞	＜②GPB＞
Streptolocci　Staphylococci	Listeria
＜③GNC＞	＜④GNB＞
	H. influenzae　F. tulrensis　Brucella

＜⑤Anaerobes＞	
Diaphragm	Upper
	Lower

＜⑥Others＞　Organisms Without Cell Wall Chlamydia

＜Usual Dosing & Dosing Adjustments＞

リファンピシン（リファジン）

- **成人の使用量**：600 mg 内服 1 回/日，300 mg 内服 3 回/日
  Bioavailability：95%
- **用量調整**：
  GFR＞80 mL/min：常用量
  GFR 50～80 mL/min：常用量
  GFR 10～50 mL/min：常用量
  GFR＜10 mL/min：常用量
- **血液透析**：300～600 mg　1 回/日
- **腹膜透析**：300～600 mg　1 回/日
- **肝機能低下時**：重篤な肝機能障害の場合，減量を考慮

＜MEMO＞

＊Rapid emergence of resistant bacteria occurs with MONOTHERAPY.

12. Linezolid

<①GPC> **＊MRSA，PRSP，VRE を含む**	<②GPB> **Corynebacterium**　**Listeria**
<③GNC>	<④GNB>

<⑤Anaerobes>

	Upper
Diaphragm	
	Lower

<⑥Others>

Organisms Without Cell Wall　Mycoplasma, Chlamydia, Legionella (in vitro)

<Usual Dosing & Dosing Adjustments>

リネゾリド(ザイボックス)

- **成人の使用量**：600 mg 内服ないし点滴静注 2 回/日
  Bioavailability：100%
- **用量調整**：
  GFR>80 mL/min：600 mg 内服ないし点滴静注 2 回/日
  GFR 50～80 mL/min：常用量
  GFR 10～50 mL/min：常用量
  GFR<10 mL/min：常用量
- **血液透析**：透析後に常用量
- **肝機能低下時**：常用量

<MEMO>

13. Dalfopristin/ Quinupristin (Synercid)

<①GPC> ＊*E. faecalis* を除く	<②GPB> Corynebacterium　Listeria
<③GNC> N. gonorrheae　M. catarrhalis	<④GNB>

<⑤Anaerobes>

Diaphragm	
Upper	
Lower	

<⑥Others>　Organisms Without Cell Wall　Mycoplasma, Chlamydia, Legionella, etc.

<Usual Dosing & Dosing Adjustments>

ダルフォプリスチン・キヌプリスチン（シナシッド）

- **成人の使用量**：
  複雑性皮膚・軟部組織感染；7.5 mg/kg 点滴静注 12 時間ごと
  VREF（Vancomycin-resistant *E. faecium*）感染；7.5 mg/kg 点滴静注 8 時間ごと
  Bioavailability：－
- **用量調整**：
  GFR＞80 mL/min：上記の成人の使用量
  GFR 50～80 mL/min：常用量
  GFR 10～50 mL/min：常用量

<MEMO>

14. Ketolides (Telithromycin)

＜①GPC＞	＜②GPB＞
Streptolocci (including PRSP) **Staphylococci**	**Listeria**
＜③GNC＞	＜④GNB＞
N. meningitidis **M. catarrhalis**	**H. influenzae**

＜⑤Anaerobes＞

Diaphragm	
	Upper
	Lower

＜⑥Others＞

Rickettsia
Organisms Without Cell Wall Mycoplasma, Chlamydia, Legionella

＜Usual Dosing & Dosing Adjustments＞

テリスロマイシン（ケテック）

- **成人の使用量**：800 mg 内服 1 回/日
  Bioavailability：57%
- **用量調整**：
  GFR>80 mL/min：800 mg 内服 1 回/日
  GFR 50～80 mL/min：常用量
  GFR 10～50 mL/min：常用量
  GFR<10 mL/min：肝機能障害もある場合，減量を考慮
- **血液透析**：常用量
- **腹膜透析**：データなし
- **肝機能低下時**：常用量

＜MEMO＞

＊Effective for PRSP!

15. Daptomycin

<①GPC>	<②GPB> Corynebacterium Listeria
<③GNC>	<④GNB>

<⑤Anaerobes>	
Diaphragm	Upper
	Lower

<⑥Others>	

<Usual Dosing & Dosing Adjustments>

ダプトマイシン〔キュービシン(500 mg)〕

- **成人の使用量**：4 mg/kg を点滴静注 1 回/日 (6 mg/kg 点滴静注 1 回/日は現在臨床試験中)

  Bioavailability：－
- **用量調整**：

  GFR＞80 mL/min：4 mg/kg を点滴静注 1 回/日

  GFR 50～80 mL/min：4 mg/kg を点滴静注 1 回/日

  GFR 10～50 mL/min：Ccr＞30 mL/min：4 mg/kg を点滴静注 24 時間ごと，Ccr＜30 mL/min：4 mg/kg を点滴静注 48 時間ごと

  GFR＜10 mL/min：4 mg/kg を点滴静注 48 時間ごと
- **血液透析**：4 mg/kg を点滴静注 48 時間ごと
- **腹膜透析**：4 mg/kg を点滴静注 48 時間ごと
- **肝機能低下時**：4 mg/kg を点滴静注 1 回/日

<MEMO>

Active for gram-positive pathogens, including Methicillin-susceptible *Staphylococcus aureus*, Methicillin-resistant *S. aureus*, vancomycin-resistant *S. aureus*, vancomycin-susceptible enterococci, vancomycin-resistant enterococci, and penicillin-resistant *Streptococcus pneumoniae*!